口腔诊所感染控制

INFECTION CONTROL OF
DENTAL PRACTICES

第2版

编 著 李 刚

U0301281

人民卫生出版社

图书在版编目（CIP）数据

口腔诊所感染控制 / 李刚编著 . —2 版 . —北京：人民
卫生出版社，2013.3
（口腔诊所开业管理丛书）
ISBN 978-7-117-16828-1

Ⅰ.①口⋯　Ⅱ.①李⋯　Ⅲ.①口腔科医院 – 感染 – 控制
Ⅳ.①R197.5

中国版本图书馆 CIP 数据核字（2013）第 025447 号

| 人卫智网 | www.ipmph.com | 医学教育、学术、考试、健康，购书智慧智能综合服务平台 |
| 人卫官网 | www.pmph.com | 人卫官方资讯发布平台 |

口腔诊所感染控制
第 2 版

编　著：李　刚
出版发行：人民卫生出版社（中继线 010-59780011）
地　　址：北京市朝阳区潘家园南里 19 号
邮　　编：100021
E - mail: pmph @ pmph.com
购书热线：010-59787592　010-59787584　010-65264830
印　　刷：北京九州迅驰传媒文化有限公司
经　　销：新华书店
开　　本：710×1000　1/16　　印张：14
字　　数：267 千字
版　　次：2007 年 1 月第 1 版　　2021 年 8 月第 2 版第 4 次印刷
标准书号：ISBN 978-7-117-16828-1
定　　价：36.00 元

打击盗版举报电话：010-59787491　E-mail: WQ @ pmph.com
（凡属印装质量问题请与本社市场营销中心联系退换）

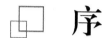

序

——写在《口腔诊所开业管理》丛书再版之际

改革开放 30 多年来,我国的口腔医学事业得到前所未有的大发展。口腔医疗机构和口腔医师队伍迅猛发展。口腔执业医师、助理执业医师的数量已从改革开放前的 5000 多名增加到将近 20 万。每年新增加的口腔医师数量接近 2 万名。民营口腔诊所、门诊部从无到有遍布全国城乡,各级各类口腔医疗机构都有了新的发展与提高。

但是随着中国口腔医学的迅速发展,我们还必须清醒地认识到,在很多方面我们与发达国家甚至一些发展中国家相比较,还存在较大差距。特别是口腔医生的执业服务理念和服务水平还亟待提高。随着我国医疗卫生体制改革的不断深入,各种类型口腔医疗机构的社会需求正在不断加大,民营的和社区口腔诊所经营管理尚存在很多问题。事实上口腔诊所的开业管理对口腔医师来说是一种挑战,国外诸多学者十分重视这一课题的研究探讨。在发达国家的牙医学教育中,口腔诊所开业管理是一门必修课,甚至在日本、加拿大等国的一些大学将口腔诊所开业管理作为一个专业。

十几年前,李刚博士就曾与我谈起对口腔医疗服务管理研究的兴趣和研究计划。他对我国众多的口腔诊所和欧美日口腔诊所的开业管理进行了长期的调查与研究。自 1993 年开始在口腔医学专业大专生、本科生和研究生的课程教学中增加病人管理、医疗安全、职业道德、健康教育、交叉感染、医患关系、诊所管理等相关教学内容,2006 年人民卫生出版社出版了由李刚博士编著的《口腔诊所开业管理》丛书,2008 年中华口腔医学会将李刚博士主讲的《口腔医疗机构管理高级培训》列为继续教育项目,2009 年第四军医大学正式将李刚博士设计的《口腔医疗服务管理学》课程列为 20 课时的口腔医学专业相关选修课教学计划,收到良好效果。

李刚博士的研究工作始终贯穿着一个主题——在科学飞速发展的今天,公共口腔卫生和口腔医疗服务管理如何改革、发展、与时俱进,这对于大众口腔健康是一至关重要的问题。从他的著作中可以清楚地看到,他始终坚持地投入公共口腔卫生和口腔医疗服务管理的研究,无论是成功还是挫折,无论是鼓励还是非议,他从不停下脚步。面对李刚博士的再版新著,更是油然起敬,值得击掌庆贺。

李刚博士编著并再版的《口腔诊所开业管理》丛书,包括了《口腔诊所感染控制》《口腔诊所健康教育》《口腔诊所病人管理》《口腔诊所开业准备》《口腔诊所空间设计》《口腔医疗人力资源》《口腔医疗设备管理》《口腔医疗市场拓展》《口腔医疗安全管理》《口腔医疗质量管理》共 10 册,以新颖的理论、大量的案例、调查报告等,反映了国内外口腔诊所开业管理的先进技术与方法,集中聚焦于模式、方法、工具、案例、问题及解决方案,务求使读者在有限时间里真正读有所获。综观全书的内容我们清晰地看到,一个世纪以来口腔诊所开业管理已经开辟了十分广阔的领域。《口腔诊所开业管理》丛书将把口腔医疗服务与服务管理学结合,使服务管理学的触角深入到口腔医疗服务的各个环节。本丛书打破了很多人认为顺理成章的“经验管理”模式,提供了一系列实用的参考方案或建议,将成为解决执业口腔医生和口腔医疗机构在日常工作中遇到的种种难题的实用工具书。现在,这部《口腔诊所开业管理》丛书的再版是李刚博士多年来勤奋钻研,勇于开拓,深入探讨的结果,也得益于我国口腔医疗服务体制多元化发展的生态环境。

我相信《口腔诊所开业管理》丛书的再版,对中国口腔医生执业服务和口腔医疗机构管理水平的提高不无裨益。最后,我衷心地希望读者会喜欢这套丛书,并在阅读后有所收获。

中华口腔医学会会长

2012 年 9 月 20 日

前 言

由于现代医学科学技术的迅猛发展，各种新的诊疗仪器和抗菌药物的使用以及病原微生物类型的不断变化，使得医院感染已成为世界各国各级医院所面临的突出的公共卫生问题，也成为当前临床医学和预防医学中的重要课题，已引起医疗卫生行政管理人员和临床医师的高度重视。

目前医院感染学已经作为一门独立的学科，研究在医院内的一切感染的发生、发展、预防、控制和管理的一门学科。医院感染学具有跨学科的特点，其基础学科是流行病学、医学微生物学、临床疾病学、免疫学、消毒学、护理学、抗菌药物学和医院管理学，它的近缘学科是传染病学。

当前，世界各国医院内的交叉感染（hospital infection）都在不断增加，由于口腔医疗操作不可避免地接触到病人的唾液、血液、软组织以及牙体组织等，污染较严重，目前常用的消毒方法又受到器械和材料等因素的限制，导致消毒效果不理想，口腔医师和病人都处于易被肝炎、艾滋病等感染的危险状态中。关于口腔诊所细菌污染的情况，包括病毒污染的情况，口腔医师和病人之间相互传染、发生疾病的文献报道也不少。据世界卫生组织统计，在临床各科因诊疗所发生的交叉感染中，口腔科占据首位。目前，人们越来越感到口腔医疗过程是传染疾病的一个重要途径，需要采取适当措施加以控制。

口腔诊所里存在各种各样受到感染的可能性，时刻保持口腔诊所整洁舒适是每一个工作人员的责任。预防口腔诊所交叉感染，不仅是口腔医师和其他员工的劳动卫生问题，也是提高医疗质量的重要问题。不从环境卫生的观点进行管理，口腔诊所就可能成为病人传染医师、病人传染病人、医师传染病人的场所。

口腔诊所工作人员应当接受消毒技术培训、掌握消毒知识，并按规定严格执行消毒隔离制度。口腔诊所应重视感染控制方面的投入，不仅应加强口腔诊所感染控制的宣传教育，加强检查力度，而且应普及和推广先进、简便、有效、价廉的器械消毒灭菌措施,从而保护大众健康。口腔诊所的消毒工作是口腔诊所预防感染、防止传染病传播的重要手段。近年来,随着医学科学的迅速发展,口腔诊所消毒方法逐渐丰富,消毒水平迅速提高,消毒工作逐步走上规范化和法制化的轨道。

作者长期以来将我国口腔医疗服务管理作为其研究内容,对我国众多口腔诊所和欧美口腔诊所的开业经营管理进行了调查与研究,积累了数以百计的口腔医疗感染控制管理成功案例。为推动我国口腔诊所感染控制管理的健康发展,现编著出版《口腔诊所感染控制》一书。本书分为医院感染基础知识、口腔医疗的病原体污染、乙型病毒性肝炎、艾滋病、口腔诊所感染管理、消毒灭菌基础知识、清洗消毒灭菌设备、交叉感染消毒防护、口腔器械消毒与灭菌、口腔诊所消毒制度、口腔医疗废弃物处理、消毒室的设计要求、感染控制管理机构、感染控制监测方法、感染管理质量标准共十五章。内容系统、全面、规范、实用、可操作性强,对口腔诊所感染控制具有指导作用。

在本书编写和相关研究过程中,英国利物浦大学牙科医院 Dr.Martin 提出不少宝贵意见,同时还得到了第四军医大学口腔医学院和西安爱牙管理咨询有限公司的大力支持和帮助,得到了我国各地口腔医院、口腔门诊部、口腔诊所的大力合作和支持,借此出版机会,特此表示敬意和感谢。

李　刚

2012 年 10 月 20 日

作者联系方法:

单位:第四军医大学口腔医学院口腔预防医学教研室

地址:中国 西安 长乐西路 145 号　　邮编:710032

电话:029-84772650(办公室)　　E-mail:fmmuligang@fmmu.edu.cn

欢迎来函来电咨询和提出宝贵修改意见

目录 CONTENTS

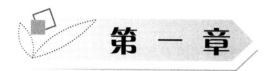

第 一 章

医院感染基础知识

医院工作人员在医院内获得的感染也属医院感染。目前国内外学者对医院感染的研究日见成熟，医院感染学已经成为一门独立的新学科。20 世纪 80 年代以来，我国开始重视医院感染的研究和监测，我国卫生部在 1986 年已将医院感染控制的监测作为医院分级管理的重要指标。

第一节 医院感染含义和概念

医院感染指住院病人在医院内获得的感染，包括在住院期间发生的感染和在医院内获得出院后发生的感染，但不包括入院前已开始或者入院时已处于潜伏期的感染。

一、医院感染含义

对于医院感染，在国外先后有这些用词：hospital associated infection，hospital acquired infection，hospital infection，nosocomial infection 等。目前常用的是后三者；在国内，曾先用过"医学性感染"，"医院获得性感染"，"医院内感染"等，近年来逐渐统一称为"医院感染"。

医院感染的定义，有着不同的说法：

世界卫生组织 WHO（1978 年哥本哈根）："凡住院病人，陪护人员或医院工作人员因医疗、护理工作而被感染所引起的任何临床显示症状的微生物性疾病，不管受害对象在医院期间是否出现症状，均视为医院感染"。

《流行病学词典》（A Dictionary of Epidemiology）（〔美〕Last JM 主编，1983 年

版):"在医疗机构中获得的感染,如某病人进入某个医院或其他卫生保健机构时未患某病也不处于该病的潜伏期,但却在该院或机构中新感染了这种疾病,即为医源性感染。医院感染既包括在医院由获得的但出院后才显示的感染,也包括医务人员中的这种感染"。

美国疾病控制中心(CDC)1980年:医院感染是指住院病人发生的感染,而在其入院时尚未发生此感染也未处于此感染的潜伏期。对潜伏期不明的感染,凡发生于入院后皆可列为医院感染。若病人入院时已发生的感染直接与上次住院有关,亦列为医院感染。

我国国家卫生部1990年:医院感染是指病人在入院时不存在,也不处于潜伏期而在医院内发生的感染,同时也包括在医院内感染而在出院后才发病的病人。

朱士俊主编《现代医院感染学》(1998):广义,"任何人员在医院活动期间遭受病原体侵袭而引起的任何诊断明确的感染或疾病,均称为医院感染"。狭义,"凡是住院病人在入院时不存在,也非已处于潜伏期的,而在住院期间遭受病原体侵袭而引起的任何诊断明确的感染或疾病,不论受感染者在医院期间或是出院以后出现症状,均称为医院感染"。

除上述,在每部医院管理学专著中都有对医院感染的定义,可以说大同小异,不再列举。从上述定义中,一般有这样的共识:

(1) 医院感染应以住院病人作为主要分析判断的对象。在实际操作中,以他们在医院感染发生率进行统计。只有明确根据说明系在住院期间感染而出院后才出现症状的,才能将其列入。

(2) 医院感染的统计,不包括病人在入院前已开始或入院时处于潜伏期的感染。若病人这次住院前和入院后的感染是在前次住院期间所得,亦列为医院感染。由于潜伏期幅度多有变化值,尤其是潜伏期不明者而难于确定时,在统计时,以入院后48小时内发生的,列为医院感染。

(3) 确认为医院感染者,应有诊断的依据,并按统一的标准作出诊断。

二、医院感染的概念

医院感染又称院内感染(nosocomial infection,hospital infection)或医院获得性感染(hospital acquired infection),是指在医院发生的感染。其感染范围可分为各种病人、医院工作人员、探视者。

医院感染多数在病人住院期间发病,但潜伏期较长的病也有在医院感染,于出院以后发病的,如病毒性乙型肝炎,虽在医院内受染,发病往往在出院以后。至于在入院前在家中受感染或在社会上受感染处于潜伏期的病人,在入院后发病的,不属于院内感染。但在实践中因其和院内感染不易区分,并且易造成新的医院感染,所以亦属于预防之列。

医院感染的类型一般分为四种:①交叉感染(exogenous infection,cross infection)即病人与病人、病人与工作人员间通过直接或间接传播引起的感染。②自身感染(self infection)又称内源性感染(endogenous infection)指病原体来自于病人本身的感染。因病长期使用抗生素、免疫抑制剂或激素等,病人全身抵抗力降低,即可引起自身感染。例如术后伤口感染的葡萄球菌来自自身皮肤;链球菌来自口腔;气性坏疽及破伤风杆菌来自肠道。另外由于长期使用抗生素等造成菌群失调症(dysbacteriosis),使一些部位的耐药菌异常增殖而发展成为一种新的感染,如致病性大肠埃希菌肠炎等。③医源性感染(iatrogenic infection)即指在诊断治疗或预防过程中由于所用器械、材料及场所的消毒不严,或由于制剂不纯而造成的感染。④带入传染,病人入院时已处于另一种传染病的潜伏期,住院后发病,传给其他病人。如痢疾病人入院前已感染上腮腺炎,入院后发病,致使腮腺炎在医院内传播开来。

医院内发生的感染与其他人群密集的地方如托儿所、学校、旅馆、饭店、公共场所等发生的感染是不同的。其特点:

(1) 易感人群抵抗力低,病死率高。很多住院病人由于所患原发性疾病,或接受某些治疗造成抵抗力下降。还有些人如老年病人和新生儿一般抵抗力自然较低,一旦发生感染很容易传播,则造成严重后果。

(2) 医院中病原体来源广泛、外环境污染也较严重,因此容易发生交叉感染。

(3) 医院中流行的菌株大多为多重耐药性,难以治疗。

医院感染是当前医院管理中的一个重要问题。近20年来发达国家医院感染管理工作发展迅速。我国1988年卫生部在《建立健全医院感染管理组织的暂行办法》中要求加强预防院内感染的管理工作,并提出预防院内感染是医院的一个重要问题,是衡量医院管理水平的一个重要指标,是各医院领导及医务人员的重要职责。

医院感染监测、控制、管理是涉及临床医学、免疫学、微生物学、护理学、流行病学、环境卫生学、建筑学、消毒学、医院管理学等学科的知识,是一门各学科间互相渗透的新兴学科。

第二节　医院感染的分类

医院感染可按病原体来源、感染部位、感染的微生物种类等分类,一般采用前两种方法分类。

一、按病原体来源分类

医院感染按其病原体来源分类,可分为内源性医院感染和外源性医院感染两大类。

1. 内源性医院感染 内源性医院感染(endogenous nosocomial infection)也称自身医院感染(autogenous nosocomial infection),是指在医院内由于各种原因,病人遭受其本身固有细菌侵袭而发生的感染。

病原体来自病人自身的体内或体表,大多数为在人体定植、寄生的正常菌群,在正常情况下对人体无感染力,并不致病;在一定条件下当他们与人体之间的平衡被打破时,就成为条件致病菌,而造成各种内源性感染。一般有下列几种情况:

(1) 寄居部位的改变:例如大肠埃希菌离开肠道进入泌尿道,或手术时通过切口进入腹腔、血流等。

(2) 宿主的局部或全身免疫功能下降:局部者如行扁桃体摘除术后,寄居的甲型链球菌可经血流使原有心瓣膜畸形者引起亚急性细菌性心内膜炎。全身者如应用大剂量肾上腺皮质激素、抗肿瘤药物及放射治疗等,可造成全身性免疫功能降低,一些正常菌群可引起自身感染而出现各种疾病,有的甚至导致败血症而死亡。

(3) 菌群失调:是机体某个部位正常菌群中各菌间的比例发生较大幅度变化超出正常范围的现象。由此导致的一系列临床表现,称为菌群失调症或菌群交替症。

(4) 二重感染(superinfection):即在抗菌药物治疗原有感染性疾病过程中产生的一种新感染。长期应用广谱抗生素后,体内正常菌群因受到不同制菌作用而发生平衡上的变化,未被抑制者或外来耐药菌乘机大量繁殖而致病。引起二重感染的菌以金黄色葡萄球菌、革兰阴性杆菌和白念珠菌等为多见。临床表现为消化道感染(鹅口疮、肠炎等)、肺炎、尿路感染或败血症等。若发生二重感染,除停用原来抗生素外,对检材培养过程中过多繁殖的菌类须进行药敏试验,以选用合适的药物。同时要采取扶植正常菌群的措施。

2. 外源性医院感染 外源性医院感染(exogenous nosocomial infection)也称交叉感染(cross infection),是指病人遭受医院内非本人自身存在的各种病原体侵袭而发生的感染。

这种感染包括从病人到病人、从病人到医院职工和从医院职工到病人的直接感染,或通过物品对人体的间接感染。病原体来自病人身体以外的地方,如其他病人、外环境等。因此,所谓医院内的环境感染(如通过空气的感染),亦应属于外源性感染。

（1）病人：大部分感染是通过人与人之间的传播。病人在疾病的潜伏期一直到病后一段恢复期内，都有可能将病原体传播给周围他人。对病人及早作出诊断并采取治疗措施，是控制和消灭传染源的一项根本措施。

（2）带菌者：有些健康人可携带某病原菌但不产生临床症状，也有些传染病病人恢复后，在一定时间内仍可继续排菌。这些健康带菌者和恢复期带菌者是很重要的传染源，因其不出现临床症状，不易被人们察觉，故危害性有时超过病人。脑膜炎球菌、白喉杆菌等可有健康带菌者，伤寒杆菌、痢疾杆菌等可有恢复期带菌者。

二、按感染部位分类

根据医院感染发生的部位，可分为以下各类，详见表1-1。具体标准则根据感染部位共分12类，即下呼吸道感染、伤口感染、泌尿道感染、胃肠道感染、血液感染、皮肤和软组织感染、骨与关节感染、生殖道感染、中枢神经系统感染、心血管系统感染、眼耳鼻咽喉和口腔感染、全身感染。

表 1-1　医院感染分类（按部位）

医院感染分类	内　　容
呼吸系统医院感染	上呼吸道感染、气管炎、气管支气管炎、肺炎、呼吸系其他感染
泌尿系统医院感染	有症状的泌尿道感染、无症状菌尿症、泌尿系其他感染（肾、输尿管、膀胱、尿道等）
消化系统医院感染	胃肠炎、胃肠道感染（食管、胃、大小肠、直肠）、肝炎、腹腔内感染（胆囊、胆道、肝、脾、腹膜、膈下组织或其他腹腔内组织）、婴儿坏死性肠炎
骨和关节医院感染	骨髓炎、关节或滑囊感染、椎间盘感染
中枢神经系统医院感染	颅内感染（脑脓肿、硬膜下／外感染、脑炎等）、脑膜炎或脑室炎无脑膜炎性椎管内脓肿
心血管系统医院感染	动静脉感染、心内膜炎心肌炎或心包炎、纵隔感染
血液医院感染	经实验室证实的血液感染、临床败血症
生殖系统医院感染	子宫、附件、盆腔感染、外阴切口感染、阴道壁感染、生殖器其他感染（附睾、睾丸、前列腺等）
皮肤和软组织医院感染	皮肤感染，软组织感染（坏死性筋膜炎、感染性坏疽、坏死性蜂窝组织、淋巴结／管炎、感染性肌炎），压疮（浅层和深部组织感染），烧伤组织感染，乳腺脓肿或乳腺炎、脐炎、婴儿脓疱病
手术部位医院感染	外科切口感染、外科切口的深部组织感染
耳、鼻、咽、喉、口腔和眼的医院感染	耳感染（外耳炎、中耳炎、内耳炎、乳突炎），鼻窦炎，咽炎、喉炎、口腔部位感染，结膜炎、球内感染
全身感染	多个系统或器官的感染

第三节 医院感染的传播过程

医院感染的传播过程包括传染来源、传播途径、病人易感性等相关问题。

一、传染来源

医院内感染的传染来源是指有病原体存在的处所,包括生物性的传染源及非生物性的杂物两类。病人、病原携带者、已感染的动物等为生物性传染源。非生物性传染来源(杂物)包括病人衣物、食品、医疗器械、医疗预防制品及有利微生物生存的环境等。

1. **病人** 医院为病人集中地,各种病人是医院感染最重要的传染来源。病人排出的脓液、分泌物中的病原体,其致病力较强,常具有耐药性,容易在另一易感者体内存留。如尿道感染的大肠埃希菌,有报道认为其具有对黏膜的特殊亲和力,易在黏膜上存活。

2. **病原携带者** 是指携带病原体的人或动物。在产房葡萄球菌的传染来源主要是医护人员。该菌聚集在呼吸道黏膜和手的表面。自身感染,也是一种带菌感染,感染的病原体早已在病人体内定植。有的是正常菌群,在肠道、上呼吸道等处寄居。有的是条件致病菌,从外环境中进入人体,可在人体寄居,一般并不引起临床症状,一旦机体抵抗力降低或由于治疗器械经过该部位(如呼吸道、尿道或静脉插管、气管切开或手术等),则可发生感染。这是医院感染的一个特点。因此对一些重症或免疫功能缺损的病人、进行监测性细菌学检查、及时了解其体内定植菌种类及耐药情况,对控制医院感染有一定意义。

3. **动物** 动物传染源在医院感染中主要是鼠类。由鼠类污染食品,导致医院内鼠伤寒沙门菌感染暴发,已有多次报道。此外变形杆菌、梭状芽胞杆菌、流行性出血热病毒等均可由鼠传播。因此医院内注意灭鼠十分必要。

4. **环境储源** 医院中的某些湿的环境或液体中适合病原体存活和繁殖。如气体过滤瓶、空调器、注射器械、血液、血液制品、食物、饮用水等,常可存有病原体,有的病原体还能繁殖,称为"环境储源"。由它们引起的院内感染也称环境感染。

二、传播途径

医院感染传播途径呈多种形式,有空气传播、接触传播、共同媒介物及生物媒介传播等四种类型。各种疾病或微生物的播散有各自途径,控制和预防方法因之不同。

1. **空气传播**　是以空气为媒介,传播微生物气溶胶。一般通过飞沫、飞沫核和尘埃三种方式进行。国内外调查表明,病原体经空气传播是医院感染的主要途径之一。如流行性感冒病毒通过空气飞沫可在全病区传播;水痘病毒可使婴儿室或儿科病房发生水痘暴发;铜绿假单胞菌和金黄色葡萄球菌也可通过尘埃或空气污染伤口。金黄色葡萄球菌带菌者的鼻腔或人体皮肤湿润部位如会阴部、肛周、腋下、脐部等均可有此菌。人每天总有皮肤鳞屑脱落,带有金黄色葡萄球菌的皮肤鳞屑粒子可在空气中悬浮一定时间(数小时至数天)。此种皮肤鳞屑被人吸入后在鼻腔定植;如在手术室内它可直接降落于伤口表面,引起感染。现代外科手术,因高度重视无菌操作,接触传播得到了严格控制,但术后感染仍不断出现。目前医院空气消毒状况不佳。据某地调查,手术室空气消毒合格率为35.48%,病区合格率仅为27.16%。1993年《健康报》报道,沈阳市妇婴医院,由于一产妇感染柯萨奇 B 族病毒,通过空气传播,导致新生儿医院感染暴发,在224 名新生儿中发生感染者44 名,死亡 13 人。在加拿大多伦多医院由 Norwalk样病毒空气传播引起急性胃肠炎暴发,4 天内竟有 500 多名工作人员和 49 名病人感染(Sawyer 报道)。经调查认为感染的发生很可能是由于病人剧烈的呕吐、腹泻,使病毒粒子污染空气,当被吸入或咽下而引起发病。

2. **接触传播**　是人与人间传播的常见方式之一,它分为:①直接接触传播:是病人与其他病人或医护人员含病原体的分泌物不经外界传播因素,直接接触发生的。在一个病床拥挤的室内,病人的日常生活及医疗护理中直接接触是经常发生的,病室内如有感染者,例如皮肤或伤口化脓性感染、甲型肝炎、感染性腹泻或鼠伤寒沙门菌感染等,在病人间有时可经直接接触而引起交叉感染。母婴之间可由直接接触而传播疱疹病毒、沙眼衣原体、淋病奈瑟菌或链球菌等。②间接接触传播:其常见的方式为病原体从感染源污染医护人员手或病室内杂物(如床单、食具、便器等),再感染其他病人。在这种传播中,医护人员的手起着重要媒介作用。因为手由于工作关系经常可能接触病人的传染性物质及其污染的物品,很容易再将病原体传给其他病人或医护人员。

医院内医护人员手及病室内物品的污染率很高。某医院一烧伤病房内,医护人员的手携带铜绿假单胞菌者为25.9%,大肠埃希菌者为22.2%,金黄色葡萄球菌者为14.8%。各种常用物品上铜绿假单胞菌的检出率:床上物品为24.40%,医护用品为10.54%,洗手槽水龙头为8.80%,床边水瓶塞为26.00%,室内地板为25.20%,拖把及抹布为69.20%。

早已证实手的污染是医院内产褥热发生的主要原因。现在常发生的导尿管感染、手术切口感染、新生儿皮肤感染等,手是最重要的传播媒介。因此可以说洗手消毒是切断接触传播的最有效措施,简便、易行。

接触传播也使医护人员受感染的机会增加。某地调查发现医院医务人员感染病毒性肝炎的机会相当于非医务人员的 3.47 倍。

3. 共同媒介物传播 医院中血液、血液制品、药物及各种制剂、医疗设备、水、食物等均为病人共用或常用,因其受到病原体污染引起医院感染,称为共同媒介物传播。这种传播中最常见的有:

(1) 经水传播:医院供水系统的水源,有可能受粪便及污水的污染,未经严格消毒即供饮用,或用来洗涤食具等,常可引起医院感染的暴发。医院内经水传播而致伤寒、细菌性痢疾、病毒性腹泻等暴发在国内已有多次报道。

(2) 经食物传播:是由食物的原料、加工、储运等任何环节受污染所致。常见有医院内细菌性食物中毒、菌痢、沙门菌病和病毒性肝炎等的暴发。另外,食物中常可检出多种条件致病菌,如铜绿假单胞菌和大肠埃希菌等。这些细菌随食物进入病人体内,在肠道存活,当机体免疫功能低下时可发生自身感染。

(3) 药品及各种制剂:①血液及血液制品:输血可传播乙型肝炎病毒、丙型肝炎病毒、巨细胞病毒、弓形虫、艾滋病病毒等。既往我国输血后乙型肝炎感染率约 10%,近年来由于采取措施,情况有所好转。但输血后发生丙型肝炎事例则屡有发生,应引起注意。国外血液制品的危险性已人所共知,曾多次从进口血液制品中检出艾滋病病毒抗原。因此,凡未经检验的血液制品不得使用。②输液制品:可在生产过程和使用中受到病原体污染,多数细菌可在溶液中生长繁殖,使用后可致医院感染的暴发或流行。1976 年美国发生一次由输液制品污染引起的全国性菌血症暴发。由于输液制剂消毒不合格,国内也曾发生菌血症暴发多起。③静脉高能营养液:国内已广泛应用。国外曾因白念珠菌污染而有 15% 的使用者中发生致命性感染(该菌可在此液中增殖)。④药品:医院中各种口服液及外用药液中常可检出铜绿假单胞菌、克雷白菌、大肠埃希菌、沙雷菌、不动杆菌等条件致病菌。某些动物性药品,例如从甲状腺粉剂中曾检出沙门菌,并引起感染。也有人报道泌尿科氯己定冲洗液中有假单胞杆菌污染,导致病人发生尿道感染。

(4) 各种诊疗仪器和设备:医院中有许多侵入性诊疗器械和设备,如纤维内镜、血液透析装置、呼吸治疗装置、麻醉机、雾化吸入器以及各种导管、插管等。因结构复杂或管道细长、不耐热力、管道内的污染物(血液、黏液)不易清除,常规化学方法达不到灭菌要求;有的在使用过程中,常被各种用液污染,如冲洗液、雾化液、透析用液、器械浸泡液等。另外,通过病房中空调系统而引起军团感染,国内外均有报道。

(5) 生物媒介传播:在医院感染中虽非主要,但在一些虫媒传染病流行区内,医院若无灭虫、灭鼠等措施时,则一些疾病也可在病房中传播,如流行性乙型脑炎、疟疾、流行性出血热、流行性斑疹伤寒等。蝇及蟑螂在病房中可传播肠道传染病。

三、病人易感性

不同病人,其易感性也不同。

一般住院病人,因疾病本身以及各种治疗措施,如长期抗生素的治疗、应用皮质类固醇药物、放射治疗、抗肿瘤药物治疗、导管插入麻醉等均可使免疫功能降低,而导致医院感染。

免疫缺陷病人,不同类型对不同病原微生物敏感性也不相同。体液免疫水平低的病人易感染葡萄球菌、链球菌和革兰阴性杆菌。细胞免疫缺陷的病人易感染放线菌、真菌、病毒等。

第四节　医院感染发生的原因

医院感染的发生,除与机体本身因素有关以外,还有环境和社会方面的原因。

一、由交叉感染引起的医院感染

病人入院时正处于某种传染病的潜伏期,入院后发病,此时病人就是该病的传染来源。与其同室居住的病人,就有被传染发病的可能,尤以呼吸道传染病为甚。如胃溃疡病人入院时正处于流行性感冒的潜伏期,入院后发病,则同室病人即可感染流感。

不同传染病,收容在同一病区,如果消毒、隔离不严,则易发生交叉感染。

虽然一病室收容同一种传染病病人,但如果感染的病原体型别不同,也会发生交叉感染,如病毒性肝炎、细菌性痢疾等。

入院时诊断错误,如把一种传染病误诊为另一种传染病,也会发生交叉感染。如把猩红热病人误诊为麻疹,而入麻疹病房;把传染病误诊为非传染病,均可造成院内感染。

住院病人或医院工作人员是病原携带者,患某种疾病的人,同时又是另一种疾病的病原携带者,如癌症病人携带肺炎克雷白杆菌,可引起肿瘤病房内肺炎暴发。此类感染难以查明,因为很少对住院病人做系统的带菌检查。医院工作人员若为结核、痢疾的病原体携带者,可引起住院病人感染、甚至暴发。

二、条件致病菌感染

在一定条件下,正常菌群中的细菌也能使人患病:①由于机体的防卫功能减弱,病人抵抗力降低,形成生态失调而引起自身感染。例如皮肤黏膜受伤(特别是大面积烧伤)、身体受凉、过度疲劳、长期消耗性疾病等,可导致正常菌群的自身感染。②由于正常菌群寄居部位的改变,发生了定位转移,也可引起疾病。例如大肠埃希菌进入腹腔或泌尿道,可引起腹膜炎、泌尿道感染。因此,这些细菌称为条件致病菌。

三、不合理使用抗生素及抗菌化学药物

近年来国内外医院应用抗生素品种繁多,数量大,导致抗药菌株增加,使用不合理的现象屡见不鲜,而造成院内感染。广谱抗生素局部应用,容易产生抗药菌株。

(1) 无明显指征用药:病人患一般伤风感冒,却使用抗生素治疗。外科病房常在无感染的检验证据的情况下使用抗生素预防感染。

(2) 用药配伍不当:如对病人使用抑菌剂红霉素或氯霉素的同时又使用青霉素治疗。红霉素及氯霉素的抗菌机制主要是抑制细菌蛋白质的合成而抑制细菌的生长繁殖。青霉素为杀菌药物,其杀菌机制是干扰细菌细胞壁的合成,导致细胞破裂而死亡,故对繁殖旺盛期的细菌作用强,对静止期细菌作用弱。被红霉素或氯霉素抑制而处于静止期的细菌,对青霉素将产生耐药性。

(3) 利用抗生素进行"心理"治疗或作诊断性应用:抗生素的使用与耐药性细菌的产生有明显的平行关系。应用某种抗生素的地方,就会出现对同样抗生素有耐药性的细菌。抗生素对机体影响也很明显。有些直接伤害防御机制,最显著的是粒细胞减少及骨髓再生障碍,其次抑制抗体产生和淋巴细胞转化等。有些间接导致代谢及免疫状态变化,如肝、肾、肠等器官功能障碍。有的影响正常菌群的生态平衡,从而降低机体抵抗力。

总之,由于不合理使用抗生素而导致病人抵抗力降低,抗药菌株增加,从而使医院感染增多。

四、医院管理不当

(1) 探视制度不严:对探视者不加管理,随意出入病房,可由探视者带入污染食物、物品等而引起医院感染。

(2) 医院内隔离、消毒制度执行不严格:如医疗器械消毒不彻底;医护人员接触污染物后不洗手消毒而又去处理其他病人;食品、食具被污染未处理等都容易发生医院感染。

第五节　医院感染的管理

根据卫生部 2006 年公布的《医院感染管理办法》规定,各级各类医院必须

成立医院感染管理委员会或管理小组,委员会主任应由院长或副院长担任,副主任应由预防保健科科长、护理部主任兼任。其他委员应包括医务科长、内、外、妇、儿、传染病科医师、检验科主任、总务科主任、门诊部主任。委员会设专职人员1~3人。专职人员要求为医学院校公共卫生系毕业或临床医师经专门训练者。

委员会的职责是:①认真贯彻医院感染管理方面的法律法规及技术规范、标准,制订本医院预防和控制医院感染的规章制度、医院感染诊断标准并监督实施;②根据预防医院感染和卫生学要求,对本医院的建筑设计、重点科室建设的基本标准、基本设施和工作流程进行审查并提出意见;③研究并确定本医院的医院感染管理工作计划,并对计划的实施进行考核和评价;④研究并确定本医院的医院感染重点部门、重点环节、重点流程、危险因素以及采取的干预措施,明确各有关部门、人员在预防和控制医院感染工作中的责任;⑤研究并制订本医院发生医院感染暴发及出现不明原因传染性疾病或者特殊病原体感染病例等事件时的控制预案;⑥建立会议制度,定期研究、协调和解决有关医院感染管理方面的问题;⑦根据本医院病原体特点和耐药现状,配合药事管理委员会提出合理使用抗菌药物的指导意见;⑧其他有关医院感染管理的重要事宜。

一、医院感染的诊断标准

参照WHO及美国CDC诊断标准,我国卫生部于1990年制定出我国的《院内感染分类诊断标准》。主要依据临床资料、实验室检查及其他检查和临床医师判断。在进行诊断时应注意以下几点:

(1) 对于有明确潜伏期的疾病,自入院第一天算起,超过平均潜伏期后所发生的感染即为医院感染。

(2) 对于无明确潜伏期的疾病,发生在入院48小时后的感染即为医院感染。

(3) 若病人发生感染直接与上次住院有关,亦为医院感染。

(4) 在原有医院感染的基础上,出现新的不同部位的感染或在原有感染部位已知病原体的基础上,又培养出新的病原体,这些均为医院感染。

(5) 新生儿在经产道时发生的感染,亦为医院感染。

下列情况不应看做医院感染:

(1) 在皮肤、黏膜开放性伤口或分泌物中只有细菌定植,而无临床症状和体征者。

(2) 由损伤产生的炎性反应或由非生物性刺激,如化学性刺激或物理性刺激而产生的炎症等。

(3) 新生儿经胎盘获得的感染,如单纯疱疹病毒,弓形虫、水痘病毒或巨细胞病毒等,在出生后48小时内出现感染指征,不应认为是院内感染。

二、医院感染的监测

医院感染监测是指系统地、连续观察在医院的人群中医院感染发生频率和分布以及影响感染的有关因素,其目的是及时发现问题,掌握动向,以便有针对性地采取措施,降低医院感染发病率。

1989 年卫生部颁布的《院内感染控制标准》要求各医院建立健全医院感染监测制度,调查分析院内感染原因,发现危险因素、病原菌及其耐药性等,要按月统计上报。要求一、二、三级医院的医院感染患病率分别控制在 6%~7%、7%~8% 和 9%~10% 以内。为完成上述要求,使用统一的衡量医院感染的常用指标。

三、发生医院感染时的管理

医院感染发生后,应尽快组织流行病学医师、检验人员及有关科室医务人员进行流行病学调查,以期找出传染来源和传播途径。并及时采集样品检验,以明确病原体。同时应采取以下措施:

(1) 病人隔离:应将发生的院内感染病人迅速隔离,并连续进行微生物学检查,直至无传染性时才能解除。

(2) 检疫:就是对发生医院感染的病房、手术室、门诊观察室等处进行终末消毒,停止收容新病人,直至超过了该病最长潜伏期为止。对接触者实施适当的预防措施,如被动免疫等,以增强其抵抗力,并进行医学观察。

(3) 检查病原携带者:医院感染发生后,经调查仍找不出传染来源时,应考虑是否有病原携带者存在。检查的对象应包括病人、医院工作人员及一些常来医院探视的病人家属。

四、平时医院感染的控制和管理

1. 加强消毒隔离 消毒隔离是消灭传染来源、切断传播途径和保护易感人群的重要手段,是控制医院感染的关键之一。医院工作人员要提高认识,认真执行消毒隔离制度,严格无菌操作。医院供应室是对用过的污染用具消毒和提供灭菌器械的关键科室,要保证消毒、灭菌的质量,严防消毒污染和使用不当,对污物处理要彻底,必要时应焚烧。供应室的工作状况直接影响医院感染问题,应加强管理。

2. 制订合理使用抗生素和抗菌化学药物规则 现在一些医院对抗生素使用比较混乱,致使许多病原体产生耐药性,给临床治疗带来困难,而且使病人产生菌群失调,导致医院感染。有人认为医院如不控制抗生素的使用和不实行合理用药制度,根本就谈不到控制医院感染。因此要加强抗生素使用的基本知识教育,医院要拟订指导方案和实行监督监测,严格掌握抗生素应用指征,防止剂量不足和超剂量使用。

当前手术后感染甚为常见,尤其是清洁手术后发生局部化脓感染危害更大。1985 年美国疾病控制中心主张手术后应作预防性治疗。

3. 设立检验科　县以上医院更应重视。检验科应广泛、深入地开展病原学等检测工作。平时对病房、门诊、饮用水、食物等进行监测,准确地查出存在病原微生物,以便及时消毒,并作出消毒效果评价。同时进行药敏试验,为合理使用抗生素提供依据。不仅提高了医疗质量,而且将降低医院感染发病率。

4. 加强传染病管理　综合医院应设立传染病房,建筑设计应合理,划分清洁区和污染区。门诊应设"疾病鉴别处"或"观察室",对来院就诊病人,实施鉴别和分诊,防止交叉感染。

加强医院重点部门、重要环节如手术室、产房、新生儿室、ICU 和各种窥镜等的感染(或污染)管理,完善医院感染管理工作监督和监测,对控制医院感染具有重要意义。

5. 加强对医院工作人员的保护措施,改善工作环境　定期对医护人员体检和培训,树立预防为主的思想,做好防止医院感染工作和对群众宣传教育工作。

五、医院感染的流行病学调查

医院感染的流行病学调查包括医院感染监测和医院感染暴发的调查。其应用的方法与其他疾病调查一样,不外乎描述、分析和实验法等。

1. 医院感染的监测　其目的发现早期医院感染者。其方法是利用监测资料,分类整理,对医院感染发生的情况加以描述,如按地点、时间、人群等分布特点描述,往往可以指明医院感染常发生在哪种病房,在什么季节发生,何种病人易感等。感染部位和病原菌可能帮助判断传播途径及传染来源。例如一个医院发生大批泌尿道感染,指明可能过多使用导尿管和操作不正规所致。不过描述流行病学方法,只能提供病因线索,是否为医院感染的原因,还需要用分析流行病学方法等去证实。

2. 医院感染暴发调查　其调查在于迅速查明导致暴发的主要因素,提出针对性措施,以控制流行蔓延或暴发再度发生。在我国医院感染暴发并不少见,如沙门菌病、腹泻、病毒性肝炎及婴幼儿急性呼吸道感染等仍不时在医院内发生。近年来,不少医院的婴儿室及儿科病房中发生鼠伤寒沙门菌肠炎流行,其罹患率高达 15%~30%。有一些医院感染暴发却常常是人数不多的感染。对于一些危害性大或传播容易的医院感染即使仅发生 1~2 例,也应列为调查重点,例如多重耐药菌株(如 methicillin resistant staphylococcus aureus,MRSA)或对新抗生素出现抗性的菌株的感染及一些过去曾造成严重感染的流行株的再度出现(A 组溶血性链球菌感染)等应组织力量,尽快查清。

很多条件致病菌引起感染,其传播机制不少仍未被认识,医院内的流行因素也处于不断变化之中,如新的诊断器械的使用,也可能带来某种尚未被认识的危险因素。因此,医院感染暴发或流行的调查,一定要深入现场,善于发现新问题,对调查所提供病因线索,应进一步进行专题调查研究。如某医院在一相当长的时间内,住院的恶性肿瘤病人发生猪霍乱沙门菌腹泻感染。将这些病人的病历与无猪霍乱沙门菌感染的肿瘤病人的病历比较,发现大多数医院感染病人均受过输入血小板治疗,而无医院感染的肿瘤病人则未接受过此种治疗。调查又发现受医院感染者都至少有一次接受同一位供血者的血,深入调查发现,这位供血者患有无症状的猪霍乱沙门菌骨髓炎。

【附录】 医院感染管理办法

[来源:中华人民共和国卫生部令(第 48 号) 发布日期:2006 年 6 月 15 日 实施日期:2006 年 9 月 1 日]

第一章 总则

第一条 为加强医院感染管理,有效预防和控制医院感染,提高医疗质量,保证医疗安全,根据《传染病防治法》、《医疗机构管理条例》和《突发公共卫生事件应急条例》等法律、行政法规的规定,制定本办法。

第二条 医院感染管理是各级卫生行政部门、医疗机构及医务人员针对诊疗活动中存在的医院感染、医源性感染及相关的危险因素进行的预防、诊断和控制活动。

第三条 各级各类医疗机构应当严格按照本办法的规定实施医院感染管理工作。

医务人员的职业卫生防护,按照《职业病防治法》及其配套规章和标准的有关规定执行。

第四条 卫生部负责全国医院感染管理的监督管理工作。

县级以上地方人民政府卫生行政部门负责本行政区域内医院感染管理的监督管理工作。

第二章 组织管理

第五条 各级各类医疗机构应当建立医院感染管理责任制,制定并落实医院感染管理的规章制度和工作规范,严格执行有关技术操作规范和工作标准,有效预防和控制医院感染,防止传染病病原体、耐药菌、条件致病菌及其他病原微生物的传播。

第六条 住院床位总数在 100 张以上的医院应当设立医院感染管理委员会和独立的医院感染管理部门。

住院床位总数在 100 张以下的医院应当指定分管医院感染管理工作的部门。

其他医疗机构应当有医院感染管理专(兼)职人员。

第七条 医院感染管理委员会由医院感染管理部门、医务部门、护理部门、临床科室、消毒供应室、手术室、临床检验部门、药事管理部门、设备管理部门、后勤管理部门及其他有关部门的主要负责人组成,主任委员由医院院长或者主管医疗工作的副院长担任。

医院感染管理委员会的职责是:

(一)认真贯彻医院感染管理方面的法律法规及技术规范、标准,制定本医院预防和控制医院感染的规章制度、医院感染诊断标准并监督实施。

(二)根据预防医院感染和卫生学要求,对本医院的建筑设计、重点科室建设的基本标准、基本设施和工作流程进行审查并提出意见。

（三）研究并确定本医院的医院感染管理工作计划，并对计划的实施进行考核和评价。

（四）研究并确定本医院的医院感染重点部门、重点环节、重点流程、危险因素以及采取的干预措施，明确各有关部门、人员在预防和控制医院感染工作中的责任。

（五）研究并制定本医院发生医院感染暴发及出现不明原因传染性疾病或者特殊病原体感染病例等事件时的控制预案。

（六）建立会议制度，定期研究、协调和解决有关医院感染管理方面的问题。

（七）根据本医院病原体特点和耐药现状，配合药事管理委员会提出合理使用抗菌药物的指导意见。

（八）其他有关医院感染管理的重要事宜。

第八条 医院感染管理部门、分管部门及医院感染管理专（兼）职人员具体负责医院感染预防与控制方面的管理和业务工作。主要职责是：

（一）对有关预防和控制医院感染管理规章制度的落实情况进行检查和指导。

（二）对医院感染及其相关危险因素进行监测、分析和反馈，针对问题提出控制措施并指导实施。

（三）对医院感染发生状况进行调查、统计分析，并向医院感染管理委员会或者医疗机构负责人报告。

（四）对医院的清洁、消毒灭菌与隔离、无菌操作技术、医疗废物管理等工作提供指导。

（五）对传染病的医院感染控制工作提供指导。

（六）对医务人员有关预防医院感染的职业卫生安全防护工作提供指导。

（七）对医院感染暴发事件进行报告和调查分析，提出控制措施并协调、组织有关部门进行处理。

（八）对医务人员进行预防和控制医院感染的培训工作。

（九）参与抗菌药物临床应用的管理工作。

（十）对消毒药械和一次性使用医疗器械、器具的相关证明进行审核。

（十一）组织开展医院感染预防与控制方面的科研工作。

（十二）完成医院感染管理委员会或者医疗机构负责人交办的其他工作。

第九条 卫生部成立医院感染预防与控制专家组，成员由医院感染管理、疾病控制、传染病学、临床检验、流行病学、消毒学、临床药学、护理学等专业的专家组成。主要职责是：

（一）研究起草有关医院感染预防与控制、医院感染诊断的技术性标准和规范。

（二）对全国医院感染预防与控制工作进行业务指导。

（三）对全国医院感染发生状况及危险因素进行调查、分析。

（四）对全国重大医院感染事件进行调查和业务指导。

（五）完成卫生部交办的其他工作。

第十条 省级人民政府卫生行政部门成立医院感染预防与控制专家组，负责指导本地区医院感染预防与控制的技术性工作。

第三章 预防与控制

第十一条 医疗机构应当按照有关医院感染管理的规章制度和技术规范，加强医院感染的预防与控制工作。

第十二条 医疗机构应当按照《消毒管理办法》，严格执行医疗器械、器具的消毒工作技

术规范,并达到以下要求:

(一)进入人体组织、无菌器官的医疗器械、器具和物品必须达到灭菌水平。

(二)接触皮肤、黏膜的医疗器械、器具和物品必须达到消毒水平。

(三)各种用于注射、穿刺、采血等有创操作的医疗器具必须一用一灭菌。

医疗机构使用的消毒药械、一次性医疗器械和器具应当符合国家有关规定。一次性使用的医疗器械、器具不得重复使用。

第十三条　医疗机构应当制定具体措施,保证医务人员的手卫生、诊疗环境条件、无菌操作技术和职业卫生防护工作符合规定要求,对医院感染的危险因素进行控制。

第十四条　医疗机构应当严格执行隔离技术规范,根据病原体传播途径,采取相应的隔离措施。

第十五条　医疗机构应当制定医务人员职业卫生防护工作的具体措施,提供必要的防护物品,保障医务人员的职业健康。

第十六条　医疗机构应当严格按照《抗菌药物临床应用指导原则》,加强抗菌药物临床使用和耐药菌监测管理。

第十七条　医疗机构应当按照医院感染诊断标准及时诊断医院感染病例,建立有效的医院感染监测制度,分析医院感染的危险因素,并针对导致医院感染的危险因素,实施预防与控制措施。

医疗机构应当及时发现医院感染病例和医院感染的暴发,分析感染源、感染途径,采取有效的处理和控制措施,积极救治病人。

第十八条　医疗机构经调查证实发生以下情形时,应当于12小时内向所在地的县级地方人民政府卫生行政部门报告,并同时向所在地疾病预防控制机构报告。所在地的县级地方人民政府卫生行政部门确认后,应当于24小时内逐级上报至省级人民政府卫生行政部门。省级人民政府卫生行政部门审核后,应当在24小时内上报至卫生部:

(一)5例以上医院感染暴发。

(二)由于医院感染暴发直接导致病人死亡。

(三)由于医院感染暴发导致3人以上人身损害后果。

第十九条　医疗机构发生以下情形时,应当按照《国家突发公共卫生事件相关信息报告管理工作规范(试行)》的要求进行报告:

(一)10例以上的医院感染暴发事件。

(二)发生特殊病原体或者新发病原体的医院感染。

(三)可能造成重大公共影响或者严重后果的医院感染。

第二十条　医疗机构发生的医院感染属于法定传染病的,应当按照《中华人民共和国传染病防治法》和《国家突发公共卫生事件应急预案》的规定进行报告和处理。

第二十一条　医疗机构发生医院感染暴发时,所在地的疾病预防控制机构应当及时进行流行病学调查,查找感染源、感染途径、感染因素,采取控制措施,防止感染源的传播和感染范围的扩大。

第二十二条　卫生行政部门接到报告,应当根据情况指导医疗机构进行医院感染的调查和控制工作,并可以组织提供相应的技术支持。

第四章　人员培训

第二十三条　各级卫生行政部门和医疗机构应当重视医院感染管理的学科建设,建立专业人才培养制度,充分发挥医院感染专业技术人员在预防和控制医院感染工作中的作用。

第二十四条 省级人民政府卫生行政部门应当建立医院感染专业人员岗位规范化培训和考核制度,加强继续教育,提高医院感染专业人员的业务技术水平。

第二十五条 医疗机构应当制订对本机构工作人员的培训计划,对全体工作人员进行医院感染相关法律法规、医院感染管理相关工作规范和标准、专业技术知识的培训。

第二十六条 医院感染专业人员应当具备医院感染预防与控制工作的专业知识,并能够承担医院感染管理和业务技术工作。

第二十七条 医务人员应当掌握与本职工作相关的医院感染预防与控制方面的知识,落实医院感染管理规章制度、工作规范和要求。工勤人员应当掌握有关预防和控制医院感染的基础卫生学和消毒隔离知识,并在工作中正确运用。

第五章 监督管理

第二十八条 县级以上地方人民政府卫生行政部门应当按照有关法律法规和本办法的规定,对所辖区域的医疗机构进行监督检查。

第二十九条 对医疗机构监督检查的主要内容是:

(一)医院感染管理的规章制度及落实情况。

(二)针对医院感染危险因素的各项工作和控制措施。

(三)消毒灭菌与隔离、医疗废物管理及医务人员职业卫生防护工作状况。

(四)医院感染病例和医院感染暴发的监测工作情况。

(五)现场检查。

第三十条 卫生行政部门在检查中发现医疗机构存在医院感染隐患时,应当责令限期整改或者暂时关闭相关科室或者暂停相关诊疗科目。

第三十一条 医疗机构对卫生行政部门的检查、调查取证等工作,应当予以配合,不得拒绝和阻碍,不得提供虚假材料。

第六章 罚则

第三十二条 县级以上地方人民政府卫生行政部门未按照本办法的规定履行监督管理和对医院感染暴发事件的报告、调查处理职责,造成严重后果的,对卫生行政主管部门主要负责人、直接责任人和相关责任人予以降级或者撤职的行政处分。

第三十三条 医疗机构违反本办法,有下列行为之一的,由县级以上地方人民政府卫生行政部门责令改正,逾期不改的,给予警告并通报批评;情节严重的,对主要负责人和直接责任人给予降级或者撤职的行政处分:

(一)未建立或者未落实医院感染管理的规章制度、工作规范。

(二)未设立医院感染管理部门、分管部门以及指定专(兼)职人员负责医院感染预防与控制工作。

(三)违反对医疗器械、器具的消毒工作技术规范。

(四)违反无菌操作技术规范和隔离技术规范。

(五)未对消毒药械和一次性医疗器械、器具的相关证明进行审核。

(六)未对医务人员职业暴露提供职业卫生防护。

第三十四条 医疗机构违反本办法规定,未采取预防和控制措施或者发生医院感染未及时采取控制措施,造成医院感染暴发、传染病传播或者其他严重后果的,对负有责任的主管人员和直接责任人员给予降级、撤职、开除的行政处分;情节严重的,依照《传染病防治法》第六十九条规定,可以依法吊销有关责任人员的执业证书;构成犯罪的,依法追究刑事责任。

第三十五条 医疗机构发生医院感染暴发事件未按本办法规定报告的,由县级以上地方人民政府卫生行政部门通报批评;造成严重后果的,对负有责任的主管人员和其他直接责任人员给予降级、撤职、开除的处分。

第七章 附则

第三十六条 本办法中下列用语的含义:

(一)医院感染:指住院病人在医院内获得的感染,包括在住院期间发生的感染和在医院内获得出院后发生的感染,但不包括入院前已开始或者入院时已处于潜伏期的感染。医院工作人员在医院内获得的感染也属医院感染。

(二)医源性感染:指在医学服务中,因病原体传播引起的感染。

(三)医院感染暴发:是指在医疗机构或其科室的病人中,短时间内发生3例以上同种同源感染病例的现象。

(四)消毒:指用化学、物理、生物的方法杀灭或者消除环境中的病原微生物。

(五)灭菌:杀灭或者消除传播媒介上的一切微生物,包括致病微生物和非致病微生物,也包括细菌芽胞和真菌孢子。

第三十七条 中国人民解放军医疗机构的医院感染管理工作,由中国人民解放军卫生部门归口管理。

第三十八条 采供血机构与疾病预防控制机构的医源性感染预防与控制管理参照本办法。

第三十九条 本办法自2006年9月1日起施行,原2000年11月30日颁布的《医院感染管理规范(试行)》同时废止。

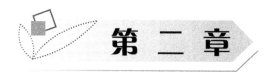

第二章

口腔医疗病原体污染

　　口腔医学和卫生学的历史有着千丝万缕的联系。然而直到20世纪50年代，人们才对口腔诊所的卫生学产生了比较深刻的认识。早在1934年克诺尔就大声疾呼，反对重复使用毛巾和肥皂。但是直到多年以后，人们才真正开始对口腔诊所里受到感染的危险性进行科学研究。

　　在阿尔布莱希特等（1953年）的文章里，人类第一次描述了致病病原体在口腔诊所的传播途径，即通过受污染的传播工具，或通过从涡轮机里流出的被严重污染的冷却水传播；也是在这篇文章里，口腔诊所里的治疗台第一次成为预防感染的研究对象。当时已经提出，车针或磨石高速运转时产生的悬浮微粒，一旦通过医师或病人的呼吸道进入体内，就有可能造成感染。这些受到污染的尘雾中含有直径小于 $5\mu m$ 的颗粒，它们可以长驱直入进入人的肺泡。现在使用的口腔综合治疗台是非常复杂的高技术治疗设备，它们都经过精心设计，造价昂贵，操作起来得心应手，但正是由于受到设计的制约，它们在卫生这个环节上还存在缺陷，必须经常进行清洁工作。

　　由于口腔诊所的特殊性，其造成交叉感染的因素和环节十分复杂，尤其是肝炎病毒感染，已引起社会的高度重视。口腔诊疗技术多样、临床侵入性操作多、诊疗器械结构复杂、使用频繁等因素，如果诊疗过程中，消毒隔离不严格，极易造成交叉感染。口腔医师因口腔诊所病原菌的危害问题在发达国家已得到广泛重视，特别对因注射器针头、锐器以及高速转动的牙钻造成的意外损伤所致的血液、唾液经皮肤、黏膜感染的疾病已有了深入的研究。口腔诊所的病原体污染，包括口腔诊所的室内空气、诊疗桌椅和诊疗器械等的病原体污染。

　　过去百年来口腔医师忽视了在口腔诊疗工作中的潜在感染问题，直到20年前，人们才意识到乙型病毒性肝炎、艾滋病等血行传染性疾病可能在口腔诊所中传播,包括医师与病人、病人与病人,以及病人与医师之间的传播。特别是1992年美国佛罗里达州的一名牙科医师可能将其艾滋病传染给了经其治疗的五位病人的报道,曾在世界上引起很大反响。口腔诊所无疑成了可能感染上传染病的高危场所。

第一节 病原体污染的来源

口腔医师常有接触病人的血液、唾液感染细菌和病毒的危险,与其有关的感染性疾病有病毒性肝炎、艾滋病、梅毒、淋病、流感、急性咽喉炎、结核、疱疹、水痘、风疹、流行性腮腺炎等。

口腔诊所细菌污染来源于三个方面:

1. **就诊病人中的带菌者及带病毒者** 病人口腔中细菌的多少与病人口腔卫生及健康状况有关。口腔组织的疾病,可使口腔内细菌的种类发生变化,使一定种类的有致病力的细菌增加,增加了污染的可能性。一些病毒通常出现于传染病人的口腔中,例如:乙肝病毒、丙肝病毒,艾滋病病毒(HIV)和疱疹病毒等。

肺部感染来源于结核分枝杆菌和其他呼吸道病菌的传播,也可通过其他病菌传播,如链球菌、葡萄球菌、肺炎球菌以及流感病毒、副流感病毒、巨细胞病毒、鼻病毒、腺病毒、柯萨奇病毒和EB病毒等。

2. **口腔医师和其他员工中的带菌者及带病毒者** 如果口腔诊所不重视诊所内部感染的控制,口腔医师在工作中不遵守控制口腔诊所感染的操作规程,或没有良好的医德和自觉性,不仅口腔医师自身可能在工作中被感染上肝炎等传染病,而且更有可能传染给许多病人。

3. **口腔诊所地面和空气中存在的病原体** 在牙科治疗操作中,使用涡轮机磨牙、超声波洁牙、冲水、吹干等喷水、喷气过程中都会产生气雾。室内空气、牙科手术椅、牙科治疗机、诊疗器械就会附着有很多的病原体。由于人员的频繁走动和空气的流动,使口腔诊所受到污染。

第二节 病原体污染的途径

当病原体从一个地方转移到另一个地方时,疾病的传播即有可能发生。治疗病人过程中任何被污染手套触碰过的或被飞沫污染的物品,都被视为污染物,任何污染物都有致病能力。传播疾病的污染物主要有3种形态:①液态:血液、唾液或污染的水和溶液;②气态:飞沫或喷雾;③固态:污染的器械、设备、材料及医院垃圾。

牙科治疗过程中传染病的传播途径复杂多样,某些疾病并不是通过简单的、单一的途径传播,而是以一种以上的途径综合传播。但是疾病的传播是可以预防的。了解个体间传播是如何发生的,对预防疾病的传播具有重要意义。口腔诊所中潜在的传播途径如表2-1所示。

表2-1 口腔诊所疾病传播的潜在路线

传播路线	传播方式
从医师到病人	治疗中口腔医师和其他员工可以通过直接传播或空气传播的方式将疾病传播给病人
从病人到医师	感染的有机体,通过空气与飞沫从病人的口腔喷向口腔医师、洁牙员及助理而引起疾病的传播;或由皮肤的破损处通过血源性途径而传播给口腔医师
从病人到病人	病人之间的传播由交叉污染而引起,当一个病人治疗中污染过的器械或材料在用于另一个病人之前未经过灭菌处理,或消毒灭菌不当时,或公用媒介物清洁消毒不当时,病人与病人之间的传播可能会发生

口腔治疗过程中疾病的主要传播方式有:空气传播、接触传播、手机污染、供水系统污染。

1. 空气传播 高速涡轮牙钻的使用,可使致病性细菌性气雾随同牙质碎屑、腐败坏死组织和脓血分泌物等从病人口腔扩散到周围空气中(表2-2)。超声波洁牙,也可使病人口腔内的细菌和污物尘埃扩散到空气之中,直接污染口腔医师和牙科助手。污染空气的尘埃、飞沫的降落,可导致诊疗桌椅和诊疗器械、器具的污染(图2-1)。

表2-2 经由空气传播的微生物及疾病

微 生 物	疾病
水痘病毒(Varicella virus)	水痘
麻疹病毒(Measles virus)	麻疹
风疹病毒(Rubeola virus)	风疹
流行性腮腺炎病毒(Mumps virus)	流行性腮腺炎
流感病毒(Influenza virus)	流感
腺病毒(Adenovirus)	
结核分枝杆菌(Mycobacterium tuberculosis)	结核
化脓性链球菌(Streptococcus pyogenes)	化脓型感染
白念珠菌(Candida albicans)	念珠菌病

超声波洁牙器的换能器直接附着在金属的洁牙头上,换能器能产生 24 500~42 000Hz 的振动,其作为机械能被传递到洁牙头,产生不同频率或不同方式的振动,使牙垢、牙结石脱离牙齿,当洁牙头遇到液体时,也不可避免地由于振动作用而产生飞沫和气雾的颗粒。

在牙科治疗操作中,使用涡轮机磨牙、超声波洁牙、冲水、吹干等喷水、喷气过程中都会产生气雾。唾液和菌斑中的微生物结合气、水的喷雾产生气雾和飞沫悬浮在周围的空气中。这种气雾可以从手术区扩散到几米以外。Mille 发现从病人口内产生的气雾可以使每立方英尺的空气中含有 100 000 个细菌。

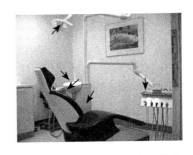

图 2-1 牙科治疗过程中可能污染的表面

口腔医疗操作过程中产生的微生物气雾所导致的潜在交叉感染的危险性在文献中早有报道。Registrar General 曾报道(1931 年)由于气雾感染导致结核发生在口腔医师比其他职业的人更容易。此后 20 年,Shaw 报道口腔医学生感染结核的人要比其他医学生多。目前,结核又在普通人群中有所复活,乙肝病毒的感染增加,引起了人们对口腔卫生职业环境的关注。有报道发现牙科气雾与呼吸道感染、眼科感染、皮肤感染、结核、乙肝感染有关。浙江大学医学院附属口腔医院陈晖等(2000 年)报道空气细菌检测结果表明,治疗前诊室内的浮游细菌分布为 710CFU/m³,治病 2 小时后诊室空气内的浮游细菌量为 19 000CFU/m³。在无干预措施时,口腔诊室在治疗过程中产生含细菌的污染气雾所导致的诊室空气中细菌的含量大大超过中国卫生部规定的 <2500CFU/m³,增加了病人、医师被感染的潜在危险性。

关于牙科气雾传播的原理,Larato(1966 年)认为当口腔中唾沫通过超声或气涡轮机喷雾而进入空气时,它们以两种方式反应,其中重的飞沫沉到地面成为地面上灰尘的一部分,而重量轻的部分悬浮在空气中,这留下的残余部分称飞沫核。飞沫核对健康危险最大,其体积小,直径大多 1~2μm,质轻,可浮游在空气中许多分钟甚至几小时之久,在静止的空气中以每分钟 1.2cm 的缓慢速度下降。因为颗粒小,可以通过暴露于此气雾人群的上呼吸道的防护屏障而直达肺泡组织。而大的气雾颗粒即唾沫,也是危害健康的因素,大、小的气雾颗粒都可以带有血液成分并可附有病毒,如 HIV 和乙肝病毒。

2. **接触传播** 口腔医师和牙科护士在牙科治疗过程中,与病人接触时间长,距离近,污染媒介多。除牙科诊疗器械外,口腔医师的手指是一个重要的污染媒介和途径,如果术后或术前没有仔细清洗和消毒,不戴手套,则可使牙科诊疗器械和病人受到细菌污染。

下面列出几种对口腔诊所意义重大的可能发生的交叉感染：①病人传染医师；②医师传染病人；③病人和医师传播到器械和物品上，或牙椅里面的热水系统里；④器械或牙椅感染病人或医师。

由接触传播的微生物与多种疾病相关（表 2-3）。

表 2-3　由接触传播的微生物与疾病

微　生　物	疾病
乙肝病毒（Hepatitis B）	病毒性肝炎
丙肝病毒（Hepatitis C）	病毒性肝炎
丁肝病毒（Hepatitis D）	病毒性肝炎
单纯疱疹 I 型（Herpes Simplex I）	疱疹
单纯疱疹 II 型（Herpes Simplex II）	疱疹
人类免疫缺陷病毒（human immunodeficiency virus，HIV）	艾滋病
淋病奈瑟菌（Neisseria gonorrhoeae）	淋病
梅毒螺旋体（Treponema pallidum）	梅毒
铜绿假单胞菌（Pseudomonas aeruginosa）	化脓感染
金色 / 白色葡萄球菌（Staphylococcus aureus/S.albus）	化脓感染
破伤风杆菌（Clostridium tetani）	破伤风

牙科锐器刺伤是口腔医护人员感染的重要原因。Cleveland（1997）调查表明，从 1986—1995 年由于自我保护措施的加强，口腔医护人员锐器刺伤次数已稳定下降至平均每人每年 3 次。建议进一步改善口腔医疗器械的安全性能，加强操作培训，以进一步减少职业暴露。

3. **手机污染**　特别是牙科手机的内部管道，有效的消毒方法较少。据调查，消毒率仅 60%~80%。南非 Stellenbosch 大学牙医学院 Hauman（1993 年）研究表明，消毒剂可减少牙科手机外表面的细菌，但其内表面经水冲洗后仍有细菌生长，只有内、外表面同时消毒，才能将交叉感染降至最小。加拿大 Epstein（1995 年）用单纯疱疹病毒人工污染手机，进行实验室模型研究，提示手机必须进行内部冲洗，才能最终去除致病病毒。

4. **供水系统污染**　这是口腔治疗时导致非结核分枝杆菌（NTM）吸入或植入而引起致敏或感染的重要因素。Schulze（1995 年）采集了 21 个口腔诊所的 43 个口腔喷水样品与 16 个 biofilm（生物膜）样品，结果水样平均 NTM 污染量为 365CFU/ml，超过饮用水标准 400 倍；生物膜样品平均 NTM 污染量为 1165CFU/cm^2。

第三节　病原体污染的社会因素

不仅在国内,即使是国外一些基层口腔诊所,为节省成本也可能不使用一次性牙科用具,或不对器械进行高温高压消毒,牙科器械在一个病人口腔医疗使用后只是简单地在消毒液里浸泡一下,就继续给下一个病人使用,这时隐藏在器械缝隙里的各种细菌或病毒就可以在病人之间互相传播。在我国辽宁发现的第一个艾滋病病人,就是因为他在非洲工作时,到当地医院拔牙感染上艾滋病病毒的。在美国和澳大利亚,也都出现过口腔医师被艾滋病病人传染的病例。

华中科技大学同济医学院姚飞等(2003 年)采用自行设计的调查问卷和访谈形式随机调查 55 名口腔医师。结果仅有 21.8% 的口腔医师在诊治病人时能够做到主动预防;对意外感染的传播途径缺乏了解,受到系统性职业防护教育的人员占 37.5%。华北煤炭医学院口腔系宋薇等(2010 年)对抽取 10 个市 20 家三级医院、12 家三级以下级别医院的 225 名口腔科实习生,并对其进行问卷调查。结果表明口腔科实习生对诊疗病人中可能会被感染传染病的知晓答对率较低,为 33.94%,三级医院答对率为 41.56%,三级以下级别医院答对率为 16.42%,差异有统计学意义(x^2=18.29,P<0.005)。结果发现口腔科实习生使用个人防护用具依从性较好,工作时穿白大衣、戴口罩、戴手套、戴帽子者分别达 100%、99.35%、94.16%、77.27%。说明口腔科实习生自我防护意识有待于进一步提高。

Reingold 和 Mori 等的研究结果均提示,口腔医务人员的乙肝病毒(HBV)高感染率和职工的工作时间、工作类型及疫苗的免疫情况有关;而和每天的诊治病例数、病人是否为病毒感染者等无相关性。McCarthy 和 Thomas 等也证实口腔诊所特殊的工作类型(如正畸、口腔外科等)和 HBV 感染率有较大的相关性。

根据我们的经验,如能在以下几方面予以关注,就有可能避免口腔诊所病毒交叉感染现象的发生:①严格执行现有的口腔器械消毒方案,这是避免病毒交叉感染的基础;②进一步加强口腔医务工作者的职业卫生习惯教育,如使每位病人都能有机会得到医务人员"一次性手套"的诊治;③对口腔医务人员进行必要的疫苗主动免疫(如 HBV),使之对病毒产生免疫力;④对病人的病毒感染情况应进行详细询问,必要时进行病毒学检测;⑤在医务人员中进行 HBV、HCV、HIV等病毒的筛查工作,对指征阳性的医务人员应避免其与病人的直接接触。

总之,口腔诊所的病毒交叉感染问题不是单纯依靠有效的口腔器械消毒就能解决的,它还涉及伦理学、流行病学、社会学、心理学、行为学等诸多方面,我们只有在对各方面都进行了多方位、多层次的综合管理、质量控制之后,才有可能控制和避免交叉感染的发生,使医患人员都能得到有效的保护。

【案例】 美国牙科诊所用具染血或致 1800 退伍军人感染艾滋

［来源:香港《文汇报》网站 2010 年 7 月 2 日报道］

美国密苏里州一间退伍军人医疗中心被揭发牙科设备消毒不当,或导致曾接受诊治的逾 1800 名老兵感染艾滋病毒(HIV)或肝炎。该次事件引起美国各界猛烈抨击,有老兵谴责该中心不负责任,多名国会议员表示不能接受这次医疗事故,众议院立法委员会呼吁白宫和美国退役军人管理局彻查事件。

据报道,在 2009 年 2 月至 2010 年 3 月间,圣路易斯退伍军人医疗中心的牙科设备,并没根据制造商指引进行专业消毒处理,其间有 1812 名分别来自密苏里州和伊利诺伊州的老兵曾接受治疗。有报道指出,该中心一名前员工早在 2009 年向管理层指出,牙科设施消毒程序有问题,部分用具染有血迹,但不获理会。该医疗中心每年有 5 万多人接受健康护理,涉事牙科诊所现已暂时关闭,中心本周二致函有关老兵通知事件,强调他们因此染病的可能性"极低"。当局也派出一支医疗小组,将免费为可能受到感染的老兵验血,确定他们是否感染艾滋病毒、乙型肝炎或丙型肝炎。报道指出,美国退伍军人医疗中心发生医疗事故已非首次。2006 年 9 月至 2007 年 3 月期间,美国伊利诺伊州南部一间退伍军人医疗中心,有 9 名病人在手术后死亡。有关部门经过 5 个月调查,认为 9 人的死亡"直接源于"医院不合标准的医疗服务。

【案例】 上海市口腔诊疗机构医院感染管理现状调查

［来源:甘和平,何静怡,仇伟,等 . 中国消毒学杂志,2010,27(2):170-172］

为了解上海市口腔诊疗机构医源性感染管理和消毒隔离工作管理现状,上海市卫生局卫生监督所对 154 家口腔诊疗机构进行了调查。采用整群分层随机抽样,对上海市 6 个区 154 家口腔医疗机构或口腔科,其中二级及以上医院 21 家、一级医院 39 家、牙病防治所 4 家、民营医院 16 家、口腔门诊部 38 家、口腔诊所 36 家。调查方法是通过现场检查和问卷调查方式,对这些机构的人员配备、环境设施、制度建设、器械消毒灭菌、人员防护、感染风险等方面调查。

调查表明 154 家口腔医疗机构有 98.05% 做到诊疗区与清洗消毒区分开,有 73.38% 的机构器械清洗消毒区设有污染区、清洁区、无菌物品存放区。调查发现,有 13.64% 的口腔诊疗机构的病人候诊场所设在诊疗室内。口腔医疗机构每位医师配备牙科手机不少于 4 把者,占 85%。调查表明,所调查的口腔医疗机构消毒工作制度健全者占 88.96%,医疗废物处置制度建立健全者占 85.71%,无菌操作规程建立者占 75.32%;人员培训制度、手卫生制度、人员岗位管理制度健全率均低于 60%。本次调查 154 家机构中,有 84.42% 机构有针对性地开展了口腔诊疗器械消毒知识的培训,有 83.77% 的机构对《医疗废物管理条例》进行了培训;《传染病防治法》、《医院感染管理办法》的培训率也分别达到 77.27%、74.68%;关于艾滋病防治条例培训率仅为 50.65%。调查表明,有超过 98% 的口腔医疗机构能每日对诊疗区域进行清洗消毒和对牙椅及配套设施进行清洁消毒,有 94.16% 的机构每日定时通风或者空气净化。有 94.16% 的机构有专人负责器械消毒灭菌工作,不同类别医疗机构口腔器械压力灭菌操作人员培训上岗情况不同。二级及以上医院、牙病防治所压力蒸气灭菌操作人员培训上岗比例较高,达到 80%;其他口腔诊疗机构上岗培训率只有 50% 左右。有 98.05% 的口腔医疗机构灭菌器械包装外注明消毒日期和有效期,但不少盛放化学消毒剂的容器外无消毒灭菌时间标志或标志不完整。调查154家口腔医疗机构中,开展压力蒸气灭菌效果化学监测的单位占85.06%,有75.97%的单位能进行消毒剂浓度监测。调查显示,有73.38%的口腔医疗机构医务人员能佩戴口罩和护目镜,85.71%的机构在诊疗室有专用洗手池,均配备有洗手液或者消毒剂,部分机构诊室水池水龙头为手触开关,有14.29%用公用毛巾擦干。95%以上疗机构相关人员在处理医疗废弃物和清洗医疗器械时,都能采取防护措施。只有75.32%口腔医疗机构的医务人员有定期健康检查。所调查的154家口腔诊疗机构中,有94.81%单位设有固定医疗废物分类收集点并有专人负责,97.40%能做到分类处置;有98.70%的机构医疗垃圾包装外有分类标志,且符合要求。

本次调查中发现,上海市口腔医疗机构的医务人员对医院感染管理和消毒与灭菌管理都有一定认识,他们认为口腔诊疗服务医源性感染主要风险来源于器械消毒不规范,存在职业暴露的危险,部分医务人员职业防护措施不严格,诊疗环境卫生较差。调查结果证明,上海市口腔诊疗机构大多数能做到诊疗区与器械清洗消毒区分开设置,器械清洗消毒流程合理;多数机构口腔综合治疗台净使用面积符合相关规定,基本硬件设施配置到位。但仍有不少机构口腔器械清洗消毒区达不到有关消毒供应场所的规范要求,没有划分污染区、清洁区、无菌物品存放区,尤以民营医院、口腔诊所、一级医院较为严重。

虽然多数口腔诊所能拿出许多有关医源性感染管理制度,但大多没有针对性,有些管理制度照搬照抄一些法律法规条款,没有针对口腔诊疗自身情况进行具体细化、内容不具体、可操作性不强。部分口腔诊疗机构未建立工作人员手卫生制度和人员岗位管理制度。

调查显示,多数口腔医疗机构有专人负责器械消毒灭菌工作,均配备了压力灭菌设备,灭菌物品的包装标志和存放符合要求。一些采用消毒剂灭菌的机构,浸泡器械的容器外无标志或者标志不完整,可能会出现器械未达到消毒灭菌时间即使用的现象,有少数机构存在化学灭菌过程中加入待消毒器械的现象。一些消毒灭菌器械不能完全浸泡在消毒剂中,消毒剂有效浓度达不到规定要求,这些都直接影响到消毒效果。

一些口腔门诊没有专门存放消毒灭菌物品的场所,消毒灭菌后的器械物品摆放在诊疗区内,容易造成二次污染。有不少医师喜欢把灭菌后的器械物品随手放在牙椅旁的抽屉里。

存在上述问题的原因主要表现在口腔诊疗机构医务人员对医院感染和消毒灭菌知识欠缺,技能培训不够。多数机构虽然开展了有关医院感染管理法律知识的培训,但一些机构存在法律知识的培训不全面,压力蒸气灭菌操作人员未经上岗培训等问题。为加强口腔诊疗机构医院感染管理工作,建议加大监督执法力度,规范执业行为,严格医疗执业许可证的发放和验证,督促医疗机构在硬件设施改造和设备更新、技术升级方面投入,改善诊疗环境条件。针对口腔诊疗活动中的违法行为,要督促医疗机构规范执业行为,做好医院感染关键点的控制。

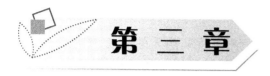

乙型病毒性肝炎

乙型病毒性肝炎(hepatitis B)是一种传播广泛、严重危害人类健康的传染病。据 2000 年统计,全世界无症状乙型肝炎病毒携带者(HBsAg携带者)超过 2.8 亿,我国乙型肝炎病毒(hepatitis B virus,HBV)带菌者占全国总人口的 10%。目前我国有乙型肝炎病人 3000 万,多数无症状,其中 1/3 出现肝损害的临床表现,少数病人可转化为肝硬化或肝癌。乙型肝炎的特点为起病较缓,以亚临床型及慢性型较常见。无黄疸型 HBsAg 持续阳性者易慢性化。本病主要通过血液、母婴和性接触进行传播。乙型肝炎疫苗的应用是预防和控制乙型肝炎的根本措施。

由于 HBV 的排出途径多、传染性强、传染期长,慢性病人和迁延性带病毒者多,口腔医师的手在病人口腔中操作时间长,距离病人近,接触传染媒介多,加上对乙型病毒性肝炎的认识不足,因此口腔医师不仅乙型病毒性肝炎的患病率高,而且已成为 HBV 传播的中间环节,导致医师和病人之间的相互传播和交叉感染。冷泰俊报道,医院内医务人员血清 HBsAg 阳性率是普通人群的 3~6 倍,口腔医务人员血清 HBsAg 阳性率又是其他科室人员的 4 倍。日本开业牙科医师 HBV 感染率为 35.9%,美国亦有牙科医师在行医中被感染上 HBV 的报道,HBV已对口腔医师和护士构成了职业性感染的危险。

在口腔诊所造成的院内感染是流行病学和临床医学面临的重要而棘手的问题,因此在口腔治疗和护理工作中,防止 HBV 医患间、病人间交叉感染有着重要意义。

第一节 传 染 源

乙型肝炎可以通过血液、唾液传播,口腔疾病病人的血液、唾液若携带HBV,在治牙过程中可以污染口腔医疗器械及物体表面。若口腔医疗器械、物体表面消毒不完善、不彻底,可以造成医源性交叉感染。

在口腔医疗中,乙型病毒性肝炎的传染源是病人、口腔医师及其他员工中的带病毒者。对于急性和慢性的典型、非典型乙型病毒性肝炎病人,有临床症状或有病史可循,易于提高警惕和防范意识;对于亚临床型病人,迁延性病毒携带者和高滴度乙型肝炎表面抗原(HBsAg)携带者,因其没有明显的临床症状,没有病史可查,因而具有很大的传染源意义和威胁性。

美国牙科医师乙肝感染率是一般人口感染率的3~6倍。1989年美国牙医协会(ADA)检查开业医师乙型肝炎病毒(hepatitis B virus,HBV)阳性为8.8%,口腔外科医师则高达38.5%。牙科机头HBV污染总阳性率为62%,1986年美国一位牙科医师将乙肝传染给26位病人。据统计,我国有10%~12%的人为乙肝表面抗原(HBsAg)的携带者,我国口腔医务工作者乙肝病毒感染调查表明HBV阳性率为25.8%,操作后口腔医师手HBsAg污染率为9.38%,牙科器械HBsAg污染率为33.33%。

Bell等调查发现,口腔医师因接触乙型病毒性肝炎病人而感染乙型病毒性肝炎的发病率,随口腔医师工作时间的增长及与病人直接接触次数的增多而增加。Rimland等调查表明,HBV的传播在口腔诊所明显高于其他诊所。许援朝等随机检测口腔门诊就诊病人,HBsAg阳性率达33.6%。丙型肝炎病毒(HCV)是一种RNA病毒,感染遍布全世界。武汉大学口腔医学院陈水易等检查60例牙病病人的牙髓血,HCV阳性率为3.3%。总后勤部卫生部防疫站唐晓敏等(1997年)对北京地区部分医务人员感染状况的调查中发现,护理人员HCV感染率最高。据美国牙医协会报道,在70%已知乙肝病毒携带者的唾液中可查出HBsAg,这足以证明,乙肝病毒病人或携带者的唾液对口腔医师的威胁性。

Rimland曾追踪报道(1977年)了1例无症状HBsAg携带者的口腔外科医师,55例经其治疗的病人中79%发展为HBsAg阳性,进一步的研究证实,这些病人大部分没有可能从其他途径感染HBV;而且对HBV感染者中的11例进行了HBsAg亚型的检测,其中9例与该医师相同。这一研究结果表明,在口腔诊所医患之间存在HBV等病毒交叉感染的可能。Rimland的报道引起了口腔医学界的重视,口腔器械消毒工作也随之得到了进一步的重视和改善。

第二节　传　染　途　径

乙型肝炎病毒的传染途径很多,其中与口腔诊疗有关的主要有血液、唾液、龈沟液。传染媒介有以下几个方面:

一、手接触传染

由于历史和习惯的原因,还有很多传统型口腔诊所的口腔医师在口腔诊疗时一般不戴手套,直接用手在病人口腔中操作。如果病人的血液内含有乙型肝炎病毒,而且口腔医师的手指有伤口,或者在操作中被针、刀剪等锐利器械损伤,即可能被肝炎病毒感染。相反,带有乙型肝炎病毒的口腔医师,手指外伤出血流入病人口中,也可使病人受到感染。HBsAg 者的血液具有高度传染性,全血量仅需 4×10^{-5}ml 就足以使人感染,10^{-7}ml 血清接种可造成亚临床型感染。

1. **肝炎病毒病人对医护人员的传播**　由于职业特点,口腔医护人员在特定的环境中工作,手直接接触病人的唾液、血液和治疗器械,因此肝炎的传染率较高。军事医学科学院刘育京(1990)报道,乙型肝炎病人的唾液内 HBsAg 阳性率可高达 50.0%,而口腔诊室内物体表面检出 HBsAg 的阳性率可高达 6.3%~22.2%。由此可见,在口腔诊所预防交叉感染中,病毒性肝炎的防治应予足够的重视。

2. **医护人员手的传播**　广州军区联勤部军事医学研究所曾年华等(1991年)对 123 例受试者采集血清标本,结果 HBsAg 阳性者 23 例(18.7%),此 23 例的手采样,HBsAg 阳性者 3 例;而对血清 HBsAg 阴性的 100 例采集手标本,阳性者 10 例(10.0%)。第四军医大学口腔医学院王瑞萍等(1997 年)随机抽查 20 名口腔医护人员治疗操作后手部带菌情况,结果标本培养出金黄色葡萄球菌占 15.0%,表皮葡萄球菌占 15.0%。而口腔病人的大多数诊疗操作需要医护人员的手与病人口腔直接接触,这就使手成为肝炎病毒传播的重要途径。

二、器械接触传播

未经消毒处理的和消毒处理不彻底的印模托盘、石膏模型、义齿、牙片、注射器、注射针、拔牙器械、充填器械、牙周外科器械、洁牙器械等,受到乙型肝炎病毒携带者的血液、唾液、带有病毒的气雾、牙结石粉尘、咳嗽飞沫的污染,都可成为乙型病毒性肝炎在口腔诊所中的传染媒介。特别是会引起病人之间的交叉感染。

1. **高速手机的传播**　高速手机是常用的口腔医疗器械,和低速手机相比,噪声小,病人痛苦轻。但高速手机的金属结构一层套一层,不耐锈;车针短小,前端为多层次锯齿状,而且易藏污纳垢不易清洗。因此,其消毒问题仍是目前尚未完全解决的问题。第一军医大学南方医院朱天岭等在未经消毒的手机表面检测出铜绿假单胞菌、溶血性链球菌、金黄色葡萄球菌和 HBV,HBsAg 阳性率为44.0%。唐宝璋等将工作了 4 小时的 50 件手机进行检测,其 HBsAg 阳性率为44.0%。此外,高速手机产生的大量气溶胶粒子也增加了肝炎病毒扩散的机会。

2. **其他器械物品的传染**　胡敬熹等从 106 份牙科血污染棉球样本中,检出 HBsAg 阳性标本 62 份,从 106 份牙科器械样本中,检出 HBsAg 阳性标本 54 份。加之高速电钻造成的气溶胶粒子污染,因此,牙科诊室的空气中必然会有大量的 HBV 存在。第四军医大学口腔医学院王瑞萍等检测诊室内输氧湿化装置和雾化吸入装置,发现有大量细菌生长,输氧湿化装置以螺旋口处细菌最多,其次为输氧橡皮导管;雾化吸入装置往往忽视了辅助配件贮水槽的消毒,该处细菌检出的阳性率达 57.0%,可以推测,其 HBsAg 的阳性率也不会低。

此外,治疗中疏忽大意,不严格执行消毒隔离制度也是引起交叉感染的一个原因。

第三节　防护措施

乙型病毒性肝炎的防护,应采取宣传教育、控制传染源、切断传染途径、保护易感人群等四个方面相结合的综合防护措施。

一、宣传教育

口腔医师和牙科护士对乙型肝炎病毒的排出途径、传染媒介和途径、传染源和流行病学认识不足,是口腔诊所乙型肝炎传播情况比较严重的原因之一。因此,必须对口腔医师和牙科护士进行有关乙型肝炎的宣传教育,在思想上认识到乙型肝炎威胁的严重性,自觉地制订和遵守防护措施,懂得如何保护自己,同时也是保护病人的职业道德要求。

二、控制传染源

在大量的口腔诊所病人中,发现 HBsAg 阳性者,实际上是有困难的,故应当把每一个病人都看成是可能"带病毒者",在治疗中严格实行消毒隔离制度,对已知有肝炎病史的病人和肝炎病人,如有条件,应约定时间,在专门的诊室内按传染病规定进行治疗,治疗结束后的器械、器具、铺巾等应进行严格的消毒处理,对可疑的带病毒者,应进行血液检验,早期发现,及时隔离治疗。

口腔医师和牙科护士应定期进行健康检查和血液化验检查,对各种临床类型的病毒性肝炎员工,应隔离治疗,在传染期内不得从事口腔医疗工作,对带病毒者和慢性抗原携带者,虽可让其从事临床工作,但必须戴手套操作,尽量避免一切可能传染他人的行为。

对拔除的牙齿、残龈、沾有血液和唾液的纱球,棉球,不良修复体等,最好装入塑料袋内焚烧,或加入漂白粉彻底消毒后丢弃,以防止对环境和水源的污染。

三、切断传染途径

口腔医师在诊疗前后,均应用肥皂、刷子和流水仔细洗手,并在消毒液中浸泡消毒,口腔医师和牙科护士应加强技术训练,提高操作技能的熟练程度,力求避免操作过程中的手指意外损伤。

口腔诊所的各种器械、器具,包括充填器械、洁牙器械、拔牙器械、检查器械、托盘、注射器、注射针头、各种牙钻、砂石针、手机等,均应在可靠的消毒后使用,能加热的器械、器具可用煮沸法或高压蒸气法消毒。不能加热的器械、器具可用 1% 戊二醛溶液浸泡消毒,防锈可加入 0.5% 亚硝酸钠,口镜用甲醛溶液熏蒸消毒,诊疗器械和手机应坚持一个病人一套,互不混用,使用过的诊疗器械应先浸泡消毒后再清洗。有条件的地区,应推广使用一次性口杯、一次性检查盘、一次性口镜、一次性注射器。凡是被乙型肝炎病人、带病毒者和可疑带病毒者的血液、唾液污染的地面、牙科手术椅、牙科综合治疗机的痰盂、吸唾器、水气枪头、托盘、铺巾、员工的衣帽和口罩,均应及时进行消毒处理,否则污物干燥后可形成尘埃污染空气。

据 Bell 报道,口腔医师因接触 HBV 病人发生自身感染的机会较其他人群增加了 3~5 倍,且平时不戴手套操作的医务人员感染 HBV 的几率更大,而常规戴手套并注射 HBV 疫苗者,HBV 感染会明显减少。

1. 减少气溶胶所致传播的措施　高速电钻、洁牙等操作所致的气溶胶中存在大量的 HBV,减少气溶胶的扩散是十分重要的。西安交通大学第一附属医院李芳萍提出的措施是:①治疗前做好口腔黏膜消毒冲洗,减少细菌数量;②操作时戴口罩;③诊室每日紫外线消毒 30 分钟,每月行空气细菌监测 1 次。

牙源性微生物气溶胶的主要危害对象是与病人近距离接触的口腔医护人员。必须严格执行无菌操作规范,戴口罩,建立严格的监测和消毒隔离制度。张朝隆还提出医师在进行口腔内操作时应戴护目镜,以保护眼结膜。

2. 手的消毒　曾年华等通过对手表面是否携带 HBsAg 的调查,发现不论血清是否检出 HBsAg,其手表面检出 HBsAg 的几率是一样的。表明一个人无论血液是否携带 HBsAg,对手消毒的重要性是一样的。西安交通大学第一附属医院李芳萍提出医护人员手的消毒方法如下:每天开始工作时用肥皂水彻底洗手,然后用 84 消毒液泡手 2 分钟,以后每治疗完 1 例病人用肥皂水和流水洗手 1 分钟,再用84消毒液浸泡2分钟。凡肝炎病毒携带者或手有破损的工作人员,在对病人进行口腔内治疗时均应戴手套。军事医学科学院刘育京认为,戴手套接触病人后,应先在消毒液中浸泡1~3分钟再脱下手套。

3. 高速手机的消毒 高速手机结构特殊,消毒难度大。严格讲应进行灭菌处理。但由于手机价格贵、使用频繁,目前我国大多数口腔诊所还不能做到治疗1例病人更换1个手机的要求,因此,手机的消毒历来是大家所关注的难题。第四军医大学口腔医学院杨聚才等用不同浓度的戊二醛擦拭手机进行检测,结果0.2%~0.5%戊二醛不能灭活HBV,而2%~3%戊二醛擦拭消毒3次可完全灭活HBV。此法简便可行,值得推广。

4. 器械物品的消毒 胡敬熹等对62份HBsAg阳性的牙科血污染标本分别进行干烤消毒、75%乙醇浸泡30分钟和0.1%苯扎溴铵浸泡30分钟的比较,结果只有干烤灭菌箱(160℃,2小时)消毒的全部转阴,其余两法均不可靠。刘育京报道,由于甲型肝炎病毒(HAV)对某些杀菌因子的抗力较HBV弱,用0.5%戊二醛浸泡3分钟即可,而HBV则需2%戊二醛浸泡15分钟。因此,他认为可统一按预防乙型肝炎的要求进行消毒处理。但由于口腔诊所工作的特殊性,除一般器械用高压消毒灭菌外,目前消毒液浸泡仍然是常用的消毒方法。常用的消毒药物有2%戊二醛、1%~2%甲醛、0.2%过氧乙酸、0.5%碘附、25%金星消毒液、0.5%84消毒液。牙钻、扩孔钻、砂石、成形片夹、成形片及口腔内科其他器械可用激活了的2%碱性戊二醛浸泡10分钟,或1%次氯酸盐浸泡10分钟,或者1%~2%甲醛液浸泡20~30分钟。李芳萍认为,对于器具表面的消毒,如电话、笔、水龙头、吸唾器、办公桌椅等,可用0.5%84消毒液或0.2%过氧乙酸擦拭。

四、保护易感人群

口腔医师和护士应定期检查身体,每年体检一次,乙肝"两对半"为检测重点。乙肝五项阴性、体内缺乏乙肝表面抗体(HBsAb)时,须进行一次乙肝疫苗全程免疫。我国卫生部从1992年起将全部新生儿纳入乙型肝炎免疫保护对象,政府的目标是在50年以后,我国乙型肝炎病毒携带人口将从10%降至0.5%。乙型肝炎病毒疫苗接种,是预防口腔科医师和护士感染乙型病毒性肝炎的有效方法。乙型肝炎疫苗可分3次接种,第1次接种后1个月接第2次,半年后接种第3次,将可起到保护职业健康的良好作用。发现问题及时治疗,防止口腔医师成为传染源。

【附录】 慢性乙型肝炎防治指南(省略治疗部分)

[来源:中华医学会肝病学分会和感染病学分会 2005年12月10日发布]

慢性乙型肝炎是我国常见的慢性传染病之一,严重危害人民健康。为进一步规范慢性乙型肝炎的预防、诊断和治疗,中华医学会肝病学分会和中华医学会感染病学分会组织国内有关专家,在参考国内外最新研究成果的基础上,按照循证医学的原则,制订了本《指南》。其中推荐意见所依据的证据共分为 3 个级别 5 个等次,文中以括号内斜体罗马数字表示。

本《指南》只是帮助医生对乙型肝炎诊疗和预防作出正确决策,不是强制性标准;也不可能包括或解决慢性乙型肝炎诊治中的所有问题。因此,临床医生在针对某一具体患者时,应充分了解本病的最佳临床证据和现有医疗资源,并在全面考虑患者的具体病情及其意愿的基础上,根据自己的知识和经验,制定合理的诊疗方案。由于慢性乙型肝炎的研究进展迅速,本《指南》将根据需要不断更新和完善。

一、病原学

乙型肝炎病毒(HBV)属嗜肝 DNA 病毒科(hepadnaviridae),基因组长约 3.2kb,为部分双链环状 DNA。HBV 侵入人体后,与肝细胞膜上的受体结合,脱去包膜,穿入肝细胞质内,然后脱去衣壳,部分双链环状 HBV DNA 进入肝细胞核内,在宿主酶的作用下,以负链 DNA 为模板延长正链,修补正链中的裂隙区,形成共价闭合环状 DNA(cccDNA),然后以 cccDNA 为模板,在宿主 RNA 聚合酶Ⅱ的作用下,转录成几种不同长短的 mRNA,其中 3.5kb 的 mRNA 含有 HBV DNA 序列上全部遗传信息,称为前基因组 RNA。后者进入肝细胞质作为模板,在 HBV 反转录酶作用下,合成负链 DNA;再以负链 DNA 为模板,在 HBV DNA 聚合酶作用下,合成正链 DNA,形成子代的部分双链环状 DNA,最后装配成完整的 HBV,释放至肝细胞外。胞质中的子代部分双链环状 DNA 也可进入肝细胞核内,再形成 cccDNA 并继续复制。cccDNA 半衰期长,很难从体内彻底清除。HBV 含 4 个部分重叠的开放读码框(ORF),即前 S/S 区、前 C/C 区、P 区和 X 区。前 S/S 区编码大(前 S1、前 S2 及 S)、中(前 S2 及 S)、小(S)3 种包膜蛋白;前 C/C 区编码 HBeAg 及 HBcAg;P 区编码聚合酶;X 区编码 X 蛋白。前 C 区和基本核心启动子(BCP)的变异可产生 HBeAg 阴性变异株。前 C 区最常见的变异为 G1896A 点突变,形成终止密码子(TAG),不表达 HBeAg。BCP 区最常见的变异是 A1762T/G1764A 联合点突变,选择性地抑制前 CmRNA 的转录,降低 HBeAg 合成。P 基因变异主要见于 POL/RT 基因片段(349~692aa,即 rt1~rt344)。在拉米夫定治疗中,最常见的是酪氨酸 - 蛋氨酸 - 天门冬氨酸 - 天门冬氨酸(YMDD)变异,即由 YMDD 变异为 YIDD(rtM204I)或 YVDD(rtM204V),并常伴有 rtL180M 变异,且受药物选择而逐渐成为对拉米夫定耐药的优势株(Ⅰ)。S 基因变异可导致隐匿性 HBV 感染(occult HBV infection),表现为血清 HBsAg 阴性,但仍可有 HBV 低水平复制(血清 HBV DNA 常 <104 拷贝 /ml)。根据 HBV 全基因序列差异≥8% 或 S 区基因序列差异≥4%,目前 HBV 分为 A~H 8 个基因型。各基因型又可分为不同基因亚型。A 基因型慢性乙型肝炎患者对干扰素治疗的应答率高于 D 基因型,B 基因型高于 C 基因型;A 和 D 基因型又高于 B 和 C 基因型(Ⅰ)。基因型是否影响核苷(酸)类似物的疗效尚未确定。HBV 易发生变异。在 HBV 感染者体内,常形成以一个优势株为主的相关突变株病毒群,称为准种(quasispecies),其确切的临床意义有待进一步证实。HBV 的抵抗力较强,但 65℃ 10 小时、煮沸 10 分钟或高压蒸气均可灭活 HBV。含氯制剂、环氧乙烷、戊二醛、过氧乙酸和碘伏等也有较好的灭活效果。

二、流行病学

HBV 感染呈世界性流行,但不同地区 HBV 感染的流行强度差异很大。据世界卫生组织报道,全球约 20 亿人曾感染过 HBV,其中 3.5 亿人为慢性 HBV 感染者,每年约有 100 万人死于 HBV 感染所致的肝衰竭、肝硬化和原发性肝细胞癌(HCC)。

我国属 HBV 感染高流行区,一般人群的 HBsAg 阳性率为 9.09%。接种与未接种乙型肝炎疫苗人群的 HBsAg 阳性率分别为 4.51% 和 9.51%(Ⅲ)。我国流行的 HBV 血清型主要是 adrq+ 和 adw2,少数为 ayw3(主要见于新疆、西藏和内蒙古自治区);基因型主要为 C 型和 B 型。

HBV 主要经血和血制品、母婴、破损的皮肤和黏膜及性接触传播。围生(产)期传播是母婴传播的主要方式,多为在分娩时接触 HBV 阳性母亲的血液和体液传播(Ⅰ)。经皮肤黏膜传播主要发生于使用未经严格消毒的医疗器械、注射器、侵入性诊疗操作和手术(Ⅱ-2),以及静脉内滥用毒品等(Ⅰ)。其他如修足、文身、扎耳环孔、医务人员工作中的意外暴露、共用剃须刀和牙刷等也可传播(Ⅲ)。与 HBV 阳性者性接触,特别是有多个性伴侣者,其感染 HBV 的危险性明显增高(Ⅰ)。

由于对献血员实施严格的 HBsAg 筛查,经输血或血液制品引起的 HBV 感染已较少发生。

日常工作或生活接触,如同一办公室工作(包括共用计算机等办公用品)、握手、拥抱、同住一宿舍、同一餐厅用餐和共用厕所等无血液暴露的接触,一般不会传染 HBV。经吸血昆虫(蚊、臭虫等)传播未被证实。

三、自然史

人感染 HBV 后,病毒持续 6 个月仍未被清除者称为慢性 HBV 感染。感染时的年龄是影响慢性化的最主要因素。在围生(产)期和婴幼儿时期感染 HBV 者中,分别有 90% 和 25%~30% 将发展成慢性感染(Ⅰ)。其 HBV 感染的自然史一般可分为 3 个期,即免疫耐受期、免疫清除期和非活动或低(非)复制期。免疫耐受期的特点是 HBV 复制活跃,血清 HBsAg 和 HBeAg 阳性,HBV DNA 滴度较高(>105 拷贝/ml),血清丙氨酸氨基转移酶(ALT)水平正常,肝组织学无明显异常。免疫清除期表现为血清 HBV DNA 滴度 >105 拷贝/ml,但一般低于免疫耐受期,ALT/ 天门冬氨酸氨基转移酶(AST)持续或间歇升高,肝组织学有坏死炎症等表现。非活动或低(非)复制期表现为 HBeAg 阴性,抗 -HBe 阳性,HBV DNA 检测不到(PCR 法)或低于检测下限,ALT/AST 水平正常,肝组织学无明显炎症。

在青少年和成人期感染 HBV 者中,仅 5%~10% 发展成慢性,一般无免疫耐受期。早期即为免疫清除期,表现为活动性慢性乙型肝炎;后期可为非活动或低(非)复制期,肝脏疾病缓解。无论是围生(产)期和婴幼儿时期,或是在青少年和成人期感染 HBV 者,在其非活动或低(非)复制期的 HBV 感染者中,部分患者又可再活动,出现 HBeAg 阳转;或发生前 C 或 C 区启动子变异,HBV 再度活动,但 HBeAg 阴性,两者均表现为活动性慢性乙型肝炎。

儿童和成人 HBeAg 阳性慢性乙型肝炎患者中,于 5 年和 10 年后发展为非活动或低(非)复制期的比例分别为 50% 和 70%(Ⅱ-3,Ⅱ-2)。在我国和亚太地区对非活动或低(非)复制期慢性 HBV 感染者自然史的研究尚不充分,但有资料表明,这些患者可有肝炎反复发作。对一项 684 例慢性乙型肝炎的前瞻性研究表明,慢性乙型肝炎患者发展为肝硬化的估计年发生率为 2.1%。另一项对 HBeAg 阴性慢性乙型肝炎进行平均 9 年(1~18.4 年)随访,进展为肝硬化和 HCC 的发生率分别为 23% 和 4.4%。发生肝硬化的高危因素包括病毒载量高、HBeAg 持续阳性、ALT 水平高或反复波动、嗜酒、合并 HCV、HDV 或 HIV 感染等(Ⅰ)。HBeAg 阳性患者的肝硬化发生率高于 HBeAg 阴性者(Ⅱ-2)。

慢性乙型肝炎患者中,肝硬化失代偿的年发生率约 3%,5 年累计发生率约 16%(Ⅰ)。慢性乙型肝炎、代偿期和失代偿期肝硬化的 5 年病死率分别为 0~2%、14%~20% 和 70%~86%。其影响因素包括年龄、血清白蛋白和胆红素水平、血小板计数和脾肿大等(Ⅱ-2)。自发性或经抗病毒治疗后 HBeAg 血清学转换,且 HBV DNA 持续转阴和 ALT 持续正常者的生存率较高(Ⅰ,

Ⅱ-3,)。HBV 感染是 HCC 的重要相关因素,HBsAg 和 HBeAg 均阳性者的 HCC 发生率显著高于单纯 HBsAg 阳性者(Ⅱ-2)。肝硬化患者发生 HCC 的高危因素包括男性、年龄、嗜酒、黄曲霉素、合并 HCV 或 HDV 感染、持续的肝脏炎症、持续 HBeAg 阳性及 HBV DNA 持续高水平(≥105 拷贝/ml)等(Ⅰ)。在 6 岁以前受感染的人群中,约 25% 在成年时将发展成肝硬化和 HCC(Ⅱ-2)。但有少部分与 HBV 感染相关的 HCC 患者无肝硬化证据。HCC 家族史也是相关因素,但在同样的遗传背景下,HBV 病毒载量更为重要(Ⅱ-3)。

四、预防

(一)乙型肝炎疫苗预防

接种乙型肝炎疫苗是预防 HBV 感染的最有效方法。我国卫生部于 1992 年将乙型肝炎疫苗纳入计划免疫管理,对所有新生儿接种乙型肝炎疫苗,但疫苗及其接种费用需由家长支付;自 2002 年起正式纳入计划免疫,对所有新生儿免费接种乙型肝炎疫苗,但需支付接种费;自 2005 年 6 月 1 日起改为全部免费。

乙型肝炎疫苗的接种对象主要是新生儿,其次为婴幼儿和高危人群(如医务人员、经常接触血液的人员、托幼机构工作人员、器官移植病人、经常接受输血或血液制品者、免疫功能低下者、易发生外伤者、HBsAg 阳性者的家庭成员、男性同性恋或有多个性伴侣和静脉内注射毒品者等)。

乙型肝炎疫苗全程接种共 3 针,按照 0 个月、1 个月、6 个月程序,即接种第 1 针疫苗后,间隔 1 个月及 6 个月注射第 2 针及第 3 针疫苗。新生儿接种乙型肝炎疫苗越早越好,要求在出生后 24 小时内接种。接种部位新生儿为大腿前部外侧肌肉内,儿童和成人为上臂三角肌中部肌肉内注射。单用乙型肝炎疫苗阻断母婴传播的保护率为 87.8%(Ⅱ-3)。对 HBsAg 阳性母亲的新生儿,应在出生后 24 小时内尽早注射乙型肝炎免疫球蛋白(HBIG),最好在出生后 12 小时内,剂量应≥100IU,同时在不同部位接种 10μg 重组酵母或 20μg 中国仓鼠卵母细胞(CHO)乙型肝炎疫苗,可显著提高阻断母婴传播的效果(Ⅱ-3)。也可在出生后 12 小时内先注射 1 针 HBIG,1 个月后再注射第 2 针 HBIG,并同时在不同部位接种一针 10μg 重组酵母或 20μg CHO 乙型肝炎疫苗,间隔 1 个月和 6 个月分别接种第 2 针和第 3 针乙型肝炎疫苗(各 10μg 重组酵母或 20μg CHO 乙型肝炎疫苗)。后者不如前者方便,但其保护率高于前者。新生儿在出生 12 小时内注射 HBIG 和乙型肝炎疫苗后,可接受 HBsAg 阳性母亲的哺乳(Ⅲ)。对 HBsAg 阴性母亲的新生儿可用 5μg 重组酵母或 10μg CHO 乙型肝炎疫苗免疫;对新生儿时期未接种乙型肝炎疫苗的儿童应进行补种,剂量为 5μg 重组酵母或 10μg CHO 乙型肝炎疫苗;对成人建议接种 20μg 重组酵母或 20μg CHO 乙型肝炎疫苗。对免疫功能低下或无应答者,应增加疫苗的接种剂量和针次;对 3 针免疫程序无应答者可再接种 3 针,并于第 2 次接种 3 针乙型肝炎疫苗后 1~2 个月检测血清中抗 -HBs。接种乙型肝炎疫苗后有抗体应答者的保护效果一般至少可持续 12 年,因此,一般人群不需要进行抗 -HBs 监测或加强免疫。但对高危人群可进行抗 -HBs 监测,如抗 -HBs<10mIU/ml,可给予加强免疫(Ⅲ)。

(二)传播途径预防

大力推广安全注射(包括针刺的针具),对牙科器械、内镜等医疗器具应严格消毒。医务人员应按照医院感染管理中标准预防的原则,在接触病人的血液、体液及分泌物时,均应戴手套,严格防止医源性传播。服务行业中的理发、刮脸、修脚、穿刺和文身等用具也应严格消毒。注意个人卫生,不共用剃须刀和牙具等用品。进行正确的性教育,若性伴侣为 HBsAg 阳性者,应接种乙型肝炎疫苗;对有多个性伴侣者应定期检查,加强管理,性交时应用安全套。

对 HBsAg 阳性的妊娠妇女,应避免羊膜腔穿刺,并缩短分娩时间,保证胎盘的完整性,尽量减少新生儿暴露于母血的机会。

(三) 意外暴露 HBV 后预防

在意外接触 HBV 感染者的血液和体液后,可按照以下方法处理:

1. 血清学检测应立即检测 HBsAg、抗 -HBs、ALT 等,并在 3 个月和 6 个月内复查。

2. 主动和被动免疫如已接种过乙型肝炎疫苗,且已知抗 -HBs ≥10mIU/ml 者,可不进行特殊处理。如未接种过乙型肝炎疫苗,或虽接种过乙型肝炎疫苗,但抗 -HBs<10mIU/ml 或抗 -HBs 水平不详,应立即注射 HBIG 200~400IU,并同时在不同部位接种一针乙型肝炎疫苗(20μg),于 1 个月和 6 个月后分别接种第 2 针和第 3 针乙型肝炎疫苗(各 20μg)。

(四) 对病人和携带者的管理

各级医务人员诊断急性或慢性乙型肝炎病人时,应按照中华人民共和国传染病防治法,及时向当地疾病预防控制中心(CDC)报告,并应注明是急性乙型肝炎或慢性乙型肝炎。建议对病人的家庭成员及其他密切接触者进行血清 HBsAg、抗 -HBc 和抗 -HBs 检测,并对其中的易感者(该 3 种标志物均阴性者)接种乙型肝炎疫苗。对急性或慢性乙型肝炎病人,可根据其病情确定是否住院或在家治疗。病人用过的医疗器械及用具(如采血针、针灸针、手术器械、划痕针、探针、各种内镜及口腔科钻头等)应严格消毒,尤其应加强对带血污染物的消毒处理。

对慢性 HBV 携带者及 HBsAg 携带者(见本《指南》"五、临床诊断"),除不能献血和国家法律规定不能从事的特殊职业(如服兵役等)外,可照常生活、学习和工作,但要加强随访。

乙型肝炎病人和携带者的传染性高低,主要取决于血液中 HBV DNA 水平,而与血清 ALT、AST 或胆红素水平无关。对乙型肝炎病人和携带者的随访见本《指南》"二十一、病人的随访"。

五、临床诊断

有乙型肝炎或 HBsAg 阳性史超过 6 个月,现 HBsAg 和(或)HBV DNA 仍为阳性者,可诊断为慢性 HBV 感染。根据 HBV 感染者的血清学、病毒学、生化学试验及其他临床和辅助检查结果,可将慢性 HBV 感染分为:

(一) 慢性乙型肝炎

1. HBeAg 阳性慢性乙型肝炎血清 HBsAg、HBV DNA 和 HBeAg 阳性,抗 -HBe 阴性,血清 ALT 持续或反复升高,或肝组织学检查有肝炎病变。

2. HBeAg 阴性慢性乙型肝炎血清 HBsAg 和 HBV DNA 阳性,HBeAg 持续阴性,抗 -HBe 阳性或阴性,血清 ALT 持续或反复异常,或肝组织学检查有肝炎病变。

根据生化学试验及其他临床和辅助检查结果,上述两型慢性乙型肝炎也可进一步分为轻度、中度和重度(见 2000 年《病毒性肝炎防治方案》)。

(二) 乙型肝炎肝硬化

乙型肝炎肝硬化是慢性乙型肝炎发展的结果,肝组织学表现为弥漫性纤维化及假小叶形成,两者必须同时具备才能作出肝硬化病理诊断。

1. 代偿期肝硬化一般属 Child-Pugh A 级。可有轻度乏力、食欲减退或腹胀症状,ALT 和 AST 可异常,但尚无明显肝功能失代偿表现。可有门静脉高压征,如脾功能亢进及轻度食管胃底静脉曲张,但无食管胃底静脉曲张破裂出血、无腹水和肝性脑病等。

2. 失代偿期肝硬化一般属 Child-Pugh B、C 级。病人常发生食管胃底静脉曲张破裂出血、肝性脑病、腹水等严重并发症。多有明显的肝功能失代偿,如血清白蛋白 <35g/L,胆红素 >35μmol/L,ALT 和 AST 不同程度升高,凝血酶原活动度(PTA)<60%。亦可参照 2001 年《病

毒性肝炎防治方案》将代偿期和失代偿期肝硬化再分为活动期或静止期。

(三) 携带者

1. 慢性 HBV 携带者血清 HBsAg 和 HBV DNA 阳性,HBeAg 或抗 -HBe 阳性,但 1 年内连续随访 3 次以上,血清 ALT 和 AST 均在正常范围,肝组织学检查一般无明显异常。对血清 HBV DNA 阳性者,应动员其做肝穿刺检查,以便进一步确诊和进行相应治疗。

2. 非活动性 HBsAg 携带者血清 HBsAg 阳性、HBeAg 阴性、抗 -HBe 阳性或阴性,HBV DNA 检测不到(PCR 法)或低于最低检测限,1 年内连续随访 3 次以上,ALT 均在正常范围。肝组织学检查显示:Knodell 肝炎活动指数(HAI) <4 或其他的半定量计分系统病变轻微。

(四) 隐匿性慢性乙型肝炎

血清 HBsAg 阴性,但血清和(或)肝组织中 HBV DNA 阳性,并有慢性乙型肝炎的临床表现。病人可伴有血清抗 -HBs、抗 -HBe 和(或)抗 -HBc 阳性。另约 20% 隐匿性慢性乙型肝炎病人除 HBVDNA 阳性外,其余 HBV 血清学标志均为阴性。诊断需排除其他病毒及非病毒因素引起的肝损伤。

六、实验室检查

(一) 生化学检查

1. ALT 和 AST 血清 ALT 和 AST 水平一般可反映肝细胞损伤程度,最为常用。

2. 胆红素通常血清胆红素水平与肝细胞坏死程度有关,但需与肝内和肝外胆汁淤积所引起的胆红素升高鉴别。肝衰竭病人血清胆红素常较高,且呈进行性升高,每天上升≥1 倍正常值上限(ULN),可≥10×ULN;也可出现胆红素与 ALT 和 AST 分离现象。

3. 凝血酶原时间(PT)及 PTA PT 是反映肝脏凝血因子合成功能的重要指标,PTA 是 PT 测定值的常用表示方法,对判断疾病进展及预后有较大价值,近期内 PTA 进行性降至 40% 以下为肝衰竭的重要诊断标准之一,<20% 者提示预后不良。亦有用国际标准化比值(INR)来表示此项指标者,INR 值的升高同 PTA 值的下降有同样意义。

4. 胆碱酯酶可反映肝脏合成功能,对了解病情轻重和监测肝病发展有参考价值。

5. 血清白蛋白反映肝脏合成功能,慢性乙型肝炎、肝硬化和肝衰竭病人的血清白蛋白下降或球蛋白升高,表现为血清白蛋白／球蛋白比值降低。

6. 甲胎蛋白(AFP)明显升高往往提示 HCC,故用于监测 HCC 的发生;AFP 升高也可提示大量肝细胞坏死后的肝细胞再生,可能有助于判断预后。但应注意 AFP 升高的幅度、持续时间、动态变化及其与 ALT、AST 的关系,并结合病人的临床表现和 B 超等影像学检查结果进行综合分析。

(二) HBV 血清学检测

HBV 血清学标志包括 HBsAg、抗 -HBs、HBeAg、抗 -HBe、抗 -HBc 和抗 -HBc IgM,目前常采用酶免疫法(EIA)、放射免疫法(RIA)、微粒子酶分析法(MEIA)或化学发光法等检测。HBsAg 阳性表示 HBV 感染;抗 -HBs 为保护性抗体,其阳性表示对 HBV 有免疫力,见于乙型肝炎康复及接种乙型肝炎疫苗者;HBsAg 转阴而抗 -HBs 转阳,称为 HBsAg 血清学转换;HBeAg 阳性可作为 HBV 复制和传染性高的指标;抗 -HBe 阳性表示 HBV 复制水平低(但有前 C 区突变者例外);HBeAg 转阴而抗 -HBe 转阳,称为 HBeAg 血清学转换;抗 -HBc IgM 阳性提示 HBV 复制,多见于乙型肝炎急性期;抗 -HBc 总抗体主要是抗 -HBc IgG,只要感染过 HBV,无论病毒是否被清除,此抗体均为阳性。为了解有无 HBV 与丁型肝炎病毒(HDV)同时或重叠感染,可测定 HDAg、抗 -HDV、抗 -HDV IgM 和 HDV RNA。

（三）HBV DNA、基因型和变异检测

1. HBV DNA 定性和定量检测反映病毒复制情况或水平,主要用于慢性 HBV 感染的诊断、血清 HBVDNA 及其水平的监测,以及抗病毒疗效。

2. HBV 基因分型常用的方法有:①基因型特异性引物 PCR 法;②限制性片段长度多态性分析(RFLP);③线性探针反向杂交法(INNO-LiPA);④ PCR 微量板核酸杂交酶联免疫法;⑤基因序列测定法等。但目前国内尚无经国家食品药品监督管理局(SFDA)正式批准的 HBV 基因分型试剂盒。

3. HBV 耐药突变株检测常用的方法有:① HBV 聚合酶区基因序列分析法;②限制性片段长度多态性分析(RFLP);③荧光实时 PCR 法;④线性探针反向杂交法等。

七、影像学诊断

可对肝脏、胆囊、脾脏进行 B 超、电子计算机断层扫描(CT)和磁共振成像(MRI)等检查。影像学检查的主要目的是鉴别诊断和监测慢性乙型肝炎的病情进展及发现肝脏的占位性病变如 HCC 等。

八、病理学诊断

慢性乙型肝炎的肝组织病理学特点是:明显的汇管区炎症,浸润的炎症细胞主要为淋巴细胞,少数为浆细胞和巨噬细胞;炎症细胞聚集常引起汇管区扩大,并可破坏界板引起界面肝炎(interface hepatitis),又称碎屑样坏死(piecemeal necrosis)。汇管区炎症及其界面肝炎是慢性乙型肝炎病变活动及进展的特征性病变。小叶内肝细胞变性、坏死,包括融合性坏死和桥形坏死等,随病变加重而日趋显著。肝细胞炎症坏死、汇管区及界面肝炎可导致肝内胶原过度沉积,肝纤维化及纤维间隔形成。如进一步加重,可引起肝小叶结构紊乱,形成假小叶并进展为肝硬化。

免疫组织化学法检测可显示肝细胞中有无 HBsAg 和 HBcAg 表达。HBsAg 胞浆弥漫型和胞膜型,以及 HBcAg 胞浆型和胞膜型表达提示 HBV 复制活跃;HBsAg 包涵体型和周边型及 HBcAg 核型表达则提示肝细胞内存在 HBV。

慢性乙型肝炎肝组织炎症坏死的分级(G)、纤维化程度的分期(S),可参照 2001 年《病毒性肝炎防治方案》。目前国际上常用 Knodell HAI 评分系统,亦可采用 Ishak、Scheuer 和 Chevallier 等评分系统或半定量计分方案,了解肝脏炎症坏死和纤维化程度以及评价药物疗效。

第四章

艾 滋 病

艾滋病即获得性免疫缺陷综合征（acquired immuno deficiency syndrome，AIDS），是人类免疫缺陷病毒（human immunodeficiency virus，HIV）引起的一种全身性传染病。临床上主要表现为严重的免疫缺陷，伴有多种感染或继发性肿瘤，最后导致死亡。1981年6月在美国旧金山始成为明显的流行病。1982年美国疾病控制中心对该病下的定义是："发生于没有引起免疫不全的重要因素、未满60岁的年龄组中的T辅助细胞明显减少和细胞免疫功能不全，由原虫、真菌、病毒、细菌等机遇性感染，发生卡波西肉瘤，叫艾滋病"。

据世界卫生组织的指示，这个定义也适用于各国对艾滋病的诊断。艾滋病发病率的增长及全球性扩散已成为普遍关注的公共卫生问题，我国（1988）已成立国家预防与控制艾滋病专门委员会。美国中央情报局情报委员会最近公布的一份报告指出，由于行为不检点加上医疗设施不完备，到2010年，全球HIV感染者有可能达到1.1亿人。近来艾滋病在全球流行日趋广泛，联合国艾滋病规划署和世界卫生组织2009年10月31日宣布全球HIV感染人数达到6000万。2008年新增感染人数为490万，有200万人因艾滋病死亡。目前全球每天新出现5000例HIV感染者，有8000人因AIDS而死亡。

在艾滋病呈世界性蔓延的情况下，我国也不例外，1985年6月底在北京协和医院发现首例AIDS病例。我国自1994年以来AIDS病例数和HIV感染者数迅速增加，全国各省区无一幸免，但以云南、新疆、四川等地最为严重。HIV/AIDS在我国的流行模式与其他国家、地区有相当不同。在欧美国家以从同性恋、静脉吸毒到异性性传播为主。在非洲国家以异性性传播为主。在体质学上与我国最接近的东南亚国家，经历了由静脉吸毒人群开始，迅速转为异性性传播为主的模式。2010年11月我国卫生部通报了我国艾滋病疫情及防治工作情况，截至 2010 年 10 月底,累计报告艾滋病病毒感染者和病人 370 393 例,其中病人 132 440 例;死亡 68 315 例。2009 年,卫生部和联合国艾滋病规划署、世界卫生组织联合评估结果表明:截至 2009 年底,估计我国现存活艾滋病病毒感染者和病人约 74 万人,其中病人约 10.5 万人;2009 年新发感染者约 4.8 万人,因艾滋病相关死亡约 2.6 万人。

1983 年加拿大牙科协会杂志载文指出艾滋病与口腔医疗有重要关系,随后日本齿科评论等杂志报道了该病的性质和口腔颌面症状。英国联邦口腔科学及卫生委员会也颁布了牙科诊所控制感染的法规性文件。美国疾病控制中心已提出了控制口腔感染的建议。AIDS 研究已提供了一些与口腔医学有关的资料,口腔医师必须预料到 AIDS 病人或可疑者可能来寻求诊治,并能认识 AIDS 的早期迹象和症状。防止自身感染,避免交叉感染,是口腔医师义不容辞的责任和义务。因为口腔医师面临着血液、唾液和齿龈液等 HIV 感染的潜在威胁,这一人类史上的空前疾病灾难,对口腔医师提出了严重挑战,再一次要求口腔诊所对病毒及细菌感染有相应的预防制度和措施。早在 1992 年,美国佛罗里达州就出现 7 名携带有艾滋病的牙病病人状告牙科医师的事件,该医师也经确诊为艾滋病携带者。可以说,从那时起,如何加强口腔医疗中的院内交叉感染控制,已经成为一个严峻而又急迫的课题。

第六届国际牙医研究学会中国分会年会(IADR)2005 年在上海召开,中华口腔医学会口腔黏膜病专业委员会主任委员、上海交通大学口腔医学院周曾同教授提出,艾滋病已经对口腔医疗的安全性提出了新挑战,呼吁口腔医务工作者要重视口腔医疗中的感染与控制。由于 AIDS 的流行日趋严重,AIDS 病人因缺乏免疫力,易患全身各系统疾病,也可波及口腔出现相应损害而到口腔诊所就诊,口腔医务人员在诊疗操作时直接接触病人的唾液、血液而成为艾滋病感染的高危人群,因此,口腔医务人员必须提高对 AIDS 的认识,采取有效措施来阻止 AIDS 在口腔诊所的传播。

第六届国际口腔健康与艾滋病学术研讨会 2009 年在北京举行。此次会议的主题是:"口腔和艾滋病——全球性的挑战"。临床研究证明,口腔病变是艾滋病病人的一个显著特征,"口腔健康与艾滋病"已经成为一个重要的课题,越来越引起全球范围的关注。与艾滋病有关的口腔疾病已经成为国际范围内一个重要的公共卫生问题。这一学术会议的举行,不仅促进了人们对艾滋病与口腔患病关系的认识,而且从多方面证实了"艾滋病的口腔表现可能是早期发现、治疗和监测艾滋病的重要标志"。

为维护医务人员的职业安全,有效预防医务人员在工作中发生职业暴露感染艾滋病病毒,卫生部 2004 年公布了《医务人员艾滋病病毒职业暴露防护工作指导原则(试行)》。

第一节　艾滋病流行

艾滋病流行的实际情况远比人们预想的严重,人们会说"如果早知道会这样就好了"。一方面对艾滋病无所作为被证明是一个致命的错误,但另一方面从来都没有足够的证据显示对艾滋病所采取的行动已经获得了正面的结果。目前艾滋病危机所涉及的范围远远超过 10 年以前人们最坏的预测,许多国家已经处于艾滋病的严重流行期,还有许多国家也处于严重流行的边缘。

一、全球流行情况与趋势

联合国艾滋病规划署和世界卫生组织 2009 年在中国上海联合发布了最新的全球艾滋病流行报告,根据最新数据显示,截至 2009 年 10 月 31 日,全球大约已有 6000 万人感染了艾滋病病毒,2500 万人死于艾滋病相关疾病。报告指出,2008 年全球大约有 3340 万艾滋病病毒感染者,其中 2008 年新增感染者 270 万人,200 万人死于与艾滋病相关的疾病。其中,大约有 43 万新生儿感染艾滋病病毒,15 岁以下儿童艾滋病病毒感染者的总数达到 210 万;年轻人占所有成年人(15 岁以上)新发感染的 40%。从艾滋病流行的区域来看,撒哈拉以南非洲是艾滋病流行最严重的区域,集中了全球所有艾滋病病毒感染者的 67% 和 15 岁以下儿童新发感染者的 91%。

将防治艾滋病作为关系人民健康,社会稳定和经济发展的战略问题纳入政府工作的重要议事日程,各国政府用于艾滋病防治的经费也逐年增长。由于抗反转录病毒疗法的推广等原因,接受抗病毒治疗后病人生命得以延长,艾滋病感染者的存活期越来越长,加上人口数量的增长,目前全球艾滋病病毒感染者的数量比以往更多,然而因为更多人获得了治疗,艾滋病相关疾病的死亡人数在过去 5 年里下降了 10% 以上。联合国艾滋病规划署和世界卫生组织估计,自 1996 年有效的治疗方案问世以来,挽救了大约 290 万人生命。根据报告公布的全球艾滋病治疗情况来看,最近 1 年得到治疗的人数增长了 36%,5 年来增长了 10 倍。

可喜的是,经过不懈努力,全球 2008 年新增艾滋病感染者人数已经比 8 年前下降了 17%,其中撒哈拉以南非洲地区防控艾滋病进展最为明显。2001 年,联合国大会艾滋病问题特别会议通过了《关于艾滋病问题的承诺宣言,为 2010 年设定了艾滋病感染率下降 25% 的目标。时隔 8 年,撒哈拉以南非洲地区的新增感染者人数已经下降了大约 15%,东亚地区下降近 25%,南亚和东南亚地区则下降 10%。

二、亚洲流行情况与趋势

联合国艾滋病规划署和世界卫生组织 2009 年在中国上海联合发布了最新的全球艾滋病流行报告,报告认为,亚洲地区艾滋病毒新增感染者的比率近年来整体上比较稳定,但亚洲部分地区男男性行为者的 HIV 感染率正呈现上升势头。

联合国的报告说,整个亚洲地区近年来每年新增的艾滋病感染人数已从 2001 年时的约 40 万人减少到 2008 年的 35 万人,该项数字近年来呈现较为稳定的趋势。

但报告同时指出,由于亚洲地区接受艾滋病病毒检测的人数比例较低,实际的新增感染数量可能比发布的数字更多。报告认为,在亚洲一些地区较普遍存在的歧视问题,以及文化和法律上的障碍等,都意味着还有许多 HIV 感染者没有接受检测。

据报告统计,2008 年时整个亚洲地区的 HIV 感染者总数为 470 万人,比 2001 年时的 450 万人有所减少。此外,2008 年内在亚洲因艾滋病而导致死亡的总人数为 33 万,而 2001 年时的这一数字为 28 万。在全球范围内,2008 年时的 HIV 感染者总数为 3340 万人,当年新增 HIV 感染人数 270 万例,有 200 万人在 2008 年因艾滋病而死亡。

联合国艾滋病规划署的执行主任西迪贝在上海对媒体介绍报告内容时说,在中国有大约 2/3 的 HIV 感染者没有接受检测,许多人存有顾虑、担心受到歧视。西迪贝认为,中国以及其他一些亚洲国家仍需要在艾滋病相关的社会环境方面加以改进,例如仍在部分地区实行将同性恋行为定罪的法律,使得许多人不得不隐藏自己,这一问题是亚洲部分国家中男同性恋人群艾滋病预防工作的障碍。

联合国的报告还指出,虽然亚洲地区的艾滋病感染一直被认为比较集中在一些特定的高风险人群中,其中包括男男性行为人群,但最新数据显示,这一地区的艾滋病感染正在向人们通常认为的低风险人群稳步扩散,导致这一趋势的原因是高风险人群中的感染者又与属于低风险人群的伴侣发生性关系。

联合国报告的亚洲部分引用调查数据说,亚洲地区有相当大比例的男男性行为者也与女性发生性关系,许多男男性行为者有多个性伴侣,但这一人群中安全套的使用率却比较低。报告指出,在中国,异性之间的性行为正成为艾滋病感染的主要途径。

对于亚洲部分国家的相关法律问题,报告认为针对同性恋者性倾向的污名化和歧视现象普遍存在,目前至少有十一个亚洲国家仍将成年男性之间相互自愿的性行为定为法律罪名。报告也提到,尼泊尔最高法院已在 2008 年的一次裁决中认为少数性倾向者应享有完全平等的法律权利,印度新德里的高等法院也在今年推翻了将同性性行为定罪的刑法条款,认为已沿用 150 年之久的殖民地时代有关法律对男男性行为人群的艾滋病预防构成了阻碍。

报告引述调查数据说,中国的男男性行为人群在 2007 年时的 HIV 感染人数约占所有感染人数的 12%;在中国重庆市的一项调查显示,当地男男性行为人群的 HIV 感染率约为 12.5%。

报告认为,随着相关社会环境和法律环境的进步,同性恋者更愿意面对和认同自己的性倾向,也更愿意积极参与和配合艾滋病预防工作。报告引用来自中国哈尔滨市的一次调查数据说,2002 年时在该市愿意自我标志为同性恋倾向者的男男性行为者的比例为 58%,而 2006 年时的这一比例增加到 80%。

关于亚洲的状况,报告还指出该地区女性感染艾滋病的比例正在明显上升。此外,报告还详细介绍了非洲、东欧和中亚、加勒比海地区、拉丁美洲、北美和欧洲、中东和北非以及大洋洲的各地区相关情况和趋势。

三、我国流行现状

我国于 1985 年 6 月首次报告第一例美籍阿根廷人 AIDS 病人和浙江省在血友病人群中发现 4 例 HIV 感染者以来,每年都陆续有报告发生,且报告的省市及人数均呈上升趋势。到 2006 年 10 月底我国大陆累计报告 HIV/AIDS 183 733 例,遍布 31 个省、市、自治区,目前我国 AIDS 以注射毒品传播占的比例最高,达 67.4%,异性性接触传播为 6.6%,母婴传播为 0.08%,血液及血液制品传播为 0.3%。2005 年报告 HIV 感染最多的是新疆维吾尔自治区,其次为云南、广西、四川和广东,仅新疆与广东发现的 HIV/AIDS 就占全国总发现病例数的 2/3,主要为通过吸毒者共用注射器而传播。2010 年 11 月我国卫生部通报了我国艾滋病疫情及防治工作情况,截至 2010 年 10 月底,累计报告艾滋病病毒感染者和病人 370 393 例,其中病人 132 440 例;死亡 68 315 例。2009 年,卫生部和联合国艾滋病规划署、世界卫生组织联合评估结果表明:截至 2009 年底,估计我国现存活艾滋病病毒感染者和病人约 74 万人,其中病人约 10.5 万人;2009 年新发感染者约 4.8 万人,因艾滋病相关死亡者约 2.6 万人。

我国 AIDS 的流行经历又可分为四个阶段:

(1)传入期(1985—1988 年):此期特点为感染者主要为传入性,多数为外国人或海外华人,散在分布于沿海城市,共分布于 7 个省、市。

(2)扩散期(1989—1993 年):此期以云南吸毒者感染为主,同时在全国其他地区的性病病人、暗娼、同性恋及归国人员中也发现部分感染者,疫情扩大到 21 个省、自治区、直辖市。

(3)快速增长期(1994—2008 年):流行地区继续扩大,感染人数急剧上升。我国中部、东部的有偿献血人员中发现大量感染者,西南、西北地区仍以注射吸毒者中传播为主,经性传播的比例也在增加。1998 年我国最后一个未发现 HIV

感染的青海省也报告了 HIV 感染者,母婴传播开始出现。

(4) 控制期(2008 以后):近两年的艾滋病监测结果表明:艾滋病疫情上升的幅度有所减缓。2009 年报告感染者和病人数的环比增长率由 2008 年的 16.8% 降低到 2009 年的 9.3%,2010 年 1~10 月同比增长率下降了 1.4%。

总的说来,AIDS 在我国的流行形势相当严峻,引起传播的因素都还存在,如性病发病率逐年上升,嫖娼卖淫现象屡禁不止,吸毒人群不断扩大,医源性感染的危险依然存在,人们对 AIDS 的认识程度还很低等。

2010 年 11 月我国卫生部通报了我国艾滋病疫情及防治工作情况,通报显示,近两年,随着社会经济的发展和艾滋病防治工作的不断深入,艾滋病疫情出现了一些新的情况,呈现三个特点:

(1) 艾滋病疫情持续上升,上升幅度有所减缓。近几年,随着我国艾滋病宣传教育、咨询检测和抗病毒治疗等工作力度的不断加大,发现的感染者和病人越来越多,治疗后病人的病死率显著降低,根据艾滋病疫情的发展规律和国际艾滋病流行经验,我国累计和存活的感染者与病人数量将在一段时间内持续上升。

(2) 性传播已成为主要传播途径,男性同性性传播上升速度明显。历年报告病例中异性传播所占比例从 2008 年的 40.3% 上升到 2009 年的 47.1%;男性同性性传播所占比例从 2008 年的 5.9% 上升到 2009 年的 8.6%。

(3) 局部地区和特定人群疫情严重。云南、广西、河南、四川、新疆和广东 6 省累计报告感染者和病人数占全国报告总数的 77.1%。

通报指出,中国政府本着对人民健康负责的精神,高度重视艾滋病防治工作。各地、各部门坚持"政府组织领导、部门各负其责、全社会共同参与"的防治原则,在政策组织保障、经费投入、宣传教育、监测检测、母婴阻断、综合干预、抗病毒治疗、关怀救助、动员社会力量、国际合作和科研等方面做了大量的工作。目前,防治工作取得了显著成效,艾滋病快速蔓延的势头基本得到遏制,病死率显著降低,感染者和病人的生活质量明显改善。

第二节　病原体特征和传染源

艾滋病为人类感染上 HIV 后的最后阶段,HIV 进入机体后,要经过相当长的一段时间才发展成为典型的临床艾滋病。这一段时间短至数月,长可达 17 年以上,平均为 10 年,为 AIDS 的潜伏期。在潜伏期内缺乏临床症状,难以从血中分离出 HIV,仅能检出 HIV 抗体,但确有低浓度的 HIV 在体内复制,具有传染性。处于潜伏期的 HIV 感染者实质上就是 AIDS 的潜伏期病原携带者,也称为 HIV 感染者。

一、病原体特征

HIV 原称嗜人类 T 淋巴细胞病毒,它进入人体后,选择性地感染辅助性 T 淋巴细胞,导致机体细胞免疫的严重缺陷,肿瘤的易患性和机会感染率也因而增加。感染 HIV 的单核细胞通过血 - 脑屏障进入中枢神经系统,直接损害脑、脊髓和周围神经。

1981 年春天,美国洛杉矶一家医院发现第一例 AIDS。次年,法国巴斯德研究所从患淋巴结综合征的男性同性恋者中分离到一株反转录病毒,命名为淋巴结病相关病毒(LAV)。1984 年 5 月美国癌症研究所从 1 名 AIDS 病人活体组织分离到病毒,命名为嗜人 T 淋巴细胞Ⅲ型病毒(HTLV-Ⅲ),后来证实两者为同一种能引起人类免疫缺陷的病毒。1986 年 7 月国际病毒分类学会将此病毒统一命名为人类免疫缺陷病毒(HIV)。1986 年 1 月,Clavel 从西州分离到一株反转录病毒,称为 HIV-2,而 1983 年分离到的 HIV 称为 HIV-1。HIV-2 与 HIV-1 核心蛋白有部分交叉反应,同样可引起 AIDS,但症状较轻,病死率也低。

HIV 是带有包膜的 RNA 反转录病毒,在分类上属反转录病毒科中的慢病毒亚科。病毒颗粒呈球形或卵形,直径约 100nm。病毒核心由单链 RNA、反转录酶及结构蛋白组成。核心外面是病毒衣壳,呈 20 面体,立体对称。病毒最外层为包膜,包膜上有刺突,含有与宿主结合的部位(图 4-1,图 4-2)。

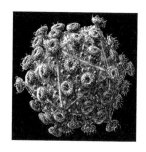

图 4-1 电子显微镜下艾滋病病毒(HIV)(来源:中法国国家医学与健康研究所、法国国家科研中心以及法国巴斯德研究所)

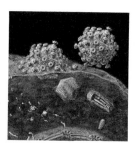

图 4-2 艾滋病病毒的生活周期(来源:中法国国家医学与健康研究所、法国国家科研中心以及法国巴斯德研究所)

HIV 对外界环境的抵抗力不强,远较乙型肝炎病毒对外界的抵抗力弱。对热敏感,加热 56℃ 30 分钟即可被灭活,煮沸 20 分钟全部死亡。因此注射器具、医疗用具经过高温消毒、煮沸或蒸气消毒,完全可以达到消毒目的。

HIV 对化学消毒剂也很敏感,0.2% 的漂白粉、2% 的戊二醛、0.1% 的甲醛、2% 的氯胺以及 2.5% 聚维酮碘(polyvidoneiodine)溶液都能杀灭 HIV。乙醇对

HIV 有良好的灭活作用,20% 的乙醇需 10 分钟、30% 的乙醇需 5 分钟、70% 的乙醇只需 1 分钟可将 HIV 灭活。

HIV 不耐干燥,在干燥的环境中很快失去活性,但 1~3 天后仍可检出。在血液中可存活数周。有人将 HIV 在干燥状态下置于室温,则传染性可维持 3 天以上。也有人用 γ 射线或紫外线照射,HIV 仍有感染性,说明用 γ 射线、紫外线不能灭活 HIV。

二、传染源

传染源主要是病人及带病毒者。有关研究证明,HIV 离开人体后并非立刻失去传染力,处于室温的液体介质中,病毒会保留充分传染力达 7 天之久,用干化 HIV 进行研究显示,有些干化病毒粒子在室温下仍能保留传染力,有时可超过 7 天。艾滋病病人及 HIV 感染者是 AIDS 的传染源。

1. HIV 感染者　　HIV 进入人体血液后,可进入数种细胞,包括淋巴细胞、巨噬细胞、朗格汉斯细胞及中枢神经系统中的细胞等。其主要的靶细胞为表面有 CD4 表位的辅助性 T 淋巴细胞及其前体细胞。HIV 在宿主细胞中复制,通过芽生方式释放,并继续攻击其他细胞,引起细胞病变和破坏,甚至细胞死亡。此过程周而复始,并刺激宿主产生相应的抗体,这种抗体的产生,需要经过一段时间,一般从 HIV 进入机体后 1 个月开始产生,平均约为 45 天。这一时期称为"窗口期",常易被忽略。

机体在产生抗体的过程中常常出现一些类似流行性感冒的症状,如发热、淋巴结肿大、咽喉痛、皮疹、腹痛、腹泻、乏力、血液中单核细胞增多等,一般持续 1~4 周自行消退,称为急性感染期。在急性感染期,病毒复制明显,其血液中可以培养到 HIV。急性感染期后,症状消失,进入潜伏期的第二阶段,在此期间难以从 HIV 感染者血液中分离出 HIV,仅能检出 HIV 抗体,但确有低浓度的 HIV 在体内复制,并能通过一定的传播途径传染他人。

无症状的 HIV 感染者随着时间的推移,HIV 病毒在其体内不断复制,造成机体免疫系统的破坏,开始出现周围血液中 T 淋巴细胞数减少,最后发展至 AIDS 的临床阶段。这一发展过程可以短至数月,长达 17 年以上,与 HIV 的感染剂量、感染途径、机体免疫状况及个人健康状况等有关。据观察,在感染 HIV 5 年内,将有 10%~30% 发展为 AIDS;12~13 年内约有 60% 发展为 AIDS,但已发现并非 HIV 感染者均发展成 AIDS 临床问题。

2. AIDS 病人　　由于感染的发展,机体免疫系统遭到严重破坏,出现各种病毒性、细菌性、真菌性、寄生虫性机会感染和继发肿瘤,甚至直接感染和破坏脑细胞,出现神经系统疾患。从 HIV 感染到 AIDS 阶段并无十分明确的界线,其间往往有一过渡阶段,即 HIV 感染相关症状阶段(ARC),这段时期可以出现全身症状和全身淋巴结肿大,血液中 T 淋巴细胞已开始下降等,可视为轻型 AIDS 病人。

三、AIDS 的诊断依据

1. 流行病学史及临床表现 应注意:①有同性恋、多个性伴、静脉药物依赖、接受输血及血液制品等历史;②有原因不明的免疫功能低下者;③有条件性感染及 Kaposi 肉瘤表现者;④有长期低热、腹泻、消瘦及全身淋巴结肿大者。

2. 实验室检查 应注意:①有免疫功能缺陷指标:CD4<200/mm³,CD4/CD8<1;② HIV 抗体检测确证阳性。

四、我国 AIDS 病例诊断标准

1. HIV 感染者 受检血清初筛试验,如酶联免疫吸附试验(ELISA)、免疫酶法或间接免疫荧光试验(IF)等方法检查阳性,再经确证试验,如蛋白印迹法(western blot test)等方法复核确诊者。

2. 确诊病例

(1) HIV 抗体阳性,又具有下述任何一项者,可为实验确诊艾滋病病人:①近期内(3~6 个月)体重减轻 10% 以上,且持续发热达 38℃ 1 个月以上;②近期内(3~6 个月)体重减轻 10% 以上,且持续腹泻(每日达 3~5 次)1 个月以上;③卡氏肺囊虫肺炎(PCP);④卡波西肉瘤(KS);⑤明显的真菌或其他条件致病菌感染。

(2) 若 HIV 抗体阳性者体重减轻、发热、腹泻症状接近上述第一项标准且具有以下任何一项时,可为实验确诊艾滋病病人:① CD4/CD8 淋巴细胞计数比值 <1,CD4 细胞计数下降;②全身淋巴结肿大;③明显的中枢神经系统占位性病变的症状和体征,出现痴呆,辨别能力丧失,或运动神经功能障碍。

AIDS 病人因有明显的临床症状,易于发现数量相对少,传播本病受到一定局限;而 HIV 感染者,没有症状,难于发现,活动范围大,数量相对多,是最重要和最危险的传染源。

第三节 传播途径和易感人群

一、传播途径

根据美国疾病预防与控制中心的一项报告,卫生工作者经皮肤途径(针刺或切口)发生血清 HIV 阳转的为 0.3%;通过接触黏膜组织发生血清阳转的仅为 0.09%。牙科医师可能因手指接触染有 HIV 的唾液、血液或其他传染物质,或因

这些传染物飞溅到医师的面部和眼睛,或者因治疗器械消毒不严格而造成交叉感染。

目前已从 AIDS 病人的血液、精液、阴道分泌物、宫颈黏液、唾液、眼泪、脑脊液、肺泡液、乳汁、羊水和尿液中分离出 HIV,但流行病学证实的传播途径主要有下述三种。

1. 性接触传播 性接触传播是全球目前主要的传播途径,包括异性与同性间的接触。单次无保护性异性间性接触传播 HIV 的几率为 0.1%,而在男性同性间为 1%。肛交是最危险的性接触传播途径,因为直肠黏膜富于毛细血管又易于受损。同时患有其他性传播疾病如梅毒、生殖器疱疹、软下疳等如伴有生殖器溃疡,单次性接触传染的危险性增加 2~10 倍。精液中的 HIV 浓度最高,男性传给女性的几率要大于女性传给男性的几率,妓女阴道内残存的精液还可以感染下一个嫖客。肛交的被动方感染几率大于主动方。目前全世界范围内通过性接触传播的病例数约占 3/4,在我国约为 20%。

2. 经血液传播

(1) 输入带有 HIV 的血液、血液成分(如血浆)或血液制品(如第Ⅷ因子),具有极高的传播几率,几乎达到 100%。

(2) 移植或接受了 HIV 感染者的器官、组织或精液,也具有极高的危险性。

(3) 与静脉药物依赖者共用了 HIV 污染的、未经消毒的针头或针筒。这是我国目前最重要的传播途径,在 HIV 感染者中经静脉吸毒而感染者占 67.5%,四川省则为 59.06%。

(4) 医源性感染,医疗器械等被污染后,如消毒不严,其传播几率也很高。据报道 HIV 污染的针头刺伤皮肤后,被感染的几率约为 0.5%。

3. 母婴传播 感染了 HIV 的母亲,可通过胎盘将 HIV 传给胎儿,也可在胎儿通过产道时受到传染。产后也可通过哺乳传染。母婴传播的几率在 15%~50% 之间。

4. 未经证实的传播途径 主要经多个性伴和肛门性交、异性乱交而传播,也可经共用针头注射途径传播,也可经输血传播。性混乱是 AIDS 流行的主要途径,唾液在巨细胞病毒传播中也起一定作用。一般认为潜伏期为 11 个月至 4 年,并认为可能存在临床或亚临床 AIDS。

此种疾病主要多发于男性之间的同性恋(homosexuality)者和异性乱恋者,年龄为 25~45 岁,另一些病人为静脉内注入药物者、血友病和接受感染血液制品者。目前尚未发现 HIV 可以通过咳嗽、打喷嚏、握手、餐具、日常生活用品、拥抱、共用电话、共用游泳池或蚊虫叮咬而传播,人们不必担心因上述接触而受到 HIV 感染。

二、易感人群

人人都对 AIDS 有易感性,没有先天性的免疫力,虽然感染 HIV 后体内将产生 IgG 抗体,但并不能保护感染者不发病,人工主动免疫迄今也尚未成功。但有某些行为特征的特殊人群,感染 HIV 的机会高于一般人群,这并不是由机体的特异性或非特异性免疫力所影响的,这些人群称为高危人群。

(1)妓女与嫖客:在肯尼亚的首都内罗毕的调查发现,妓女的 HIV 感染率高达 80%,阿比让也高达 55%,泰国的妓女 HIV 感染率从 1989 年的 8.5% 至 1994 年增至 33%,性病门诊部的男性病人 HIV 感染率 1994 年为 8.6%。

(2)同性恋者特别是男性同性恋者:1984—1985 年在美国洛杉矶对男性同性恋者的调查,HIV-1 阳性率达 51%,女性同性恋者之间传播 HIV 的报道几乎没有。双性恋者也属高危人群。

(3)性紊乱者及其性伴侣:性伴侣越多,感染艾滋病病毒的机会越大。性病与艾滋病有密切关系,性病病人更容易感染艾滋病病毒。皮肤黏膜有炎症或溃疡,性交时艾滋病病毒就容易进入体内。若艾滋病病毒感染者如同时患有性病,通过性传播 HIV 的危险性可比 HIV 感染者高 3~5 倍。

(4)静脉吸毒者:吸毒者共用针头针具是有可能导致艾滋病血液传播的,吸毒者本身免疫力下降,接触艾滋病病毒感染的几率增加。吸毒者有危害健康的行为,如性滥交、卖淫等。

(5)其他:如血友病病人经常需注射第Ⅷ因子而易受到感染。

第四节　全身症状和与 AIDS 相关的口腔颌面症状

一、全身症状

1. **前驱期**　艾滋病发病之前的发病过程称为淋巴结肿大综合征(LAS)和艾滋病相关综合征(ARC),也叫前期艾滋病,并且估计至少有 20% 的 ARC 病人会发展成为 AIDS,ARC 病人全身淋巴结肿大,从感染 3 个月开始持续到数月后,逐渐出现发热、衰弱、夜间盗汗、干咳、体重下降、免疫缺陷(与艾滋病病人症状极为相似)等非特异性临床症状。

2. **发病期**　AIDS 病人由于存在免疫缺陷,易于发生肿瘤和感染性疾病,据池田宪昭(1986)调查,48.6% 的病人有卡波西肉瘤。

(1)卡波西肉瘤:出现卡波西肉瘤是 AIDS 的临床特征。卡波西肉瘤以前是发生于成年男性皮肤的多发性、特发性、色素性肿瘤。一般出现于四肢的皮肤,呈紫红色、结节状血管样病变。从地域和人种看,发病率有差异,多见于非洲中部和地中海沿岸,该地域 AIDS 病人的卡波西肉瘤发病率高。另外,肿瘤的发生部位也不仅限于四肢和皮肤,也有波及颜面等全身皮肤及淋巴结、消化道、肺部,与过去所认识的卡波西肉瘤有所不同,但在组织病理学上则是相同的。

(2) 全身感染性疾病:由于病人免疫缺陷,出现一系列全身性症状,当全身各脏器为感染目标时,可发生多种并发症,症状多由腹泻、呼吸困难、感染等引起,再加上 LAS、ARC 的各种症状。

二、临床表现

1. HIV 直接引起的神经系统损害 感染 HIV 的单核细胞通过血-脑屏障进入中枢神经系统,直接损害脑、脊髓和周围神经。神经系统病变的发生率甚高,尸检发现 80% 的病人有神经系统损害,30%~40% 的病人有神经系统症状,且 10% 的病人为首发症状。

(1) 急性脑病、脑膜脑炎:较少见,主要表现为发热、肌肉与关节疼痛、咽痛、食欲缺乏、全身淋巴结肿大,即非特异性病毒血症。与此同时或稍后,有的病人可出现失眠、焦虑、抑郁、妄想等精神障碍,常有癫痫发作,还可出现嗜睡和一过性昏迷。脑脊液呈非特异性炎症改变,CT 扫描正常。可在数周内恢复,但脑组织感染仍持续进展。

(2) 亚急性脑炎:又称亚急性 HIV 脑病和艾滋痴呆综合征,最常见。主要症状为倦怠、精神活动减退、意识模糊、大小便失禁,最终发展成为严重痴呆,神经系统局灶体征较少见,CT 扫描见脑室扩大、脑沟增宽、脑白质低密度影,脑脊液正常或淋巴细胞、蛋白稍高。

(3) 脊髓病:可与亚急性脑炎同时存在。表现为痉挛性截瘫、感觉性共济失调和大小便失禁。

(4) 周围神经病:可呈多发性神经炎、慢性感染性多发性神经根神经病和多发性周围神经炎样的临床表现,多与 AIDS 的中枢神经系统损害合并存在。

2. 机会感染 由于细胞免疫的严重缺陷,可以发生多种机会感染。

(1) 中枢神经系统病毒感染:巨细胞病毒亚急性脑炎较常见,可因视网膜炎导致失明,其次为倦怠、退缩、大小便失禁、意识模糊和痴呆等。单纯疱疹病毒脑炎的主要临床表现为发热、头痛、失语、瘫痪、癫痫发作及精神障碍等。以上两种脑炎均有赖脑活检电镜检查及病毒分离确诊。

进行性灶性白质脑病系感染 Papova 病毒引起。临床表现为识别障碍、偏瘫、偏盲、失语、运动性共济失调等,最后严重精神衰退。脑活检在少突胶质细胞中可见核内包涵体。

(2) 中枢神经系统真菌感染:约占 AIDS 病人的 10%。临床主要表现为发热、头痛、癫痫发作及意识障碍等。病原体以新型隐球菌多见,其次为白念珠菌。

(3) 中枢神经系统结核及非典型分枝杆菌感染:临床主要表现为脑膜炎、脑脓肿的症状,如发热、头痛、意识及精神障碍等。

3. 中枢神经系统肿瘤　常见的为淋巴瘤,分为原发性中枢神经系统淋巴瘤及全身淋巴瘤脑转移两种。主要临床表现有意识障碍、人格改变、头痛、脑神经麻痹、瘫痪、失语、颅内压增高、癫痫发作等。可经脑脊液细胞检查、CT 和脑活检确诊。

4. 脑卒中　较少见。缺血性卒中为脑栓塞及脑肉芽肿性血管炎引起的血管闭塞;脑出血一般仅见于尸检时。

AIDS 的神经系统并发症有的无特效治疗,如淋巴瘤、HIV 直接引起的神经系统损害;有的并发症,如中枢神经系统分枝杆菌感染、结核分枝杆菌感染等,经药物治疗可获一定好转,但因原发病无特殊有效治疗,预后仍然不佳。

三、与 AIDS 有关的口腔颌面症状

据报道大约 95% 的 AIDS 病人有口腔颌面症状,与 AIDS 相关的口腔颌面症状主要有以下几个方面。

1. 口腔念珠菌病　口腔念珠菌病是 AIDS 病人最常见的口腔感染,多数出现在 AIDS 发病之前,也有人报告是 AIDS 的早期症状之一。口腔念珠菌病一般多见于长期接受抗生素治疗的病人和婴幼儿,在 AIDS 病人中见的口腔念珠菌病与一般的表现是一样的,局部黏膜潮红、产生剧烈疼痛,舌苔白而厚,难于剥离(图 4-3),也有呈慢性无痛性念珠菌病者。对出现这种感染的重视可以早期发现 HIV 感染者或 AIDS。及时、正确的治疗,可减轻症状,防止感染进一步向咽喉、食管等部位发展。

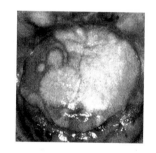

图 4-3　艾滋病鹅口疮(来源:中国 HIV 检测中心)

2. 口腔卡波西肉瘤　卡波西肉瘤(KS)在一般人群中十分罕见。在非 AIDS 病人中,可见于老年男性及东非一些部落、地中海地区的某些人群中,以及器官移植后使用免疫抑制剂的免疫功能抑制者。

AIDS 的特征性口腔表现是卡波西肉瘤,常见于硬腭,也可发生于牙龈和舌,肿瘤呈扁平状,外周有增生,因呈紫红色或淡紫红色,出现类似血管瘤的临床表现(图 4-4)。在美国,AIDS 病人发生 KS 的可能性至少比一般人群高 20 000 倍,比其他免疫功能抑制的病人高 300 多倍。

3. 毛状口腔黏膜白斑　毛状白斑(hairy leukoplakia,HL)在 HIV/AIDS 人群中的患病率仅次于念珠菌病。HL 几乎仅见于 HIV/AIDS 人群中,具有预测发生

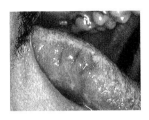

图 4-4　艾滋病卡波西肉瘤(口内)

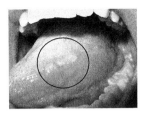

图 4-5　艾滋病毛状黏膜白斑

AIDS 和诊断 HIV 感染的价值,对 AIDS 诊断率甚至可达 95% 以上。因而它也是 HIV 相关疾病的标志。AIDS 病人中约有 28% 的病人出现毛状白斑,毛状口腔黏膜白斑就像舌部增厚而凸起的一片白斑,通常发生在舌的边缘(图 4-5)。这种病损对传统的抗生素治疗没有反应,而具有不同寻常的病毒性特征。

4. 唾液腺感染　AIDS 病人普遍因巨细胞唾液腺病毒对唾液腺感染,常见口腔干燥,病人唾液成分最显著的变化为 IgG 浓度升高。AIDS 病人的唾液成分发生一些变化,说明腮腺可中度累及。

5. 颌面淋巴结肿大　有相关淋巴结肿大,最初累及腮腺和颌下腺周围的淋巴结,因此病人常以颈部唾液腺肿大就诊。其组织学检查,呈 AIDS 相关淋巴结的特征性病变,颌下腺或周围淋巴结呈炎症性改变,可能与受感染的唾液有关,也可能与病毒从口腔进入体内有关。

6. 口腔溃疡　其特点是溃疡边缘硬,下面骨质有坏死,黏膜增厚,有鸟结核分枝杆菌生长,该病人后期死于鸟结核分枝杆菌播散性肺炎。

7. 口腔鳞癌　AIDS 病人中,口腔鳞癌的发病率为 50% 以上,平均年龄 36 岁。而在一般人群中,口腔鳞癌的发生率为 10/100 000,而且年龄多在 40 岁以上。

8. 口腔疱疹　口腔疱疹也是 AIDS 病人常见的口腔症状之一,在口腔黏膜上出现伴有小水疱的痛性改变。

四、与 AIDS 有关的口腔病变分类

(1)真菌感染:口腔白念珠菌感染,包括假膜型、萎缩型、增殖型和口角炎,口腔组织胞浆菌感染,隐球菌病,地丝菌病。

(2)细菌感染:梭形螺族体感染——坏死性龈炎,非特异性感染——慢性牙周炎,鸟结核分枝杆菌感染——细胞内感染,还有放线菌病,猫抓病,肺炎杆菌感染,颌下蜂窝织炎。

(3)病毒感染:口腔毛状白斑,疱疹性口炎,带状疱疹。

(4)肿瘤:卡波西肉瘤,非霍奇金淋巴瘤和鳞状细胞癌。

(5)其他:复发性阿弗他溃疡,AIDS 病毒相关性牙周病(图 4-6),腮腺炎。

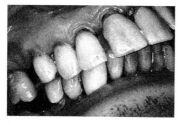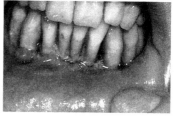

图 4-6 艾滋病患者牙周病

第五节 口腔医师对 AIDS 的诊疗和治疗

对于口腔医师来说,AIDS 存在的可能性将随着 AIDS 流行而越来越常见了。据报道,大约 95% 的 AIDS 病人和有 AIDS 相关的复杂症状的病人,都有口腔颌面部的表现。在 AIDS 病人中多数人发病前口腔曾经出现过口腔念珠菌病、口腔疱疹和其他性传播疾病的口腔症状。这些表现很可能被口腔医师发现而在工作中拒绝为 AIDS 病人提供口腔医疗,这是不符合道德规范的。因此,必须了解这种情况,并能认识其早期迹象和症状,随时准备对易感病人作进一步检查,对口腔医师来说是非常重要的。早期发现,及时上报,对病人要保密,不歧视、不议论。上海交通大学口腔医学院周曾同教授呼吁,口腔医务工作者要重视口腔医疗中的感染与控制,临床上对有艾滋病病毒感染疑似口腔症状的病人应提高警惕,及时进行 HIV 检查以排除感染十分必要。

在因同性恋者聚居而导致 AIDS 高发的美国加利福尼亚州,旧金山大学牙科学院的门前甚至矗立着“口腔医师站在艾滋病斗争的前线”的警示牌,提醒口腔医师在日常工作中警惕 AIDS 的早期症状——口腔顽固性念珠菌感染和毛状白斑。

1. **诊断** 据国际研究和许多人的临床经验提示,在艾滋病发病前 1~4 年内,大多数艾滋病病人都会先行出现口腔症状,表现为各种口腔病损,这是发现和诊断艾滋病病毒感染的重要指征。AIDS 病人多数有口腔损害和病变,而口腔症状往往是 AIDS 的早期表现,口腔医师应询问病人的生活史、婚姻史、国际旅行史和社会活动。发现有原因不明的口腔表现,应进一步监测和检查。

口腔医师应询问病人的生活方式和社会活动,不明原因的口腔念珠病,尤其是易感人群,这可能是 AIDS 主要的前驱表现。毛状口腔黏膜白斑可以作为一个诊断 AIDS 病毒感染的早期指征而具有诊断价值,尤其是与其他临床表现联系在一起进行观察时更有价值。如果淋巴结病变历时较长,宜做活检以明确是 AIDS 有关的淋巴结病变,还是炎症性或肿瘤性的。口腔医师发现可疑病人时,可采用艾滋病血检或唾液试纸检测,也可建议病人到专门单位进行检测和诊断。

我国各省、自治区、直辖市的各级疾病预防与控制中心(或卫生防疫站)、国境卫生检疫机构、各级血站和血液中心、具备 HIV 抗体检测资格的医院,均可从事 HIV 抗体检测,各省、市、区的其他具体检测机构可向上述单位询问。目前,大部分省市都有艾滋病检测实验室,一般设在县市省级疾病预防与控制中心,负责本地区的阳性标本的复核和确认工作。上述机构在提供 HIV 抗体检测同时也提供有关艾滋病方面的咨询,包括电话咨询、网络咨询和门诊咨询等。并由疾病预防与控制中心对病人进行了妥善的诊断和治疗。

【案例】 艾滋病首诊误诊为口腔溃疡一例

[来源:襄樊市解放军 477 医院何娓娓. 临床误诊误治,2006,19(6):91]

男,56 岁。因近 2 个月无明显诱因反复出现口腔溃疡,3 天前出现发热入我院。病人 2 个月前反复出现多个口腔溃疡,分布于颊黏膜面及舌面,曾多次就诊于口腔科,反复静脉滴注清热、解毒药物(具体不详),溃疡迁延不愈,3 天前因发热摄 X 线胸片示支气管炎,予口服克拉霉素、静脉滴注阿奇霉素等药物治疗,无明显好转,入我院。否认输血液制品、吸毒及不洁性生活史,其妻 1994 年患胰腺癌手术治疗时曾有输血史,2000 年病故,死亡诊断为胰腺癌。查体:体温 37.8℃,体重 53kg。营养一般,皮肤、巩膜无黄染,亦未见皮疹、结节及肿物,淋巴结不大,口唇无发绀,口腔内可见数个黄豆至蚕豆大小溃疡,基底附黄白苔,舌苔黄厚,中间呈棕黑色,咽部充血,扁桃体不大,胸部无畸形,双肺呼吸音弱,未闻及明显啰音,心脏听诊未闻及异常,腹部未见异常。查血白细胞 5.7×10⁹/L,中性粒细胞 0.74,淋巴细胞 0.16;血红蛋白 92g/L,血小板 101×10⁹/L;尿蛋白(+),粪常规找到真菌;肝功能:丙氨酸转氨酶 51.8U/L,天冬氨酸转氨酶 14.0U/L,总胆红素 15.6mol/L,结合胆红素 3.6μmmol/L,总蛋白 57.6g/L,白蛋白 30.5g/L;尿素 4.67mmol/L,肌酐 86.2μmmol/L;血钾 3.95mmol/L;血糖 5.1mmol/L;红细胞沉降率 120mm/h。舌苔刮片未见真菌;结核菌素试验(−)。心电图检查未见异常;胃镜检查示食管黏膜不光滑,明显充血、水肿,附着弥漫性白斑及点状糜烂灶,似有假膜黏附,食管刷片示有真菌(白念珠菌)生长,可见假菌丝体。诊断:真菌性食管炎,慢性浅表性胃炎。请口腔科会诊诊断为口腔溃疡,予患处喷药同时予抗生素、氟康唑等治疗,感染症状消失,但口腔溃疡无明显好转。9 天后因受凉出现发热,复查 X 线胸片示左下肺炎;行胸部 CT 扫描示左下肺间质性肺炎可能性大,B 超检查示肝胆脾未见异常;复查胃镜示真菌性食管炎明显好转,活检示炎性坏死,食管刷片未见真菌;口腔溃疡活检示炎性坏死,部分为纤维脂肪组织;复查血常规大致同前。因病人免疫力低下,怀疑艾滋病,急查免疫缺陷病毒(HIV)抗体阳性。即将血标本送至湖北省防疫站证实 HIV 抗体阳性;T 淋巴细胞总数 450/ram,亚群测定:CD3 45%,CD4 22%,CD8 34.1%,CD4/CD8=0.65。确诊为艾滋病。

艾滋病是由于人体感染 HIV 后使宿主 T 细胞特别是 CD4 衰竭所致的一种免疫缺陷综合征,因免疫力低下,常可发生各种机会性感染,当以感染为突出表现时,易误诊为各种感染性疾病。近年,我国艾滋病发病率呈上升趋势,部分病人往往因反复口腔溃疡就诊,分析原因可能与免疫功能受损紊乱,微循环障碍,铁、叶酸、维生素 B₁₂ 缺乏有关。提醒临床医师,特别是口腔科医师,一定要加强对艾滋病合并口腔溃疡的警惕,对口腔溃疡经久不愈者一定要排除该病可能性;另外,要加强对艾滋病口咽部病变临床特征的学习,要注意询问有无合并发热、消瘦、腹泻、淋巴结大、反复感染、肺结核等病症,有无吸毒、冶游、输血史,并尽早行相关检查,以防误诊、漏诊。口腔科病人发生交叉感染机会较大,因此,提高口腔科医师艾滋病诊治意识,对避免医源性感染,控制艾滋病蔓延有重要意义。

【资料】 艾滋病自助检测

艾滋病自助检测是指个人使用 HIV 专业检测试剂自行操作检测艾滋病毒抗体。此种检测试剂属于快速诊断试剂,应用了国际先进的免疫层析法快速检测技术,免疫层析法(immunochromatography)是 20 世纪 90 年代兴起的一种基于免疫胶体金技术的快速诊断技术,有着优异的灵敏度和特异性,快速准确可靠,操作简单,个人也可以操作,由于自测更有利于保护个人隐私,所以提高了个人检测艾滋病的积极性,促进了艾滋病预防工作的开展。

艾滋病的个人自测在部分国家发达国家地区,包括中国香港特别行政区已经推广应用,这些地区只需凭医师处方即可自行购买检测试剂进行自我检测 HIV。在我国,自测属于艾滋病家庭检测范畴,在国家艾滋病检测技术规范中有相关的论述。只要获得专业人士的指导,操作正确,检测结果是可靠的,建议多次检测复查以便让结果更可靠。

如果自测呈现检测阳性者,由于任何医学检测均可能存在假阳性的可能,所以请先别紧张,还需要做艾滋病确诊试验复查,复查结果才是最终确诊结果。我们有完善的医疗配套服务,可以指导你到专业的医院进行进一步的治疗。

2. 治疗　由于许多口腔症状都有疼痛或妨碍饮食,AIDS 病人可能寻求牙科诊疗,AIDS 病人的牙科治疗应在同内科医师会诊后进行,多数牙科治疗都是姑息疗法,牙科治疗计划需要有相当的诊断技巧和对此病过程的了解。一个免疫缺陷病人的牙周疾病可能比其他病人多,他们常常更需要口腔护理,特别是预防性和谨慎的口腔卫生处理。对病人应尽可能修复牙体及做牙髓治疗,避免拔牙,以减少感染和创伤。许多 AIDS 病人有明显体重减轻、食欲减退,口腔疾病问题加重了这些情况。因此,保持牙列的完整以保证病人舒适的咀嚼。美观性治疗措施对病人的良好感觉和自我形象是重要的。应嘱病人注意口腔卫生,口腔可能成为部分 AIDS 伴有条件致病感染的侵入门户。因此,对易感人群重视口腔卫生和口腔保健是有效的办法。

艾滋病的治疗在目前一方面是抑制病毒,增强免疫功能,另一方面是抗感染,抗肿瘤,缓解症状延长生命。现在最常用的是齐多夫定、去羟肌苷和扎西他滨等,据有关资料显示,在感染早期如联合使用上述药物则效果更好。但是以上药物均系国外生产,且价格很贵,国内很少使用。其他免疫调节药物有干扰素、白介素和丙种球蛋白等,都具有抗病毒、抗细菌感染和增强免疫调节的作用。其中白介素还可使病人淋巴细胞数增加,改善人体免疫功能。

历史上许多曾严重威胁人类健康的疾病都因开发出有效的疫苗而被控制甚至消灭,例如天花、脊髓灰质炎、麻疹等。但目前人们还没有研制出成功的或接近成功的艾滋病疫苗。尽管目前很多艾滋病的治疗方法还不能做到尽善尽美，但是毕竟人类已经开始控制艾滋病病毒，各种新的治疗方法也一直在研究，也许很快就会出现新的治疗方法，可以彻底治愈艾滋病。

第六节　对 AIDS 的预防

预防与控制 AIDS 是一项艰巨而复杂的社会系统工程，也是人类面临的一种社会性极强的传染病的挑战。防治工作应当在各级政府的领导下，纳入政府议事日程，广泛动员社会各方（包括政府与非政府部门、社会团体）参与，形成一个广大群众自觉与 AIDS 斗争的社会力量，才能落实以切断传播途径为主的防治 AIDS 的综合性措施。口腔诊所临床工作人员频繁接触病人的唾液、血液等，掌握一定的 AIDS 相关知识并建立科学的态度非常重要。

一、大力开展健康教育

AIDS 是一种目前尚无有效的治疗措施、病死率又极高的传染病，但其通过性接触、血液和母婴传播的途径又极清楚，从这方面来说，AIDS 是可以预防的。缺乏预防 AIDS 的知识、不采取自我保护措施是造成 AIDS 传播的主要原因。对广大群众及高危人群主要是普及 AIDS、性病的防治知识，提高自我保护的意识和能力，从我做起，树立遵守性道德、不搞性乱和不吸毒的社会风尚。对医疗卫生工作人员要加强业务培训，不仅要提高对 AIDS、性病的诊断和处理能力，更重要的是树立起为 HIV 感染者与 AIDS 病人服务的自觉性，要有爱心和职业道德，彻底纠正目前不愿为 AIDS 病人服务和歧视 AIDS 病人的不正确医德观。

二、行为干预

1. 采取"安全性行为"　树立正确的恋爱观、婚姻观和家庭观，信守一夫一妻制，不搞婚前性行为、不搞未婚同居、不搞婚外恋和嫖娼宿妓，是防止受到 HIV 感染最有效又经济的办法。但对于当前社会上暗娼、同性恋等的存在，正确使用避孕套以预防性病和 AIDS 也是一种"治标"的有效办法。尤其是应在商业性性行为及男性同性恋者中使用避孕套。目前除男用避孕套外，联合国 AIDS 规划署还推广一种女用避孕套，在泰国等地的研究表明这种女用避孕套是有效的。

2. 不以任何方式吸毒　教育广大群众不以任何方式吸毒，对已吸毒人群，在戒毒所进行法制、政治、道德教育的同时，要着重宣传共同使用注射器与 AIDS 传播的关系。国外也有社会为吸毒者提供一次性注射器和美沙酮替代治疗以便毒品使用安全化的做法。

3. **控制血液传播**　控制血液传播,加强对血液及其制品的 HIV 抗体检测,对献血员进行血液筛选都是必要的措施。

4. **阻断母婴传播**　HIV 抗体阳性的妇女一旦妊娠,应做好咨询工作,说明妊娠对其健康及胎儿感染 HIV 的危险性,在其配偶在场的情况下,建议终止妊娠。如其坚持妊娠,则应加强医学监护,分娩时要做好严格的消毒隔离,禁止用母乳喂养。

三、加强对 AIDS 的监测工作

监测的目的是掌握 AIDS 发病的动态分布,估计人群中 HIV 感染的情况,分析与传播有关的危险因素,评价干预措施的效果,预测流行趋势,为制订防治策略和措施提供依据。监测的方法包括疫情报告、哨点监测、专题调查、血清流行病学调查及分子流行病学调查等。

第七节　AIDS/HIV 牙科职业性感染

目前已有口腔医师因职业感染 AIDS 的报告。在口腔医学领域,主要有两种传播途径:一种是直接传播(通过接触病人的血液、唾液);另一种是间接传播(主要通过污染的器械、飞溅到皮肤或黏膜上的血液或唾液以及气雾中的微生物)。在牙科诊室,可通过唾液、血液污染的注射器和口腔诊疗器械而传染;也可由 HIV 携带者从口腔、皮肤破损处直接传染口腔医师;还可由 HIV 携带者或其他途径感染的口腔医师,在牙科诊室又传染给其他病人。

1. **病毒污染的针头等刺伤**　医务人员被带 HIV 的针头误伤多见。除针头外,在医疗活动中被其他的污染锐器如手术刀、剪刀、凿子、分离器、手术中病人锐利的骨片、骨尖以及口腔科的涡轮机头、车针、扩大器、洁治器等误伤也可造成感染。医务人员通过被污染的针头刺破或污染的伤口传染的可能性比较低,约为 0.3%。美国牙医协会调查每个牙科医师平均每个月要做 177 次局部麻醉,平均每 100 次局麻有 1.5 次刺破手指。

现已证实针刺损伤、违章操作会导致 HIV 感染,虽然口腔医师受过控制感染的严格训练,但检查 HIV 携带者时出现的针刺损伤率仍很高。例如,Glick 调查显示,已在人牙髓组织中见到 HIV。HIV 可以从几乎所有的体液(包括唾液)中分离得到,主要是通过血液、精液、阴道分泌物和母婴传播,通过唾液传染给口腔医师的几率很低,病毒交叉感染最普遍的方式可能是通过污染针头的刺伤,其发生率虽然较低,但带来一系列的医疗、社会、伦理方面的问题,特别值得重视。辽宁省发现的第一例 AIDS 病人就是因为他在非洲工作期间拔牙时感染上 HIV 的。

2. 皮肤及黏膜感染　完整的皮肤一般不会感染,只有破损的皮肤才有可能感染。受损的皮肤因与 HIV 污染的血液、体液、血液制品接触而感染。但非胃肠道黏膜,包括眼结膜、鼻黏膜、口腔黏膜及生殖器黏膜,即使是完整无损也可能受感染。

1992 年,美国佛罗里达州的一名牙科医师在临床操作过程中将 HIV 传播给了 5 例接受其治疗的病人。据调查,这名牙科医师是 HIV 感染者,但其本人没有输血、注射毒品或性乱史,推测这名牙科医师感染 HIV 的途径,很可能是在进行临床操作时暴露于 HIV 血液而发生感染的。牙科医师在感染 HIV 后污染了牙科用医疗器械及供水系统,从而使接受其治疗的病人遭受 HIV 感染。此后,美国卫生行政部门对牙科医师进行了 HIV 感染状况调查,发现有 16 名牙科医师或牙科实习生感染了 HIV,其中至少有 2 例是牙科创伤性操作过程中被感染的。

第八节　口腔诊所对 AIDS 的预防

AIDS 属于血源性的传染病,医务人员通过医疗活动有可能造成职业性感染,但感染率极低。据调查,医务工作者患 AIDS 的比例并不比其他职业的人群高,甚至还稍低一些。早在十几年前,国外学者就提出了一种全新的口腔感染控制原则。1987 年美国疾病控制中心(center of disease control,CDC)提出,由于从病人的病史及检查中不能可靠地判断是否感染了 AIDS 或其他血源性传播性疾病,因此,对血液及体液无论任何病人均应一致对待,进行"普遍性预防隔离",采取严格的控制感染措施。或者说,将所有就诊病人均假定为血源性传播的感染性疾病病人来对待,采取高标准的控制医院感染的措施,不应因为该病人说没有 AIDS,就存有任何侥幸心理,不认真防护及消毒。

控制 AIDS 流行是一个涉及社会多方面、多部门的问题,HIV/AIDS 的相关损害可发生在口内或靠近口腔的部位,口腔医务工作者对 HIV/AIDS 有关知识的态度、信念及行为对 AIDS 预防工作有重要作用。青岛市市立医院口腔科王旭东(1997)对青岛市 10 所卫生医疗机构 200 名口腔专业人员(男 93 人,女 107 人,其中科室负责人 16 人)进行问卷调查。只有 32% 的人认为自己掌握的相关知识能为口腔工作提供帮助,仅有 11% 的人表示清楚 AIDS 的口腔症状,没有人在临床上接触过 AIDS 病人,4 人曾建议病人检查 HIV,6 人有意识地询问过与 AIDS 有关的流行病学病史。72.5% 的人认为在临床上自己不知道的情况下有可能接触过 AIDS 病人和 HIV 携带者;82.6% 的人认为对 AIDS 病人应持与其他病人相同的治疗态度;62.9% 的人愿意为其提供口腔治疗;90.5% 的人认为 AIDS

病人应在特定医疗场所接受口腔治疗。对目前何种病原体对口腔专业人员威胁最大,67% 的人认为是乙型肝炎病毒,31.5% 的人选择 HIV。

昆明市口腔医院秦晓红调查昆明地区口腔医务人员 414 人,参照 WHO 全球 AIDS 规划推荐的 KABP 问卷,应答率 92%。结果表明获得 AIDS 知识主要是通过报纸、广告;对唾液、血液、牙髓组织、精液等是否具传播性答对率较低;对 AIDS 窗口期、潜伏期答对率分别为 52.17%、65.94%;对口腔内病损的知晓率不到 50%;对职业接触感染危险性估计过大(81.16%),仅有 35.75% 的口腔医务人员愿意与 AIDS/HIV 病人接触,87.16% 的人认为 AIDS 病人需在特定诊室治疗。采取预防措施方面,约有 11.11% 的人从不戴口罩,开髓、洁牙、拔牙时戴防护眼镜者为 71.98%,一次性器械应用率为 81.49%,约 73.43% 的人高温消毒手机,有 24.39% 的人在消毒器械时不戴双层手套。综合医院口腔科、口腔医院与口腔门诊部、个体口腔诊所在防护措施方面差异有显著性,感染控制方面口腔门诊部与口腔诊所感染控制措施较薄弱。

HIV 感染者在发展成 AIDS 病人之前没有任何症状。病人本人、家属及社会都不知道他们是 HIV 的感染者。但是他们可以传播 HIV。这些感染者散布于人群中继续传染其他人,如果不引起我们的警觉,将产生极为严重的后果。对所有的病人都应按 AIDS 病人对待,因为通过询问病史以及一段时间内的检查不能确定病人是否被 HIV 感染,所以在自身防护及预防方面都要严格要求。在每天的诊疗工作中,器械被各种微生物污染,采取积极的预防 AIDS 措施是非常重要的。AIDS 是一种机遇性感染,HIV 在 AIDS 的发生发展过程中的致病作用是错综复杂的,许多问题尚待深入探讨。只要口腔医师能严守预防的基本原则,使用正确的消毒方法,注意不要与病人体液接触,通过切断多种感染途径,便可使发生 AIDS 感染的可能性显著减少,将对人类实现最终控制这一传染病在世界上的流行发挥积极作用。

到目前为止,国内还没有发生过与口腔诊疗有关的 HIV 发现或传播的先例。客观地讲,HIV 对外界的抵抗力较弱,离开人体后不易存活。通过高温蒸气灭菌法就可以杀灭或去除一切病源微生物。事实上,目前在拔牙、补牙、超声洁牙等口腔诊疗过程中,因防范不当而发生病毒交叉感染的疾病主要还是乙肝和丙肝。

一、预防

1. 强化意识　口腔医务人员必须意识到 AIDS 是目前医疗领域中的头号敌人,主要来自于血液、唾液以及它们所污染的物品,必须规范操作,加强用后物品的处理。口腔医务人员对 AIDS 既不应恐惧、"草木皆兵",又要重视预防,避免医源性感染。

2. 做好个人防护　经常正确使用肥皂和流水洗手可有效阻止外来菌定植

和传播,这是最简易可行而又非常有效的保护措施之一。同时,还必须采用防护屏障进行自我保护,可有效降低医务人员身体接触到的病原微生物数量,减少交叉感染。口腔临床常用的防护屏障有手套、口罩、防护眼镜、防护制服、防护罩及橡皮障等。

洗手、戴手套和戴口罩是口腔诊疗室中预防感染最简单而又重要的方法。在进行牙体制备或充填操作时,为避免溅起的血液、唾液和产生的气雾等污染,必要时可使用橡皮障、手术面罩、防护眼罩,以尽量减少所产生的气雾的散发。

青岛市市立医院口腔科王旭东(1997)对青岛市 10 所卫生医疗机构 200 名口腔专业人员(男 93 人,女 107 人,其中科室负责人 16 人)进行问卷调查。在本调查中,94.7% 的人并不是治疗每位病人时均戴手套,仅有 5.3% 的人治疗每位病人时均戴手套;100% 的人在手术时(不包括拔牙)戴手套;在治疗口腔不卫生的病人时,52.7% 的人戴手套;在治疗被怀疑有传染病的病人时,83% 的人戴手套;在拔牙时,67.4% 的人戴手套。

因为 AIDS 有高度传染性,口腔医师应避免与病人的皮肤、黏膜、血液、排泄物、分泌物等直接接触,牙科操作引起的出血可将 AIDS 传播手部有伤的口腔医师,含有血液、唾液的气雾还可能污染他们的眼睛、鼻子和口腔,有人认为,与口腔有关的分泌物和液体具有传播 HIV 的严重危险性。因此,口腔医师若须直接接触,最好戴手套、口罩、眼罩和穿手术衣等,以防皮肤和黏膜暴露;按无菌技术操作,并应用橡皮障以尽量减少气雾散发;术后应充分洗手和消毒。

3. 提倡使用一次性用品 提倡使用一次性用品,用后统一回收,经消毒后毁形,再送到指定地点焚烧。非一次性物品(如手术器械等)的处理应先用 0.1% 次氯酸钠溶液浸泡 30 分钟、自来水冲洗,再用 2% 戊二醛溶液浸泡 30 分钟,经冲洗、擦干、高压灭菌后备用。地面血迹、唾液的处理,用浸透 0.1% 次氯酸钠溶液的旧布擦掉血迹、唾液后弃入一次性用品袋内送到指定地点焚烧。

提倡使用一次性口腔检查消毒器械盘,可有效地防止医源性感染的传播。近年来,经我院各口腔诊疗室临床使用后,受到医护人员和病人的认可和欢迎。尽量使用一次性注射器,用过的针头为避免针头刺伤,不要加盖针头帽,不要用手折断或折弯针头。所有需反复使用的针头应放在坚固的容器中,送消毒处理。

4. 口腔器械消毒 目前,国内外对口腔诊疗室、技工室还没有预防 AIDS 的特殊措施。我们认为各种预防乙型肝炎病毒传播的措施对防护 HIV 传播也是有效的。HIV 对外界抵抗力不强,采用 5%~10% 的次氯酸钠,75% 的乙醇及漂白粉对 HIV 都有很好的消毒灭菌作用。但紫外线对 HIV 的灭活作用不明显。口腔诊室中,各种反复使用的器械如牙科充填器、挖匙、拔牙钳、取印模的托盘等,必须用高压蒸气灭菌或高压干热灭菌法(温度 160℃、时间 30 分钟)。牙科高速涡轮手机由于采用贵金属材料制作,各地报道用氯己定、75% 乙醇、戊二醛等消毒液作擦拭表面消毒及甲醛熏蒸消毒方法均不理想。目前虽然有了高压消毒手机有效的消毒方法,但如不做到每接触一位病人后都做高压消毒,则并不能起到控制交叉感染的作用。因此探索简便、有效的手机消毒器材是口腔诊所中亟待解决的问题。

非一次性的诊疗器械应做彻底的消毒。用 1%Domeslos 溶液或 2% 戊二醛清洁所有污染设备的工作表面,对受污染的器械、材料,首先要用流水洗净,此时要充分注意水的飞溅回流,为了提高清洗效果,可同时使用各种清洁剂和表面活性剂。亦可在 57℃ 以上加热处理 30 分钟。涡轮手机、反角手机及真空吸头是难以消毒的器械,因此,这些器械可用紫外线灭菌器进行消毒。医护人员和病人经常使用的物件表面,如轻型手柄,X 线机头等,可采用能丢弃的罩覆盖,每次用完应在除下手套前将外套除去。

5. 模型消毒　在口腔修复、正畸科诊疗室治疗中,均需取病人口腔的印模和模型,对进出技工室的印模、模型和材料必须执行严格的消毒防护,不能忽视。印模和模型材料的消毒,往往带来材料物质的变形,破坏了材料微细结构难以保证模型的精确性。在石膏模型的消毒方面,日本一般采用紫外线照射灭菌箱消毒,我国已有用臭氧电子灭菌灯箱消毒方法的报道。近年来有报道用含氯化铵的藻酸盐印模材料对 HIV 有消毒效果。将消毒剂直接加入石膏产品内来研究石膏模型的消毒灭菌作用也有报道。

6. 污物处理　AIDS 病人的各种标本,必须标以"小心艾滋病"的标签,拿取标本和感染的器械应戴手套。处理污物,目前对口腔医师还没有预防 AIDS 的特殊措施,预防乙型肝炎传播的措施是可遵循的最适当的措施。

7. 具体措施　HIV 是比较脆弱的,离开人体后很快会失去活性甚至死亡。它对热和各种消毒剂非常敏感,与其他病毒一样很容易被煮沸(56℃,30 分钟即可)或高压蒸气破坏,常规用于乙肝病毒消毒的各种化学消毒剂也能消灭 HIV,如次氯酸、戊二醛和甲醛等。乙醛、丙酮、苯酚、家用漂白粉也均有效。因此采用预防乙肝病毒的方法也可预防 AIDS。具体措施有:

(1) 严格执行消毒隔离制度和各项技术操作,如戴口罩、帽子、手套,使用一次性注射器等。

(2) 血标本应编号并贴上"小心,防止倒置"等明显标记,做到安全转送。

(3) 在进行注射、手术、拔牙等创伤性操作时,应谨慎处理锐器,避免刺伤自己。

(4) 被污染物品要用不透水的双层胶袋包好,贴上标志,方可送去处理、焚化。

(5) 任何地方如果沾染到血液或体液,应先擦净,再使用消毒剂清洁。

(6) 如遇到手接触到血液或体液的意外情况,应立即用肥皂和清水冲洗。如同时有损伤,应尽量把血液从伤口挤出,并妥善包扎伤口。若眼睛或口腔受到血液或体液污染,则要用大量的水反复冲洗干净。此外,应立即做 HIV 抗体检测,

3 个月后复查。

二、艾滋病病毒的灭活方法

1. 加热消毒

(1) 高压蒸气消毒:121℃,保持 15 分钟。

(2) 干燥空气烘箱消毒(干热消毒):140℃,保持 3 小时。

(3) 煮沸:保证器械的各个部分都达到 100℃,并保持 10~30 分钟。

2. 化学方法

(1) 环氧乙烷气体消毒 4~16 小时(随不同的物体而异)。

(2) 用戊二醛溶液消毒 5 分钟。

(3) 用次氯酸钠接触被消毒物至少 30 分钟。

(4) 单独应用 70% 的乙醇或与其他消毒剂(如氯己定)合用。

被污染的物体表面(如工作台、地面、墙壁等)可使用浸渍 1% 次氯酸钠溶液或 2% 戊二醛溶液的擦布擦洗。

世界卫生组织(WHO)规范的艾滋病病毒消毒方式(表 4-1)如下。

表 4-1　世界卫生组织(WHO)规范的艾滋病病毒消毒方式

处理方法	处理条件	保持时间
次氯酸钠	0.5%	10~30 分钟
甲醛	5%	10~30 分钟
戊二醛	2%	10~30 分钟(或煮沸 20 分钟)
高压灭菌	121℃	20 分钟

【案例】 *美国医院可能致 1800 名老兵感染艾滋病毒*

[来源:澳大利亚《每日电讯报》网站,时间:2010-07-01]

美国密苏里州一间退伍军人医疗中心最近被揭发牙科设备消毒不当,或导致曾接受诊治的逾 1800 名老兵感染艾滋病毒(HIV)或肝炎。该次事件引起美国各界猛烈抨击,有老兵谴责该中心不负责任,多名国会议员表示不能接受这次医疗事故,众议院立法委员会呼吁白宫和美国退役军人管理局彻查事件。

据报道,在 2009 年 2 月至 2010 年 3 月间,圣路易斯退伍军人医疗中心的牙科设备,并没根据制造商指引进行专业消毒处理,其间有 1812 名分别来自密苏里州和伊利诺伊州的老兵曾接受治疗。

有报道指出,该中心一名前员工早在 2009 年向管理层指出,牙科设施消毒程序有问题,部分用具染有血迹,但不获理会。

该医疗中心每年有 5 万多人接受健康护理,涉事牙科诊所现已暂时关闭,中心本周二致函有关老兵通知事件,强调他们因此染病的可能性"极低"。当局也派出一支医疗小组,将免费为可能受到感染的老兵验血,确定他们是否感染艾滋病毒、乙型肝炎或丙型肝炎。

报道指出，美国退伍军人医疗中心发生医疗事故已非首次。2006年9月至2007年3月期间，美国伊利诺伊州南部一间退伍军人医疗中心，有9名病人在手术后死亡。有关部门经过5个月调查，认为9人的死亡"直接源于"医院不合标准的医疗服务。

医院方面发布的声明说："我们的主要目标一如既往，仍是保证退伍军人的安全和医疗服务。医院领导层已经意识到形势的严重性，并且已经采取措施，确保类似问题不会再次发生"。

圣路易斯退伍军人医疗中心每年向5万多名退伍老兵提供医疗服务，该医疗中心共有员工2600余人。

第九节　受到污染的处理

按照我国的规定，当口腔医务人员被针头、锐器刺破皮肤或被病人的血液污染后，必须立即向有关部门报告并填写表格。

报告内容包括受污染的时间、污染物的来源（污染物来源病人的姓名、所患疾病的诊断、其血清学检查结果、病人处于AIDS哪一个阶段等）、污染方式、污染后进行了何种处理等。

报告后受污染的口腔医务人员应立即做血清学检查，如果是阳性，说明以前已被感染与本次污染无关；如为阴性，应追踪观察，定期做血清学检查，如在1~6个月内血清学检查转为阳性可判定为职业感染。

作为口腔医务工作者，我们肩负着双重的责任，既要广泛宣传艾滋病的防护知识，加强自我防护意识和预防院内交叉感染；又要诊治艾滋病病人，不歧视，不推诿，不惧怕。只要严格按照操作规范进行诊疗工作，AIDS并不比乙肝、丙肝更可怕。

【案例】　**接触事件的应对策略**

[来源：Molinari JA. Infection control：its evolution to the current standard precautions. J Am Dent Assoc，2003，134（5）；569-74]

口腔医师的眼睛、嘴、口腔黏膜、皮肤与病人血液或者其他污染物接触，即属于接触事件。一旦发生接触，需要立即向上级部门报告，以助于迅速进行医学评估。如果评估后认为有必要，就应该即刻采取接触后的预防措施，这是非常有效的。例如：与HIV接触后应在1~2小时内采取抗HIV的预防措施，不能超过24~36小时。牙科诊所必须备有接触事件发生后向上级部门报告详情的书面表格，以及规定的报告程序。为了能够迅速作出医学评估和随后采取措施，牙科诊所必须根据美国疾病控制中心（CDC）的指导，备有能作出评估和随后采取措施的医疗设备，并必要要有记录。

如果发生接触事件，接触部位必须马上用流水和肥皂冲洗，接触原和接触后的处理必须记录在该口腔医师的工作档案中：

（1）接触的时间和日期。

(2) 接触事件的细节,如何发生接触以及接触类型。

(3) 接触发生的细节,包括是接触的液体还是器械、接触的数量以及创伤深度。

(4) 对接触原的细节描述,包括病人既往史。

(5) 详细描述咨询结果,接触后的处置以及今后的措施。

【附录1】 医务人员艾滋病病毒职业暴露防护工作指导原则(试行)

[来源:卫医发〔2004〕108号,自2004年6月1日起实施]

第一章 总则

第一条 为维护医务人员的职业安全,有效预防医务人员在工作中发生职业暴露感染艾滋病病毒,制定本指导原则。

第二条 本指导原则所称艾滋病病毒职业暴露是指医务人员从事诊疗、护理等工作过程中意外被艾滋病病毒感染者或者艾滋病人的血液、体液污染了皮肤或者黏膜,或者被含有艾滋病病毒的血液、体液污染了的针头及其他锐器刺破皮肤,有可能被艾滋病病毒感染的情况。

第三条 各级各类医疗卫生机构应当按照本指导原则的规定,加强医务人员预防与控制艾滋病病毒感染的防护工作。

第二章 预防

第四条 医务人员预防艾滋病病毒感染的防护措施应当遵照标准预防原则,对所有病人的血液、体液及被血液、体液污染的物品均视为具有传染性的病源物质,医务人员接触这些物质时,必须采取防护措施。

第五条 医务人员接触病源物质时,应当采取以下防护措施:

(一)医务人员进行有可能接触病人血液、体液的诊疗和护理操作时必须戴手套,操作完毕,脱去手套后立即洗手,必要时进行手消毒。

(二)在诊疗、护理操作过程中,有可能发生血液、体液飞溅到医务人员的面部时,医务人员应当戴手套、具有防渗透性能的口罩、防护眼镜;有可能发生血液、体液大面积飞溅或者有可能污染医务人员的身体时,还应当穿戴具有防渗透性能的隔离衣或者围裙。

(三)医务人员手部皮肤发生破损,在进行有可能接触病人血液、体液的诊疗和护理操作时必须戴双层手套。

第六条 医务人员在进行侵袭性诊疗、护理操作过程中,要保证充足的光线,并特别注意防止被针头、缝合针、刀片等锐器刺伤或者划伤。

第七条 使用后的锐器应当直接放入耐刺、防渗漏的利器盒,或者利用针头处理设备进行安全处置,也可以使用具有安全性能的注射器、输液器等医用锐器,以防刺伤。

禁止将使用后的一次性针头重新套上针头套。禁止用手直接接触使用后的针头、刀片等锐器。

第三章 发生职业暴露后的处理措施

第八条 医务人员发生艾滋病病毒职业暴露后,应当立即实施以下局部处理措施:

(一)用肥皂液和流动水清洗污染的皮肤,用生理盐水冲洗黏膜。

(二)如有伤口,应当在伤口旁端轻轻挤压,尽可能挤出损伤处的血液,再用肥皂液和流动水进行冲洗;禁止进行伤口的局部挤压。

(三)受伤部位的伤口冲洗后,应当用消毒液,如:75%乙醇或者0.5%碘伏进行消毒,并包扎伤口;被暴露的黏膜,应当反复用生理盐水冲洗干净。

第九条 医务人员发生艾滋病病毒职业暴露后,医疗卫生机构应当对其暴露的级别和暴露源的病毒载量水平进行评估和确定。

第十条 艾滋病病毒职业暴露级别分为三级。

发生以下情形时,确定为一级暴露:

(一)暴露源为体液、血液或者含有体液、血液的医疗器械、物品。

(二)暴露类型为暴露源沾染了有损伤的皮肤或者黏膜,暴露量小且暴露时间较短。

发生以下情形时,确定为二级暴露:

(一)暴露源为体液、血液或者含有体液、血液的医疗器械、物品。

(二)暴露类型为暴露源沾染了有损伤的皮肤或者黏膜,暴露量大且暴露时间较长;或者暴露类型为暴露源刺伤或者割伤皮肤,但损伤程度较轻,为表皮擦伤或者针刺伤。

发生以下情形时,确定为三级暴露:

(一)暴露源为体液、血液或者含有体液、血液的医疗器械、物品。

(二)暴露类型为暴露源刺伤或者割伤皮肤,但损伤程度较重,为深部伤口或者割伤物有明显可见的血液。

第十一条 暴露源的病毒载量水平分为轻度、重度和暴露源不明三种类型。

经检验,暴露源为艾滋病病毒阳性,但滴度低、艾滋病病毒感染者无临床症状、CD4 计数正常者,为轻度类型。

经检验,暴露源为艾滋病病毒阳性,但滴度高、艾滋病病毒感染者有临床症状、CD4 计数低者,为重度类型。

不能确定暴露源是否为艾滋病病毒阳性者,为暴露源不明型。

第十二条 医疗卫生机构应当根据暴露级别和暴露源病毒载量水平对发生艾滋病病毒职业暴露的医务人员实施预防性用药方案。

第十三条 预防性用药方案分为基本用药程序和强化用药程序。基本用药程序为两种反转录酶制剂,使用常规治疗剂量,连续使用 28 天。强化用药程序是在基本用药程序的基础上,同时增加一种蛋白酶抑制剂,使用常规治疗剂量,连续使用 28 天。

预防性用药应当在发生艾滋病病毒职业暴露后尽早开始,最好在 4 小时内实施,最迟不得超过 24 小时;即使超过 24 小时,也应当实施预防性用药。

发生一级暴露且暴露源的病毒载量水平为轻度时,可以不使用预防性用药;发生一级暴露且暴露源的病毒载量水平为重度或者发生二级暴露且暴露源的病毒载量水平为轻度时,使用基本用药程序。

发生二级暴露且暴露源的病毒载量水平为重度或者发生三级暴露且暴露源的病毒载量水平为轻度或者重度时,使用强化用药程序。

暴露源的病毒载量水平不明时,可以使用基本用药程序。

第十四条 医务人员发生艾滋病病毒职业暴露后,医疗卫生机构应当给予随访和咨询。随访和咨询的内容包括:在暴露后的第 4 周、第 8 周、第 12 周及 6 个月时对艾滋病病毒抗体进行检测,对服用药物的毒性进行监控和处理,观察和记录艾滋病病毒感染的早期症状等。

第四章 登记和报告

第十五条 医疗卫生机构应当对艾滋病病毒职业暴露情况进行登记,登记的内容包括:艾滋病病毒职业暴露发生的时间、地点及经过;暴露方式;暴露的具体部位及损伤程度;暴露源种类和含有艾滋病病毒的情况;处理方法及处理经过,是否实施预防性用药、首次用药时间、药物毒副作用及用药的依从性情况;定期检测及随访情况。

第十六条　医疗卫生机构每半年应当将本单位发生艾滋病病毒职业暴露情况进行汇总,逐级上报至省级疾病预防控制中心,省级疾病预防控制中心汇总后上报中国疾病预防控制中心。

第五章　附则

第十七条　本指导原则所称医疗卫生机构指依照《医疗机构管理条例》的规定取得《医疗机构执业许可证》的机构及疾病预防控制机构、采供血机构。

公安、司法等有关部门在发生艾滋病病毒职业暴露后的处理方面,可以参照本指导原则。

第十八条　本指导原则所称体液包括羊水、心包液、胸腔液、腹腔液、脑脊液、滑液、阴道分泌物等人体物质。

第十九条　本指导原则自 2004 年 6 月 1 日起实施。

【附录2】　陕西省艾滋病防治条例

［来源:2006 年 6 月 1 日陕西省第十届人民代表大会常务委员会第三十一次会议通过　自 2007 年 7 月 1 日起施行］

第一章　总则

第一条　为了预防、控制艾滋病的发生与流行,保障人体健康和公共卫生,根据《中华人民共和国传染病防治法》、国务院《艾滋病防治条例》等有关法律、行政法规,结合本省实际,制定本条例。

第二条　本省行政区域内的艾滋病防治活动,适用本条例。

第三条　艾滋病防治工作坚持预防为主、防治结合的方针,建立健全政府组织领导、部门各负其责、全社会共同参与的机制,采取宣传教育、行为干预、关怀救助等措施,实行综合防治。

第四条　任何单位和个人不得歧视艾滋病病毒感染者和艾滋病病人及其家属。艾滋病病毒感染者和艾滋病病人及其家属的合法权益受法律保护。

第五条　县级以上人民政府应当加强对艾滋病防治工作的统一领导,将艾滋病防治工作纳入国民经济和社会发展规划,制定艾滋病防治行动计划,并组织实施。

县级以上人民政府应当建立健全艾滋病防治工作责任制,完善工作协调机制,实行各级政府和卫生行政主管部门主要领导负责制,进行绩效考核。

乡(镇)人民政府负责本行政区域内的艾滋病防治工作。

第六条　县级以上人民政府卫生行政部门主管本行政区域内艾滋病防治及其监督管理工作。

县级以上人民政府人口与计划生育、民政、教育、文化、劳动和社会保障、公安、司法行政、商务、食品药品监督、工商行政管理、旅游等有关行政主管部门按照法律、法规规定,履行艾滋病防治工作职责。

第七条　工会、共青团、妇联、红十字会、科协、慈善协会等社会团体应当协助本级人民政府做好艾滋病防治工作。

居民委员会和村民委员会应当协助当地人民政府和政府有关部门发展艾滋病防治的公益事业,做好艾滋病防治工作。

第八条　各级人民政府及其有关部门应当鼓励支持有关组织和个人参与艾滋病防治工

作,依法开展艾滋病防治的社会捐赠和慈善活动,建立志愿者服务组织和关爱场所。

第九条 县级以上人民政府应当鼓励和支持艾滋病防治的科学技术研究,组织推广安全有效的艾滋病防治技术,促进艾滋病治疗药物、诊断试剂、疫苗的研究开发与临床应用。

第十条 县级以上人民政府及其有关行政主管部门对在艾滋病防治工作中做出突出贡献的单位和个人,给予表彰和奖励。

第二章 宣传教育

第十一条 县级以上人民政府应当制定艾滋病防治的宣传教育计划,组织协调有关部门和单位开展艾滋病防治法律、法规和政策的宣传教育,普及艾滋病防治知识,提倡文明健康的生活方式,形成群防群控艾滋病的社会环境。

第十二条 县级以上卫生行政部门应当加强艾滋病防治的宣传教育工作,对有关部门、组织和个人开展艾滋病防治宣传教育工作提供信息、师资培训等技术支持和专业指导。

医院、疾病控制中心、血站、妇幼保健院(站)等医疗卫生机构和计划生育技术服务机构应当向服务对象宣传艾滋病防治知识,发放宣传材料。

第十三条 文化、广播电视、新闻出版行政部门应当组织新闻媒体开展艾滋病防治宣传教育工作,督促和检查落实情况。

广播、电视、报刊、互联网等新闻媒体应当按照艾滋病防治宣传教育计划的要求,免费刊登、播放艾滋病防治的公益广告和专题节目、栏目,宣传艾滋病防治知识。

第十四条 县级以上人民政府应当组织协调卫生、城建等有关行政主管部门,在城镇设置艾滋病防治公益广告或者宣传设施。

第十五条 公共场所的经营者和管理者应当按照有关部门的要求,在其场所的适当位置设置艾滋病防治知识宣传栏或者艾滋病防治公益广告,放置艾滋病防治宣传材料,开展艾滋病防治宣传教育活动。

第十六条 县级以上教育行政部门应当组织开展艾滋病防治宣传教育的师资培训,按规定做好教材编写工作,指导和督促学校开展艾滋病防治宣传教育活动。

高等院校、中等职业学校和普通中小学应当将艾滋病防治知识纳入有关健康教育课程,向学生普及艾滋病防治知识。

第十七条 县级以上劳动和社会保障行政部门及职业介绍服务机构,在组织劳务输出时,应当将艾滋病防治知识纳入有关培训教育内容,为务工人员提供有关信息和咨询服务。

用工单位应当对外来务工人员加强艾滋病防治的宣传,将艾滋病防治知识纳入岗位培训和安全教育。

第十八条 公安、文化、人口和计划生育、工商行政管理、商务、旅游等有关行政主管部门,应当对提供住宿、洗浴、休闲娱乐、美容美发服务的经营场所的经营者及其从业人员进行艾滋病防治知识的教育培训。

第十九条 公安、司法行政部门应当加强对看守所、拘留所、强制戒毒所和监狱、劳动教养所等监管场所内被监管人员的艾滋病防治知识教育。

第二十条 机关、团体、企业事业单位、个体经济组织应当对本单位人员进行艾滋病防治知识的宣传教育。

居民委员会、村民委员会应当采取多种形式,在城市社区、农村基层做好艾滋病防治的法律、法规、政策和知识的宣传教育。

第三章　监测与检测

第二十一条　省卫生行政部门应当根据国家艾滋病网络监测规划,制定本省艾滋病监测网络建设计划和工作方案,合理布局艾滋病检测实验室,并组织实施。

第二十二条　省卫生行政部门应当加强艾滋病监测和信息网络系统的管理,建立艾滋病动态监测机制和信息报告、通报制度。

本省艾滋病疫情信息由省卫生行政部门定期向社会公布。其他任何单位和个人不得向社会公布艾滋病疫情信息。

第二十三条　县级以上疾病预防控制机构负责本行政区域艾滋病监测、流行病学调查,分析艾滋病流行趋势,按照国家有关规定及时报告艾滋病疫情。

第二十四条　艾滋病筛查实验室和确证实验室的设立,应当符合国家实验室生物安全管理的有关规定,并经省卫生行政部门批准。

县级以上疾病预防控制机构和二级以上综合医疗机构应当设立艾滋病检测实验室,按照国家技术规范要求,开展艾滋病检测工作。

省、设区的市疾病预防控制机构负责本行政区域内艾滋病检测实验室的质量控制、业务指导和管理工作。

第二十五条　设区的市、县(市、区)卫生行政部门应当指定本行政区域内已经设立艾滋病检测实验室的医疗卫生机构,为自愿接受艾滋病咨询、检测的人员免费提供咨询、检测服务,并向社会公布地址和联系方式。

承担艾滋病咨询、检测工作的医疗卫生机构,必须严格执行国家有关艾滋病咨询和检测的规定。

第二十六条　公安机关查获卖淫、嫖娼、吸毒人员,应当及时通知所在地疾病预防控制机构。疾病预防控制机构接到通知后,应当在公安机关协助下及时进行艾滋病检测。

县级以上公安、司法行政部门应当在卫生行政部门的指导下,对看守所、拘留所、强制戒毒所和监狱、劳动教养所等监管场所内被监管人员进行艾滋病检测、预防等工作。

第二十七条　设立艾滋病检测实验室的医疗卫生机构应当根据国家有关规定,对孕产妇进行产前艾滋病筛查检测;经本人或者其亲属同意,对手术病人可以进行术前艾滋病检测。

第二十八条　出入境检验检疫机构按照国家有关规定负责对出入境人员进行艾滋病检测,并将检测结果及时向卫生行政部门报告。

第二十九条　采供血机构和血液制品生产单位应当依照国家有关规定对血液、原料血浆和血液制品进行艾滋病检测。

第三十条　提供住宿、洗浴、休闲娱乐、美容美发服务的经营场所直接为顾客服务的人员,应当依照国家有关公共场所卫生管理的规定,取得健康合格证明,方可上岗。经营者应当查验其健康合格证明,不得允许未取得健康合格证明的人员从事直接为顾客服务的工作。

承担健康体检的医疗卫生机构应当将艾滋病检测纳入公共场所服务人员健康检查的项目。

第三十一条　县级以上卫生行政部门应当根据需要,会同交通、铁路、民航等有关部门在机场、车站、码头设立服务站点,为流动人群自愿接受艾滋病免费咨询、检测提供服务。

第三十二条　疾病预防控制机构、医疗机构、采供血机构、出入境检验检疫机构及其工作人员,发现艾滋病病毒感染者和艾滋病病人时,应当按照国家和本省规定的内容、程序、方式和时限报告,不得隐瞒、谎报、缓报艾滋病疫情。

对确诊的艾滋病病毒感染者和艾滋病病人,由当地疾病预防控制机构的医务人员将诊断结果告知本人、配偶或者监护人,给予医学防护指导,并为其做好保密工作。

第四章　预防与控制

第三十三条　县级以上人民政府及其有关行政主管部门应当按照国家有关规定和各自职责,做好预防艾滋病,推广使用安全套工作,建立完善安全套营销、供应网络。

人口和计划生育行政部门应当结合计划生育技术服务工作,加强推广使用安全套等预防艾滋病传播的措施,向育龄人群免费发放安全套,在机场、车站、码头、公园、城市社区等人员聚集的场所设置安全套自动售套机。

卫生行政部门应当组织各级各类医疗卫生机构向艾滋病病毒感染者和艾滋病病人以及其他需要采取行为干预措施的人群,免费发放安全套。

质量技术监督、工商行政管理、食品药品监督等有关行政主管部门应当加强对安全套产品质量的监督管理工作。

第三十四条　宾馆、旅店、旅店等提供住宿服务的经营场所,其经营者应当在经营场所放置安全套或者设置安全套自动售套机。

县级以上卫生行政部门应当会同旅游、商务、工商行政管理、食品药品监督等有关行政主管部门,结合实际情况合理确定放置安全套、设置安全套自动售套机的具体范围和要求,并加强工作指导和监督检查。

第三十五条　县级以上人民政府应当建立艾滋病防治工作与禁毒工作的协调机制,组织有关部门落实针对吸毒人群的艾滋病防治措施。

省卫生、公安、食品药品监督行政主管部门应当互相配合,根据国家有关规定,有计划地在指定医疗卫生机构开展对吸毒成瘾者的药物维持治疗工作。在吸毒人员较为集中的地区,经省卫生行政部门批准,市、县(市、区)卫生行政部门应当指定医疗卫生机构组织开展清洁针具免费交换工作。

鼓励有相应资质的医疗器械经营企业销售一次性无菌自毁型注射器。

第三十六条　宾馆、洗浴、美容美发等经营场所的经营者应当按照国家卫生标准,对可能造成艾滋病传播的公用物品和器具进行严格消毒,鼓励使用一次性器具,防止艾滋病病毒经剃须、美容、修脚、刮痧等途径传播。

第三十七条　县级以上卫生、食品药品监督行政部门应当按照职责分工,加强对采供血机构采供血活动和生物制品生产单位生产经营活动的监督管理。

第三十八条　医疗卫生机构应当建立健全并严格执行输血、用血和医疗卫生用品、器械的消毒制度和操作规程,加强对腔镜检查、口腔治疗、介入治疗、血液透析等有创医疗活动的监督管理,防止艾滋病医源性传播。

医疗卫生机构应当使用一次性注射器、输液器,对废弃的一次性医疗卫生用品应当进行毁形、回收和无害化处理。

第三十九条　医疗卫生机构、计划生育技术服务机构应当按照规定为感染艾滋病病毒的孕产妇免费提供母婴传播阻断服务;医疗卫生机构应当为感染艾滋病病毒的孕产妇免费提供咨询服务、母婴阻断药物、婴儿检测试剂,指导使用婴儿代乳品,并对产妇及婴儿进行随访。

第四十条　艾滋病病毒毒种及其样本的采集、保存、储藏、使用、运输和对外交流等,按照国家菌(毒)种和实验室安全管理的有关规定执行。

艾滋病检测单位应当执行国务院卫生行政部门规定的管理制度和操作规程,防止实验室感染和艾滋病病毒扩散,医疗废弃物应当及时进行无害化处理。

艾滋病防治研究单位和其他有关单位需要使用、保存艾滋病病毒感染者和艾滋病病人的人体组织、器官、细胞、骨髓、血液和精液等,应当经省卫生行政部门批准。

第四十一条 县级以上卫生行政部门应当按照规定制定艾滋病病毒职业暴露应急处理预案;公安、司法行政、人口和计划生育、出入境检验检疫等有关行政主管部门应当制定本部门职业暴露应急处理预案,为工作人员提供防护用品,对可能或者已发生艾滋病职业暴露的人员采取防护和救治措施。

第五章 治疗与救助

第四十二条 县级以上卫生行政部门指定的医疗机构承担艾滋病的诊断、治疗、咨询等工作。

医疗卫生机构不得因就诊的病人是艾滋病病毒感染者或者艾滋病病人,推诿或者拒绝对其所患的其他疾病进行治疗。

第四十三条 县级以上疾病预防控制机构应当对本行政区域内的艾滋病病毒感染者和艾滋病病人建立个人病史档案,定期进行医学随访。

艾滋病病毒感染者和艾滋病病人离开居住地时,应当告知当地疾病预防控制机构;有关疾病预防控制机构应当互通情报或者转交有关资料。

第四十四条 劳动和社会保障行政部门应当按照国家和本省有关规定,将参加城镇职工基本医疗保险的艾滋病病毒感染者和艾滋病病人的治疗检查费用,纳入医疗保险报销范围。

第四十五条 县级以上人民政府应当对农村的艾滋病病人和城镇经济困难的艾滋病病人,免费提供抗艾滋病病毒治疗药物;对农村和城镇经济困难的艾滋病病毒感染者、艾滋病病人,适当减免抗机会性感染治疗药品、住院及治疗等费用。

第四十六条 公安、司法行政部门应当采取措施,对被监管人员中发现的艾滋病病毒感染者和艾滋病病人实行集中管理、集中治疗,防止艾滋病的传播。对刑满释放或者解除劳教、监管的艾滋病病毒感染者和艾滋病病人,应当通知其户籍所在地或者居住地的县级疾病预防控制机构。

第四十七条 县级以上人民政府及其有关行政主管部门对艾滋病病毒感染者和艾滋病病人应当采取下列关怀措施:

(一)对有劳动能力且有就业愿望的艾滋病病毒感染者和艾滋病病人,劳动和社会保障、农业行政部门及居住地的居民委员会、村民委员会应当提供就业帮助,组织开展生产自救。

(二)对生活困难的艾滋病病毒感染者、艾滋病病人的未成年子女和感染艾滋病病毒的未成年人接受基础教育的,民政部门应当给予救助。幼儿园、学校应当免收学前教育阶段的保育费、义务教育阶段的学杂费、课本作业本费和住宿费,减免高中教育阶段的学费、住宿费。

(三)对因艾滋病致孤且无独立生活能力的未成年人和老年人,民政部门应当将其纳入城乡低保范围和农村五保户供养范围,并适当提高救助标准,采取收养、家庭寄养、福利机构供养等方式安置。对收养或者接收因艾滋病致孤的未成年人、老年人的家庭,给予生活补助。

第四十八条 县级人民政府根据艾滋病防治工作的需要,在乡(镇)、社区建立关爱场所,提供心理、医学咨询服务和帮助。

居民委员会和村民委员会应当在县级卫生行政部门和有关行政主管部门的指导下,为艾

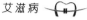

滋病病毒感染者和艾滋病病人营造友善、理解、健康的生活环境。

第四十九条　省人民政府应当根据全省艾滋病防治工作的需要,建立艾滋病的专门医疗场所,为艾滋病病毒感染者和艾滋病病人提供医疗服务。

第六章　权利与义务

第五十条　艾滋病病毒感染者和艾滋病病人及其家属依法享有个人隐私、医疗服务、劳动就业、婚姻家庭、社会保障、学习教育和参加其他社会活动等方面的合法权益。任何单位、个人不得侵犯和非法限制。

第五十一条　未经本人或者其监护人同意,任何单位和个人不得公开艾滋病病毒感染者、艾滋病病人及其家属的姓名、住址、工作单位、肖像、病史资料以及其他可能推断出其具体身份的信息。

从事艾滋病防治、科研、教学等有关单位及其工作人员,应当为艾滋病病毒感染者和艾滋病病人及其家属保密。

第五十二条　用人单位不得以感染艾滋病病毒为由解除与劳动者的劳动关系,并应当为其病情保密。

艾滋病病毒感染者和艾滋病病人从事的工作可能传播、扩散艾滋病病毒的,疾病预防控制机构应当及时通知其所在单位。所在单位接到通知后应当立即为其调整工作岗位,但不得因此解除劳动关系,并对其病状及调整原因承担保密责任。

第五十三条　艾滋病病毒感染者和艾滋病病人应当履行下列义务:

(一)接受居住地疾病预防控制机构或者出入境检验检疫机构的流行病学调查和指导。

(二)采取必要的防护措施,防止感染他人。

(三)将感染或者发病的事实及时告知与其有性关系者。

(四)就医时,将感染或者发病的事实如实告知接诊医生。

(五)确定婚姻关系前,应当如实告知对方病情。

第五十四条　任何人不得以任何方式故意传播艾滋病,不得以传播艾滋病病毒威胁他人。

第七章　保障措施

第五十五条　县级以上人民政府应当加强对卫生、公安、司法行政、人口与计划生育、教育等有关行政主管部门与艾滋病防治有关人员的专业技术培训,建立艾滋病防治工作的专业队伍。

第五十六条　县级以上人民政府应当根据艾滋病防治工作需要,将艾滋病防治及其工作经费列入本级财政预算。

省卫生行政部门会同其他有关部门,根据国家确定的艾滋病防治项目,结合本省的艾滋病流行趋势,确定本省艾滋病宣传教育、行为干预、监测网络建设、检测实验室建设、医疗救治、科学研究等具体项目,并保障项目的实施经费。

省人民政府应当对艾滋病流行严重地区和贫困地区的艾滋病防治给予补助。

第五十七条　县级以上人民政府应当根据艾滋病防治工作需要和艾滋病流行趋势,建立健全抗艾滋病病毒治疗药品、检测试剂和相关物资的供应网络和储备制度。

第五十八条　县级以上人民政府及其有关行政主管部门应当采取措施,支持有关组织和个人开展艾滋病防治宣传教育、关怀救助、捐款捐物、志愿者服务等活动,并提供必要的便利条件,免收相关费用。

为艾滋病防治提供捐赠的组织和个人,依法享受国家税收优惠。

第五十九条 因艾滋病职业暴露而感染致病、丧失劳动能力或者死亡的人员,按照国家和省有关规定给予补助、抚恤。

从事艾滋病预防、医疗、科研、教学和在其他工作中易发生艾滋病职业暴露的人员,应当给予工作津贴或者提高津贴标准。

第八章 法律责任

第六十条 违反本条例第五条第二款规定,县级以上人民政府未将艾滋病防治工作纳入部门目标责任制或者未实施目标责任制绩效考核的,由上级人民政府责令限期改正,通报批评;逾期未改正的,对负有责任的主管人员依法给予行政处分。

第六十一条 违反本条例第二十二条规定,擅自公布艾滋病疫情信息的,由省卫生行政部门责令改正,通报批评;造成严重后果的,对负有责任的主管人员和其他直接责任人员依法给予行政处分。

第六十二条 违反本条例第二十四条第一款、第二款规定,未设立艾滋病检测实验室或者未经批准擅自设立艾滋病检测实验室以及设立后达不到规定要求的,由县级以上卫生行政部门责令限期改正,通报批评;逾期未改正的,处以五千元以上二万元以下罚款;对负有责任的主管人员依法给予行政处分。

第六十三条 违反本条例第三十六条规定,经营场所的经营者对可能造成艾滋病传播的公用物品和器具未进行严格消毒,不符合国家公共场所卫生标准要求的,由县级以上卫生行政部门责令限期改正,可处以二千元以上一万元以下罚款;情节严重的,责令停业整顿,可以由原发证机关依法吊销经营许可证。

第六十四条 违反本条例第三十八条规定,医疗卫生机构未执行医疗卫生消毒制度、操作规程或者医疗废物无害化处理规定的,由县级以上卫生行政部门责令限期改正,可处以五千元以上五万元以下罚款;对负有责任的主管人员和其他直接责任人员依法给予行政处分;构成犯罪的,依法追究刑事责任。给他人造成损害的,应当依法承担民事责任。

第六十五条 违反本条例第五十二条规定,非法解除劳动关系的,由劳动和社会保障行政部门责令改正;给劳动者造成损失的,应当承担赔偿责任。

第六十六条 违反本条例规定的其他行为,依照《中华人民共和国传染病防治法》、《中华人民共和国献血法》和国务院《艾滋病防治条例》等法律、法规的规定予以处罚;构成犯罪的,依法追究刑事责任。

第六十七条 阻碍艾滋病防治工作人员依法执行公务的,由公安机关依照《中华人民共和国治安管理处罚法》的规定予以处罚;构成犯罪的,依法追究刑事责任。

第六十八条 对单位作出一万元以上罚款,对个人作出一千元以上罚款或者作出停业整顿、吊销有关许可证行政处罚决定的,应当告知当事人有要求举行听证的权利。

第九章 附则

第六十九条 本条例下列用语的含义:

医源性传播,是指由于医疗活动的开展而引起的某些传染病传播。一种类型是由于实施治疗、检查或者预防措施时所用器械、仪器被污染或者消毒不严而引起传播。另一种类型则由于使用了不洁或者受污染的血液或者生物制品和药物。

职业暴露,是指工作人员在从事艾滋病防治工作或者其他工作过程中,被艾滋病病毒感染者或者艾滋病病人的体液污染了破损的皮肤、非胃肠道黏膜,或者被含有艾滋病病毒感染的体液污染了的针头及其他锐器刺破皮肤,而具有被艾滋病病毒感染可能性的情况。

机会性感染,又称条件性感染,是指平常栖居于人体的非致病菌或者致病力低的病原菌,由于数量增多和毒性增大、或者人体抵抗力低下,乘机侵入而引起的感染。

第七十条　本条例自 2007 年 7 月 1 日起施行。

【附录3】　北京口腔医疗机构预防艾滋病和交叉感染的工作决定

[来源:北京口腔工作者协会,公布时间:2001-10-15]

根据国务院防治艾滋病的文件精神,我协会就口腔医疗行业的实际情况提出如下意见:

艾滋病的感染途径之一是通过血液传播,在健康教育上往往忽视了口腔治疗上的感染机会,我们认为口腔治疗过程中如果消毒不严格,感染艾滋病的机会是很多的。原因有以下几点:

1. 口腔治疗中,绝大多数都伴有创伤性出血。

2. 北京地区成人口腔的发病率是 98%,求治率 90% 以上。

3. 北京市口腔口腔医疗机构 80% 洁牙机头、高速涡轮机头都是患者共用,多数为简单的消毒液或酒精擦拭方法。有的个体诊所、非法诊所机头从不消毒,所以当一名患者结束治疗后,立即将未消毒机头直接放入另一患者口中为其治疗。

4. 很多口腔综合治疗台由于其构造使高速涡轮机牙钻在停止钻牙后产生一种回吸作用。所以消毒不严格时,回吸的上一名患者的口腔唾液、血污,从机头中直接喷入下一名患者口中。

5. 有一些口腔医疗机构,检查治疗盘(口镜、探针、镊子、修复托盘)反复使用,从不进行严格消毒,极易造成患者之间和医患之间的交叉感染。

综上所述,我们认为,如果政府主管部门不加大对口腔医疗机构消毒的监管力度和强制措施,那么乙肝、艾滋病等各种传染病经过口腔医源性传播,将产生极为严重的后果。

根据以上几点,我们提出如下计划意见:

1. 加强口腔科病人及医务人员治疗中艾滋病预防的宣传教育,定期针对所有口腔医疗机构中的负责人、专业消毒人员、院感人员举办消毒技术培训班。

2. 对所有口腔医疗机构强制配备经检查测试合格的牙钻消毒器。

3. 每台牙椅必须配备足够的涡轮机头,以满足每一名患者使用一个机头,并保证机头消毒效果。

4. 超声波洁治器每台必须配备多个手柄,以备足够时间消毒。

5. 医疗机构必须使用合格的口腔一次性检查治疗盘和一次性修复用采印模口腔托盘。

6. 严厉打击非法行医,在美容院、桑拿浴场所开设口腔治疗及项目。

7. 我协会准备促成一些厂商在 1~2 年内推出适用、价格低廉的个人用或一次性口腔高速涡轮机头,以彻底解决口腔科消毒问题。

8. 卫生主管部门定期和不定期对口腔医疗机构消毒情况进行严格检查和抽查,如不符合卫生防疫标准的,将进行严格的处罚,直至取消行医资格。

如此方案在本市实施,我们力争用两年时间,把本市口腔医疗行业器械消毒问题整治好,以减少乙肝、艾滋病等传染病在口腔科传播的可能性。

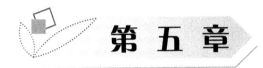

第 五 章

口腔诊所感染管理

随着口腔医疗改革的深入发展,口腔卫生知识的普及和人们自我保护意识的增强,口腔医疗服务的感染控制已逐步成为当今人们关注的重要课题,它要求口腔医疗提供全新的理念、技术、方法、装备及业务流程和规范。

第一节　感染管理措施

清洁、消毒、灭菌是预防和控制口腔诊所感染的一个重要环节。它包括口腔诊所内、外环境的清洁、消毒,口腔医疗用具、器械的消毒、灭菌,以及接触传染病病人的消毒隔离和终末消毒等措施。

一、感染管理

口腔医疗器械是口腔临床治疗病人必不可少的工具。口腔医疗器械种类繁多,形状复杂,使用频繁,污染严重,消毒灭菌较难。口腔医疗器械被认为是乙型肝炎病毒(HBV)、丙型肝炎病毒(HCV)、艾滋病病毒(HIV)等血液传播性疾病和消化道传染病的传播媒介。我国是乙型肝炎大国,约有1亿人口携带乙肝病毒,HIV感染形势也令人担忧。因此,切断经口腔医疗器械传播途径是预防传染病的重要手段。加强和改进口腔医疗器械消毒灭菌工作,对预防口腔诊所交叉感染,尤其是控制外源性感染的发生具有非常重要的作用。

1. 提高认识,高度重视　随着医疗改革的深入,必须在思想上高度重视消毒灭菌工作,不能一味追求经济效益,而忽略消毒灭菌工作。口腔诊所应配备必要的消毒设备,建立健全各项管理制度并监督实施,设专人定岗、定编、定责。所有消毒灭菌人员必须经过正规培训、考核合格后方可上岗。

2. 加强相关人员消毒灭菌知识的培训　制订全年培训计划,每月口腔诊所进行1次医院感染知识学习,每半年进行1次医院感染知识考试,定期对口腔医务人员及消毒人员进行交叉感染知识的培训,对新入诊所的口腔医务人员及进修生、实习生进行岗前培训。

要求从事口腔诊疗工作的医务人员掌握消毒灭菌的方法,了解影响消毒灭菌质量的因素及消毒灭菌时的注意事项等。必须进行无菌技术操作、消毒隔离和个人防护等专业知识的培训,使口腔医务人员充分认识到严格执行消毒隔离制度和无菌操作技术规程是控制医院感染的有效手段。

3. 消毒灭菌效果的监测　消毒灭菌物品是否合格,必须通过消毒灭菌效果监测才能确定。按照中华人民共和国卫生部《消毒技术规范》、《医院感染管理规范》的要求定期监测。使用中的消毒剂、灭菌剂应进行生物和化学监测。

生物监测消毒剂每月1次,其细菌含量必须≤100CFU/ml,灭菌剂每月监测1次,不得检出任何微生物;化学监测应根据消毒、灭菌剂的性能定期监测,如含氯消毒剂应每日监测,戊二醛应每周监测。

4. 继续完善法规标准,加强卫生监督工作　建议应进一步完善口腔诊所的预防性卫生监督工作规定;完善口腔诊所卫生标准和感染控制主要指标的内容,以利各级卫生监督机构开展监督工作。各级卫生监督机构应进一步加强对监督员的培训,提高执法水平,加强日常监督、监测,提高口腔诊所的卫生质量。

口腔医疗器械已成为医源性传染病的重要传播媒介,口腔医疗器械消毒灭菌的工作质量成为社会关注的热点问题。探索便捷高效的口腔医疗器械消毒灭菌方法,以及建立健全消毒灭菌效果监测、监督管理机制等已成为各级卫生部门的紧迫问题。

二、感染管理职能作用

1. 感染管理专职人员的职能　国家卫生部新颁布《医院感染管理办法》为医院感染法制化、规范化提供了依据。目前,专职管理人员面临着从"硬"管理向"软"管理为主的转化和趋势,除具备较高专业水平和现代管理意识"双肩挑"的专业人员之外,还应具备较高的业务理论知识(横向包括管理、法律、法规、心理等社会科学知识;纵向包括医学相关的基础理论知识和专业相关的医学知识,以及现代管理意识)等。并善于学习医院感染学知识;提高自身素质和能力;掌握医院感染管理工作内容;承担感染管理部门对临床开展的业务;指导感染管理与控制质量标准的实施;落实消毒与灭菌工作的选择;监督抗菌药物及消毒药械的合理使用;干预感染流行和暴发流行;沟通与临床医护人员的关系;开展感染管理基础和技术方面的学术研究;真正把医院感染控制管理从"事后统计、事后整改"转化为"尽早发现、事前预防"。

通过口腔诊所感染管理体系,发挥各部门医务人员间的职能作用;使口腔诊所感染管理各项措施有章可循、有据可依;使口腔诊所感染管理工作、制度标准、操作规范、监测常规,监督指导得以落实;使口腔诊所感染控制工作形成自上而下职责明确,相互监督、相互协作、相互联系、彼此制约的有机整体和良好的工作局部,使感染管理工作与医疗质量工作同步、协调发展。

2. 预防感染知识全员培训 在口腔诊所感染管理中,对全体员工进行医院感染相关法律法规等知识的普及教育和再教育,目的做好临床工作中的预防和控制感染规范和要求。对在职医护人员进行岗位培训学习;对新毕业的医师、护士进行岗前培训学习;对实习生、进修生进行岗位示教培训;对清洁护工进行现场指导规范操作培训等。将口腔诊所感染管理的重要性以及对医院或个人带来的危害等作为宣传教育重要内容。

(1) 提高全体员工对口腔诊所感染管理工作的认识:使全体员工认可口腔诊所感染管理在临床的作用,消除少部分全体员工和管理者对医院感染预防工作的偏见,认为"医院感染预防和控制就是简单的消毒隔离和消毒灭菌,工作中医院感染难以避免,预防是增加成本消耗,投入人,无效益"等现象。

(2) 加强全体员工医院感染知识和技能的培训:将国家卫生部颁布的医院感染相关的规范、条例汇编成册,下发全体员工进行学习;开展专题学术讲座、观看口腔诊所感染管理录像;了解国内外有关医院感染流行和暴发事件造成的危害;学习控制感染流行预防应急处理措施;掌握医院感染的基本知识和技能,使医院在感染监控与管理上有一个整体水平的提高。

(3) 规范全体员工工作中无菌技术操作的行为:主办医院感染监测、监控信息报道,以警示医护人员引起重视,向全体员工进行宣传;结合年终医院感染知识考核等,不断强化全体员工要遵循口腔诊所制定的感染控制管理制度及实施项目。

三、感染监控管理

口腔诊疗工作中医院感染的发生存在于任何操作环节和每位医护人员所处的工作环境、工作诊治、工作操作、工作流程、工作职业防护行为的始终。因此,抓重点医疗操作中和环节的管理十分重要。

1. 抓重点环节工作的监督管理 以"普遍预防、标准预防",来杜绝诊疗操作护理工作中血源性感染的发生。"一穿四个戴"、"九个一"即穿工作服、戴帽子、戴口罩、戴防目镜、戴手套;做到接诊每位病人一机一钻一杯一盘一巾一套器械一套敷料一个吸唾器一套塑制薄膜(铺盖工作台、扶手、枕套、灯柄)等;规范正确"六步卫生洗手"法,每接诊一位病人后用肥皂或洗手液流动水认真洗手,方可书写病历和处方,使医护人员提高洗手依从性,自觉做好职业、病人双向防护。

2. 抓重点医疗工作中的监控管理　供应室回收与发放器械物品消毒灭菌管理;后勤部门的医疗废弃物分类和污水处置制度的落实;医疗室牙钻手机等器械的消毒灭菌;修复技工模型的消毒;消毒剂在临床中的正确使用,以及一次性医疗用品使用前质量监测、使用中包装检查、使用后的分类、收集无害化处置等。

3. 抓消毒灭菌工作流程管理　凡能耐高温高压灭菌的器材物品诊疗使用后,一律按常规进行回收 - 去污染酶清洗 - 分类保养 - 塑封包装 - 灭菌储存 - 发放程序进行;凡不能耐高温的器材物品一律按常规进行回收 - 去污染酶清洗 - 根据材质选择消毒灭菌方法。

4. 抓监测监控工作管理力度　以监测数据为依据,落实消毒灭菌质量管理措施;以重点重点环节、重点人群、重点问题和事例为依据,向临床提供可靠的医院感染信息;以无菌技术操作、消毒隔离工作等为基础,做好医疗质量综合考评,以此把医院感染问题的发生控制在最低限度。

5. 抓感染管理工作计划的实施　目标监测、检查考评与医疗护理质量管理工作有机的相结合,形成以监测为基础与医院感染管理部门宏观监督的工作程序。并根据口腔医疗特点针对性的切断工作操作中易感因素及诊疗环境的污染源,使医院感染管理计划与标准切实认真贯彻执行,确保口腔医疗质量和医院感染管理质量的全程安全。

第二节　消毒管理办法和操作规范

为了加强消毒管理,预防和控制感染性疾病的传播,保障人体健康,卫生部2002 年第 27 号令公布了《消毒管理办法》,2005 年印发了《医疗机构口腔诊疗器械消毒技术操作规范》。

【附录 1】　*消毒管理办法*

〔来源:卫生部令第 27 号 2002 年公布,自 2002 年 7 月 1 日起实施〕

第一章　总则

第一条　为了加强消毒管理,预防和控制感染性疾病的传播,保障人体健康,根据《中华人民共和国传染病防治法》及其实施办法的有关规定,制定本办法。

第二条　本办法适用于医疗卫生机构、消毒服务机构以及从事消毒产品生产、经营活动的单位和个人。

其他需要消毒的场所和物品管理也适用于本办法。

第三条　卫生部主管全国消毒监督管理工作。

铁路、交通卫生主管机构依照本办法负责本系统的消毒监督管理工作。

第二章 消毒的卫生要求

第四条 医疗卫生机构应当建立消毒管理组织,制定消毒管理制度,执行国家有关规范、标准和规定,定期开展消毒与灭菌效果检测工作。

第五条 医疗卫生机构工作人员应当接受消毒技术培训、掌握消毒知识,并按规定严格执行消毒隔离制度。

第六条 医疗卫生机构使用的进入人体组织或无菌器官的医疗用品必须达到灭菌要求。各种注射、穿刺、采血器具应当一人一用一灭菌。凡接触皮肤、黏膜的器械和用品必须达到消毒要求。

医疗卫生机构使用的一次性使用医疗用品用后应当及时进行无害化处理。

第七条 医疗卫生机构购进消毒产品必须建立并执行进货检查验收制度。

第八条 医疗卫生机构的环境、物品应当符合国家有关规范、标准和规定。排放废弃的污水、污物应当按照国家有关规定进行无害化处理。运送传染病病人及其污染物品的车辆、工具必须随时进行消毒处理。

第九条 医疗卫生机构发生感染性疾病暴发、流行时,应当及时报告当地卫生行政部门,并采取有效消毒措施。

第十条 加工、出售、运输被传染病病原体污染或者来自疫区可能被传染病病原体污染的皮毛,应当进行消毒处理。

第十一条 托幼机构应当健全和执行消毒管理制度,对室内空气、餐(饮)具、毛巾、玩具和其他幼儿活动的场所及接触的物品定期进行消毒。

第十二条 出租衣物及洗涤衣物的单位和个人,应当对相关物品及场所进行消毒。

第十三条 从事致病微生物实验的单位应当执行有关的管理制度、操作规程,对实验的器材、污染物品等按规定进行消毒,防止实验室感染和致病微生物的扩散。

第十四条 殡仪馆、火葬场内与遗体接触的物品及运送遗体的车辆应当及时消毒。

第十五条 招用流动人员 200 人以上的用工单位,应当对流动人员集中生活起居的场所及使用的物品定期进行消毒。

第十六条 疫源地的消毒应当执行国家有关规范、标准和规定。

第十七条 公共场所、食品、生活饮用水、血液制品的消毒管理,按有关法律、法规的规定执行。

第三章 消毒产品的生产经营

第十八条 消毒产品应当符合国家有关规范、标准和规定。

第十九条 消毒产品的生产应当符合国家有关规范、标准和规定,对生产的消毒产品应当进行检验,不合格者不得出厂。

第二十条 消毒剂、消毒器械、卫生用品和一次性使用医疗用品的生产企业应当取得所在地省级卫生行政部门发放的卫生许可证后,方可从事消毒产品的生产。

第二十一条 省级卫生行政部门应当自受理消毒产品生产企业的申请之日起一个月内作出是否批准的决定。对符合《消毒产品生产企业卫生规范》要求的,发给卫生许可证;对不符合的,不予批准,并说明理由。

第二十二条 消毒产品生产企业卫生许可证编号格式为:(省、自治区、直辖市简称)卫消证字(发证年份)第 XXXX 号。

消毒产品生产企业卫生许可证的生产项目分为消毒剂类、消毒器械类、卫生用品类和一次性使用医疗用品类。

第二十三条　消毒产品生产企业卫生许可证有效期为四年,每年复核一次。

消毒产品生产企业卫生许可证有效期满前三个月,生产企业应当向原发证机关申请换发卫生许可证。经审查符合要求的,换发新证。新证沿用原卫生许可证编号。

第二十四条　消毒产品生产企业迁移厂址或者另设分厂(车间),应当按本办法规定向生产场所所在地的省级卫生行政部门申请消毒产品生产企业卫生许可证。

产品包装上标注的厂址、卫生许可证号应当是实际生产地地址和其卫生许可证号。

第二十五条　取得卫生许可证的消毒产品生产企业变更企业名称、法定代表人或者生产类别的,应当向原发证机关提出申请,经审查同意,换发新证。新证沿用原卫生许可证编号。

第二十六条　卫生用品和一次性使用医疗用品在投放市场前应当向省级卫生行政部门备案。备案时按照卫生部制定的卫生用品和一次性使用医疗用品备案管理规定的要求提交资料。

省级卫生行政部门自受理申请之日起十五日内对符合要求的,发给备案凭证。备案文号格式为:(省、自治区、直辖市简称)卫消备字(发证年份)第XXXX号。不予备案的,应当说明理由。

备案凭证在全国范围内有效。

第二十七条　进口卫生用品和一次性使用医疗用品在首次进入中国市场销售前应当向卫生部备案。备案时按照卫生部制定的卫生用品和一次性使用医疗用品备案管理规定的要求提交资料。必要时,卫生部可以对生产企业进行现场审核。

卫生部自受理申请之日起十五日内对符合要求的,发给备案凭证。备案文号格式为:卫消备进字(发证年份)第XXXX号。不予备案的,应当说明理由。

第二十八条　生产消毒剂、消毒器械应当按照本办法规定取得卫生部颁发的消毒剂、消毒器械卫生许可批件。

第二十九条　生产企业申请消毒剂、消毒器械卫生许可批件的审批程序是:

(一)生产企业应当按卫生部消毒产品申报与受理规定的要求,向所在地省级卫生行政部门提出申请,由省级卫生行政部门对其申报资料和样品进行初审。

(二)省级卫生行政部门自受理之日起一个月内完成对申报资料完整性、合法性和规范性的审查,审查合格的方可报卫生部审批。

(三)卫生部自受理申报之日起四个月内作出是否批准的决定。

卫生部对批准的产品,发给消毒剂、消毒器械卫生许可批件,批准文号格式为:卫消字(年份)第XXXX号。不予批准的,应当说明理由。

第三十条　申请进口消毒剂、消毒器械卫生许可批件的,应当直接向卫生部提出申请,并按照卫生部消毒产品申报与受理规定的要求提交有关材料。必要时,卫生部可以对生产企业现场进行审核。

卫生部应当自受理申报之日起四个月内做出是否批准的决定。对批准进口的,发给进口消毒剂、消毒器械卫生许可批件,批准文号格式为:卫消进字(年份)第XXXX号。不予批准的,应当说明理由。

第三十一条　消毒剂、消毒器械卫生许可批件的有效期为四年。有效期满前六个月,生产企业或者进口产品代理商应当按照卫生部消毒产品申报与受理规定的要求提出换发卫生许可批件申请。获准换发的,卫生许可批件沿用原批准文号。

第三十二条　经营者采购消毒产品时,应当索取下列有效证件:

(一)生产企业卫生许可证复印件。

（二）产品备案凭证或者卫生许可批件复印件。

有效证件的复印件应当加盖原件持有者的印章。

第三十三条 消毒产品的命名、标签（含说明书）应当符合卫生部的有关规定。

消毒产品的标签（含说明书）和宣传内容必须真实，不得出现或暗示对疾病的治疗效果。

第三十四条 禁止生产经营下列消毒产品：

（一）无生产企业卫生许可证、产品备案凭证或卫生许可批件的。

（二）产品卫生质量不符合要求的。

第四章 消毒服务机构

第三十五条 消毒服务机构应当向省级卫生行政部门提出申请，取得省级卫生行政部门发放的卫生许可证后方可开展消毒服务。

消毒服务机构卫生许可证编号格式为：(省、自治区、辖市简称)卫消服证字(发证年份)第XXXX号，有效期四年，每年复核一次。有效期满前三个月，消毒服务机构应当向原发证机关申请换发卫生许可证。经审查符合要求的，换发新证。新证沿用原卫生许可证编号。

第三十六条 消毒服务机构应当符合以下要求：

（一）具备符合国家有关规范、标准和规定的消毒与灭菌设备。

（二）其消毒与灭菌工艺流程和工作环境必须符合卫生要求。

（三）具有能对消毒与灭菌效果进行检测的人员和条件，建立自检制度。

（四）用环氧乙烷和电离辐射的方法进行消毒与灭菌的，其安全与环境保护等方面的要求按国家有关规定执行。

（五）从事用环氧乙烷和电离辐射进行消毒服务的人员必须经过省级卫生行政部门的专业技术培训，以其他消毒方法进行消毒服务的人员必须经过设区的市(地)级以上卫生行政部门组织的专业技术培训，取得相应资格证书后方可上岗工作。

第三十七条 消毒服务机构不得购置和使用不符合本办法规定的消毒产品。

第三十八条 消毒服务机构应当接受当地卫生行政部门的监督。

第五章 监督

第三十九条 县级以上卫生行政部门对消毒工作行使下列监督管理职权：

（一）对有关机构、场所和物品的消毒工作进行监督检查。

（二）对消毒产品生产企业执行《消毒产品生产企业卫生规范》情况进行监督检查。

（三）对消毒产品的卫生质量进行监督检查。

（四）对消毒服务机构的消毒服务质量进行监督检查。

（五）对违反本办法的行为采取行政控制措施。

（六）对违反本办法的行为给予行政处罚。

第四十条 有下列情形之一的，省级以上卫生行政部门可以对已获得卫生许可批件和备案凭证的消毒产品进行重新审查：

（一）产品配方、生产工艺真实性受到质疑的。

（二）产品安全性、消毒效果受到质疑的。

（三）产品宣传内容、标签（含说明书）受到质疑的。

第四十一条 消毒产品卫生许可批件的持有者应当在接到省级以上卫生行政部门重新审查通知一个月内，按照通知的有关要求提交材料。超过上述期限未提交有关材料的，视为放弃重新审查,省级以上卫生行政部门可以注销产品卫生许可批准文号或备案文号。

第四十二条 省级以上卫生行政部门自收到重新审查所需的全部材料之日起一个月内,应当作出重新审查决定。有下列情形之一的,注销产品卫生许可批准文号或备案文号:

(一)擅自更改产品名称、配方、生产工艺的。

(二)产品安全性、消毒效果达不到要求的。

(三)夸大宣传的。

第四十三条 消毒产品检验机构应当经省级以上卫生行政部门认定。未经认定的,不得从事消毒产品检验工作。

消毒产品检验机构出具的检验和评价报告,应当客观、真实,符合有关规范、标准和规定。

消毒产品检验机构出具的检验报告,在全国范围内有效。

第四十四条 对出具虚假检验报告或者疏于管理难以保证检验质量的消毒产品检验机构,由省级以上卫生行政部门责令改正,并予以通报批评;情节严重的,取消认定资格。被取消认定资格的检验机构两年内不得重新申请认定。

第六章 罚则

第四十五条 医疗卫生机构违反本办法第四、五、六、七、八、九条规定的,由县级以上地方卫生行政部门责令限期改正,可以处 5000 元以下罚款;造成感染性疾病暴发的,可以处 5000 元以上 20 000 元以下罚款。

第四十六条 加工、出售、运输被传染病病原体污染或者来自疫区可能被传染病病原体污染的皮毛,未按国家有关规定进行消毒处理的,应当按照《传染病防治法实施办法》第六十八条的有关规定给予处罚。

第四十七条 消毒产品生产经营单位违反本办法第三十三、三十四条规定的,由县级以上地方卫生行政部门责令其限期改正,可以处 5000 元以下罚款;造成感染性疾病暴发的,可以处 5000 元以上 20 000 元以下的罚款。

第四十八条 消毒服务机构违反本办法规定,有下列情形之一的,由县级以上卫生行政部门责令其限期改正,可以处 5000 元以下的罚款;造成感染性疾病发生的,可以处 5000 元以上 20 000 元以下的罚款:

(一)消毒后的物品未达到卫生标准和要求的。

(二)未取得卫生许可证从事消毒服务业务的。

第七章 附则

第四十九条 本办法下列用语的含义:

感染性疾病:由微生物引起的疾病。

消毒产品:包括消毒剂、消毒器械(含生物指示物、化学指示物和(灭菌物品包装物)、卫生用品和一次性使用医疗用品。

消毒服务机构:指为社会提供可能被污染的物品及场所、卫生用品和一次性使用医疗用品等进行消毒与灭菌服务的单位。

医疗卫生机构:指医疗保健、疾病控制、采供血机构及与上述机构业务活动相同的单位。

第五十条 本办法由卫生部负责解释。

第五十一条 本办法自 2002 年 7 月 1 日起施行。1992 年 8 月 31 日卫生部发布的《消毒管理办法》同时废止。

【附录2】 医疗机构口腔诊疗器械消毒技术操作规范

[来源:卫生部印发 自2005年5月1日起施行]

第一章 总则

第一条 为规范医疗机构口腔诊疗器械的消毒工作,保障医疗质量和医疗安全,制定本规范。

第二条 本规范适用于综合医院口腔科、口腔医院、口腔诊所等开展口腔科诊疗科目服务的医疗机构。

第三条 开展口腔科诊疗科目服务的医疗机构,必须将口腔诊疗器械的消毒工作纳入医疗质量管理,确保消毒效果。

第四条 各级地方卫生行政部门负责辖区内医疗机构口腔诊疗器械消毒工作的监督管理。

第二章 基本要求

第五条 开展口腔科诊疗科目服务的医疗机构应当制定并落实口腔诊疗器械消毒工作的各项规章制度,建立、健全消毒管理责任制,切实履行职责,确保消毒工作质量。

第六条 从事口腔诊疗服务和口腔诊疗器械消毒工作的医务人员,应当掌握口腔诊疗器械消毒及个人防护等医院感染预防与控制方面的知识,遵循标准预防的原则,严格遵守有关的规章制度。

第七条 医疗机构应当根据口腔诊疗器械的危险程度及材质特点,选择适宜的消毒或者灭菌方法,并遵循以下原则:

一、进入病人口腔内的所有诊疗器械,必须达到"一人一用一消毒或者灭菌"的要求。

二、凡接触病人伤口、血液、破损黏膜或者进入人体无菌组织的各类口腔诊疗器械,包括牙科手机、车针、根管治疗器械、拔牙器械、手术治疗器械、牙周治疗器械、敷料等,使用前必须达到灭菌。

三、接触病人完整黏膜、皮肤的口腔诊疗器械,包括口镜、探针、牙科镊子等口腔检查器械、各类用于辅助治疗的物理测量仪器、印模托盘、漱口杯等,使用前必须达到消毒。

四、凡接触病人体液、血液的修复、正畸模型等物品,送技工室操作前必须消毒。

五、牙科综合治疗台及其配套设施应每日清洁、消毒,遇污染应及时清洁、消毒。

六、对口腔诊疗器械进行清洗、消毒或者灭菌的工作人员,在操作过程中应当做好个人防护工作。

第八条 医务人员进行口腔诊疗操作时,应当戴口罩、帽子,可能出现病人血液、体液喷溅时,应当戴护目镜。每次操作前及操作后应当严格洗手或者手消毒。

医务人员戴手套操作时,每治疗一个病人应当更换一副手套并洗手或者手消毒。

第九条 口腔诊疗过程中产生的医疗废物应当按照《医疗废物管理条例》及有关法规、规章的规定进行处理。

第十条 口腔诊疗区域和口腔诊疗器械清洗、消毒区域应当分开,布局合理,能够满足诊疗工作和口腔诊疗器械清洗、消毒工作的基本需要。

第三章 消毒工作程序及要点

第十一条 口腔诊疗器械消毒工作包括清洗、器械维护与保养、消毒或者灭菌、贮存等工作程序。

第十二条 口腔诊疗器械清洗工作要点是:

一、口腔诊疗器械使用后,应当及时用流动水彻底清洗,其方式应当采用手工刷洗或者使用机械清洗设备进行清洗。

二、有条件的医院应当使用加酶洗液清洗,再用流动水冲洗干净;对结构复杂、缝隙多的器械,应当采用超声清洗。

三、清洗后的器械应当擦干或者采用机械设备烘干。

第十三条　口腔诊疗器械清洗后应当对口腔器械进行维护和保养,对牙科手机和特殊的口腔器械注入适量专用润滑剂,并检查器械的使用性能。

第十四条　根据采用的消毒与灭菌的不同方式对口腔诊疗器械进行包装,并在包装外注明消毒日期、有效期。

采用快速卡式压力蒸气灭菌器灭菌器械,可不封袋包装,裸露灭菌后存放于无菌容器中备用;一经打开使用,有效期不得超过 4 小时。

第十五条　牙科手机和耐湿热、需要灭菌的口腔诊疗器械,首选压力蒸气灭菌的方法进行灭菌,或者采用环氧乙烷、等离子体等其他灭菌方法进行灭菌。

对不耐湿热、能够充分暴露在消毒液中的器械可以选用化学方法进行浸泡消毒或者灭菌。在器械使用前,应当用无菌水将残留的消毒液冲洗干净。

第十六条　每次治疗开始前和结束后及时踩脚闸冲洗管腔 30 秒,减少回吸污染;有条件可配备管腔防回吸装置或使用防回吸牙科手机。

第十七条　口腔诊疗区域内应当保证环境整洁,每日对口腔诊疗、清洗、消毒区域进行清洁、消毒;每日定时通风或者进行空气净化;对可能造成污染的诊疗环境表面及时进行清洁、消毒处理。每周对环境进行 1 次彻底的清洁、消毒。

第四章　消毒与灭菌效果监测

第十八条　医疗机构应当对口腔诊疗器械消毒与灭菌的效果进行监测,确保消毒、灭菌合格。

灭菌效果监测采用工艺监测、化学监测和生物监测。工艺监测包括灭菌物品、洗涤、包装质量合格;灭菌物品放置灭菌器的方法合格;灭菌器的仪表运行正常;灭菌器的运行程序正常。

第十九条　新灭菌设备和维修后的设备在投入使用前,应当确定设备灭菌操作程序、灭菌物品包装形式和灭菌物品重量,进行生物监测合格后,方可投入使用。

在设备灭菌操作程序、灭菌物品包装形式和灭菌物品重量发生改变时,应当进行灭菌效果确认性生物监测。

灭菌设备常规使用条件下,至少每月进行 1 次生物监测。

第二十条　采用包装方式进行压力蒸气灭菌或者环氧乙烷灭菌的,应当进行工艺监测、化学监测和生物监测;采用裸露方式进行压力蒸气灭菌的,应当对每次灭菌进行工艺监测、化学监测,按要求定期进行生物学监测。

第二十一条　使用中的化学消毒剂应当定期进行浓度和微生物污染监测。

浓度监测:对于含氯消毒剂、过氧乙酸等易挥发的消毒剂应当每日监测浓度,对较稳定的消毒剂如 2% 戊二醛应当每周监测浓度。

微生物污染监测:使用中的消毒剂每季度监测 1 次,使用中的灭菌剂每月监测 1 次。

第五章　附则

第二十二条　本规范自 2005 年 5 月 1 日起施行。

原《医院感染管理规范》(试行)及其他与本规范不一致的规定以本规范为准。

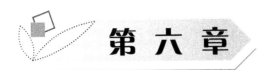

第 六 章

消毒灭菌基础知识

目前国内外学者对医院感染的研究日见成熟,医院感染学已经成为了一门独立的新学科。20世纪80年代以来,我国开始重视医院感染的研究和监测,我国卫生部在1986年已将医院感染控制的监测作为医院分级管理的重要指标。

第一节　消毒、灭菌的概念和原则

消毒是指杀灭病原微生物和其他有害微生物。灭菌是指杀灭一切活的微生物。灭菌和消毒都必须能杀灭所有病原微生物和其他有害微生物。

一、概念

1. **消毒**　消毒是指杀灭或清除传播媒介上的病原微生物,但并不要求清除或杀灭所有微生物(如芽胞等),使之达到无害化的处理。根据有无已知的传染源可分预防性消毒和疫源性消毒;根据消毒的时间可分为随时消毒和终末消毒。

只要消毒后媒介物携带的微生物等于或少于国家规定的标准。若能使人工污染的微生物减少99.9%或使消毒对象上污染的自然微生物减少90%,则为消毒合格。

2. **灭菌**　消毒是指杀灭或清除传播媒介上的所有微生物(包括芽胞),使之达到无菌程度。经过灭菌的物品称"无菌物品"。用于需进入人体内部,包括进入血液、组织、体腔的医用器材,如手术器械、注射用具、一切置入体腔的引流管等,要求绝对无菌。

灭菌是个绝对的概念,灭菌后物品必须是完全无菌的。然而事实上要达到这样的程度是很困难的,因此规定,灭菌过程必须使物品污染微生物的存活几率减少到 10^{-6}。换句话说,若对 100 万件物品进行灭菌处理,灭菌后最多只允许有一件灭菌物品中仍有活的微生物。

消毒与灭菌是两个不同的要领。灭菌可包括消毒,而消毒却不能代替灭菌。消毒多用于卫生防疫方面,灭菌则主要用于医疗护理。

二、消毒、灭菌的原则

应具体分析引起感染的途径、涉及的媒介物及病原微生物的种类,有针对性地使用消毒剂。

1. 采取适当的消毒方法 根据消毒对象选择简便、有效、不损坏物品、来源丰富、价格适中的消毒方法。医院诊疗器械按污染后可造成的危害程度和在人体接触部位的不同分为三类(表 6-1)。

表 6-1 医院诊疗器械按污染程度分类

分类	应 用	选用消毒方法
高度危险器材	穿过皮肤、黏膜而进入无菌的组织或器官内部,或与破损的皮肤黏膜密切接触的器材,如手术器械、注射器、心脏起搏器等	选用高效消毒法,灭菌
中度危险器材	仅与皮肤、黏膜密切接触,而不进入无菌组织内,如内镜、体温计、氧气管、呼吸机及所属器械、麻醉器械等	选用中效消毒法,杀灭除芽胞以外的各种微生物
低度危险器材	不进入人体组织,不接触黏膜,仅直接或间接地与健康无损的皮肤接触,如果没有足够数量的病原微生物污染,一般并无危害,如口罩、衣被、药杯等	选用低效消毒法,要求去除一般细菌繁殖体和亲脂性病毒

2. 控制影响消毒效果的因素 许多因素会影响消毒剂的作用,而且各种消毒剂对这些因素的敏感性差异很大。

(1) 微生物的种类:不同类型的病原微生物对消毒剂抵抗力不同,因此,进行消毒时必须区别对待。①细菌繁殖体:易被消毒剂消灭,一般革兰阳性细菌对消毒剂较敏感,革兰阴性杆菌则常有较强的抵抗力。繁殖体对热敏感,消毒方法以热力消毒为主。②细菌芽胞:芽胞对消毒因子耐力最强,杀灭细菌芽胞最可靠的方法是热力灭菌,电离辐射和环氧乙烷熏蒸法。在化学消毒剂中,戊二醛、过氧乙酸能杀灭芽胞,但可靠性不如热力灭菌法。③病毒:对消毒因子的耐力因种类不同而有很大差异,亲水病毒的耐力较亲脂性病毒强。④真菌:对干燥、日光、紫外线以及多数化学药物耐力较强,但不耐热(60℃ 1 小时杀灭)。

(2) 微生物的数量:污染的微生物数量越多需要消毒的时间就越长,剂量越大。

（3）有机物的存在：①有机物在微生物的表面形成保护层妨碍消毒剂与微生物的接触或延迟消毒剂的作用，以致微生物逐渐产生对药物的适应性。②有机物和消毒剂作用，形成溶解度比原来更低或杀菌作用比原来更弱的化合物。③一部分消毒剂与有机物发生了作用，则对微生物的作用浓度降低。④有机物可中和一部分消毒剂。消毒剂中重金属类、表面活化剂等受有机物影响较大，对戊二醛影响较小。

（4）温度：随着温度的升高，杀菌作用增强，但温度的变化对各种消毒剂影响不同。如甲醛、戊二醛、环氧乙烷的温度升高 1 倍时，杀菌效果可增加 10 倍。而酚类和乙醇受温度影响小。

（5）pH 值：从两方面影响杀菌作用。①对消毒剂的作用：改变其溶解度和分子结构。②pH 过高或过低对微生物的生长均有影响。在酸性条件下，细菌表面负电荷减少，阴离子型消毒剂杀菌效果好。在碱性条件下，细菌表面负电荷增多，有利于阳离子型消毒剂发挥作用。

（6）处理剂量与监测：保证消毒、灭菌处理的剂量，加强效果监测，防止再污染。

第二节　物理消毒、灭菌的方法

物理消毒、灭菌法是指利用物理因素杀灭或清除病原微生物及其他有害微生物的方法。包括热力消毒灭菌、辐射消毒、空气净化、超声波消毒和微波消毒等。其中以高温的应用最为普遍，能把应用于手术区或伤口的物品上所附带的微生物彻底消灭掉。手术器械和应用物品如手术衣、手术巾、纱布、盆罐以及各种常用手术器械等都可用高温来灭菌。电离辐射主要用于药物如抗生素、激素、维生素等的制备过程，还包括一次性医用敷料、手术衣和巾、容器、注射器及缝线的灭菌。紫外线可以杀灭悬浮在空气中和附于物体表面的细菌、真菌、支原体和病毒等，常用于室内空气的灭菌。

物理因素按其在消毒中的作用可分为五类：

（1）具有良好灭菌作用的：如热力、微波、红外线、电离等，它杀灭微生物的能力很强，可达到灭菌要求。

（2）具有一定消毒作用的：如紫外线、超声波等，可杀灭绝大部分微生物。

（3）具有自然净化作用的：如寒冷、冰冻、干燥等，它们杀灭微生物的能力有限。

（4）具有除菌作用的：如机械清除、通风与过滤除菌等，可将微生物从传染媒介物上去掉。

（5）具有辅助作用的：如真空、磁力、压力等，虽对微生物无伤害作用，但能为杀灭、抑制或清除微生物创造有利条件。

一、热力消毒灭菌

高温能使微生物的蛋白质和酶变性或凝固（结构改变导致功能丧失），新陈代谢受到障碍而死亡，从而达到消毒与灭菌的目的。在消毒中，热可分为湿热与干热两大类。

1. 干热消毒灭菌　干热是指相对湿度在 20% 以下的高热。干热消毒灭菌是由空气导热的，传热效果较慢。一般繁殖体在干热 80~100℃ 中经 1 小时可以杀死，芽胞需 160~170℃ 经 2 小时方可杀死。

（1）燃烧法：燃烧法是一种简单、迅速、彻底的灭菌方法，因对物品的破坏性大，故应用范围有限。

烧灼法：一些耐高温的器械（金属、搪瓷类），在急用或无条件用其他方法消毒时可采用此法。将器械放在火焰上烧灼 1~2 分钟。若为搪瓷容器，可倒少量 95% 乙醇，慢慢转动容器，使乙醇分布均匀，点火燃烧至熄灭 1~2 分钟。采集作细菌培养的标本时，在留取标本前后（即启盖后，闭盖前）都应将试管（瓶）口和盖子置于火焰上烧灼，来回旋转 2~3 次。

燃烧时要注意安全，须远离易燃易爆物品，如氧气、汽油、乙醚等。燃烧过程不得添加乙醇，以免引起火焰上窜而致灼伤或火灾。锐利刀剪为保护刀锋，不宜用燃烧灭菌法。

焚烧：某些特殊感染，如破伤风、气性坏疽、铜绿假单胞菌感染的敷料，以及其他已污染且无保留价值的物品，如污纸、垃圾等，应放入焚烧炉内焚烧，使之炭化。

（2）干烤法：电热烤箱：利用烤箱的热空气消毒灭菌。烤箱通电加热后的空气在一定空间不断对流，产生均一效应的热空气直接穿透物体。一般繁殖体在干热 80~100℃ 中经 1 小时可以杀死，芽胞、病毒需 160~170℃ 经 2 小时方可杀死。热空气消毒灭菌法适用于玻璃器皿、瓷器以及明胶海绵、液体石蜡、各种粉剂、软膏等。灭菌后待箱内温度降至 40~50℃ 以下才能开启柜门，以防炸裂。

微波消毒：微波是一种高频电磁波，其杀菌的作用原理，一为热效应，所及之处产生分子内部剧烈运动，使物体里外温度迅速升高；一为综合效应，诸如化学效应、电磁共振效应和场致力效应。目前已广泛应用于食品、药品的消毒，用微波灭菌手术器械包、微生物实验室用品等亦有报道。若物品先经 1% 过氧乙酸或 0.5% 苯扎溴铵湿化处理后，可起协同杀菌作用，照射 2 分钟，可使杀芽胞率由 98.81% 增加到 99.98%~99.99%。

微波对人体有一定危害性，其热效应可损伤睾丸、眼睛晶状体等，长时间照射还可致神经功能紊乱。使用时可设置不透微波的金属屏障或戴特制防护眼镜等。

2. 湿热消毒灭菌 湿热消毒灭菌是由空气和水蒸气导热,传热快,穿透力强,湿热灭菌法比干热灭菌法所需温度低、时间短。湿热灭菌法可分为:煮沸灭菌法、巴氏消毒法、高压蒸气灭菌法、流通蒸气灭菌法和间歇蒸气灭菌法。

(1) 煮沸法:将水煮沸至 100℃,保持 5~10 分钟可杀灭繁殖体,保持 1~3 小时可杀灭芽胞。在水中加入碳酸氢钠至 1%~2% 浓度时,沸点可达 105℃,能增强杀菌作用,还可去污防锈。在高原地区气压低、沸点低的情况下,要延长消毒时间(海拔每增高 300m,需延长消毒时间 2 分钟)。此法适用于不怕潮湿耐高温的搪瓷、金属、玻璃、橡胶类物品。

煮沸前物品刷洗干净,打开轴节或盖子,将其全部浸入水中。大小相同的碗、盆等均不能重叠,以确保物品各面与水接触。锐利、细小、易损物品用纱布包裹,以免撞击或散落。玻璃、搪瓷类放入冷水或温水中煮;金属、橡胶类则待水沸后放入。消毒时间均从水沸后开始计时。若中途再加入物品,则重新计时,消毒后及时取出物品,保持其无菌状态。

经煮沸灭菌的物品。"无菌"有效期不超过 6 小时。

(2) 高压蒸气灭菌法:高压蒸气灭菌器装置严密,输入蒸气不外逸,温度随蒸气压力增高而升高,当压力增至 103~206kPa 时,温度可达 121.3~132℃。高压蒸气灭菌法就是利用高压和高热释放的潜热进行灭菌,为目前可靠而有效的灭菌方法。适用于耐高温、高压,不怕潮湿的物品,如敷料、手术器械、药品、细菌培养基等。

潜热是指当 1g 100℃的水蒸气变成 1g 100℃水时,释放出 2255.2J 的热量。

高压蒸气灭菌的关键问题是为热的传导提供良好条件,而其中最重要的是使冷空气从灭菌器中顺利排出。因为冷空气导热性差,阻碍蒸气接触欲灭菌物品,并且还可减低蒸气分压使之不能达到应有的温度。

高压蒸气灭菌法的注意事项:

第一,无菌包不宜过大(小于 50cm×30cm×30cm),不宜过紧,各包裹间要有间隙,使蒸气能对流易渗透到包裹中央。消毒前,打开贮槽或盒的通气孔,有利于蒸气流通。而且排气时使蒸气能迅速排出,以保持物品干燥。消毒灭菌完毕,关闭贮槽或盒的通气孔,以保持物品的无菌状态。

第二,布类物品应放在金属类物品上,否则蒸气遇冷凝聚成水珠,使包布受潮。阻碍蒸气进入包裹中央,严重影响灭菌效果。

第三,定期检查灭菌效果。经高压蒸气灭菌的无菌包、无菌容器有效期以 1 周为宜。

高压蒸气灭菌效果的监测:有以下三种方法。

第一种是工艺监测,又称程序监测。根据安装在灭菌器上的量器(压力表、温度表、计时表)、图表、指示针、报警器等,指示灭菌设备工作正常与否。此法能迅速指出灭菌器的故障,但不能确定待灭菌物品是否达到灭菌要求。此法作为常规监测方法,每次灭菌均应进行。

第二种是化学指示监测。利用化学指示剂在一定温度与作用时间条件下受热变色或变形的特点,以判断是否达到灭菌所需参数。常用的有:

自制测温管:将某些化学药物的晶体密封于小玻璃管内(长2cm,内径1~2mm)制成。常用试剂有苯甲酸(熔点121~123℃)等。灭菌时,当湿度上升至药物的熔点,管内的晶体即熔化,事后,虽冷却再凝固,其外形仍可与未熔化的晶体相区别,此法只能指示温度,不能指示热持续时间是否已达标,因此是最低标准。主要用于各物品包装的中心情况的监测。

3M压力灭菌指示胶带:此胶带上印有斜形白色指示线条图案(图6-1,图6-2),是一种贴在待灭菌的无菌包外的特制变色胶纸。其粘贴面可牢固地封闭敷料包、金属盒或玻璃物品,在121℃经20分钟,130℃经4分钟后,胶带100%变色(条纹图案即显现黑色斜条)。3M胶带既可用于物品包装表面情况的监测,又可用于对包装中心情况的监测,还可以代替别针,夹子或带子使用。

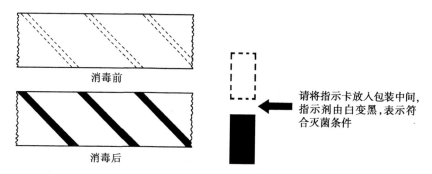

图6-1　高压蒸气灭菌指示带　　　图6-2　高压蒸气灭菌化学指示卡

第三种是生物指示剂监测。利用耐热的非致病性细菌芽胞作指示菌,以测定热力灭菌的效果。菌种用嗜热脂肪杆菌,本菌芽胞对热的抗力较强,其热死亡时间与病原微生物中抗力最强的肉毒杆菌芽胞相似。生物指示剂有芽胞悬液、芽胞菌片以及菌片与培养基混装的指示管。检测时应使用标准试验包,每个包中心部位置生物指示剂2个,放在灭菌柜室的5个点,即上层、中层的中央各一个点,下层的前、中、后各一个点。灭菌后,取出生物指示剂,接种于溴甲酚紫葡萄糖蛋白胨水培养基中,置55~60℃温箱中培养48小时至7天,观察最终结果。若培养后颜色未变,澄清透明,说明芽胞已被杀灭。达到了灭菌要求。若变为黄色混浊,说明芽胞未被杀灭,灭菌失败。

3. 干热灭菌与湿热灭菌的比较　干热灭菌与湿热灭菌虽然都是利用热的作

用杀菌,但由于本身的性质与传导介质不同,所以其灭菌的特点亦不一样(表 6-2)。

表 6-2　干热灭菌与湿热灭菌的比较

	干热	湿热
加热介质	空气	水和蒸气
对物品影响	烤焦	濡湿(皮革损坏)
适用对象	金属、玻璃与其他不畏焦化物品	棉织品、水液等不畏湿热物品
作用温度	高(160~400℃)	低(60~134℃)
作用时间	长(1~5 小时)	短(4~60 分钟)
杀菌能力	较差	较强

　　湿热与干热各有特点,互相很难完全取代,但总的说来,湿热的消毒效果较干热好,所以使用也普遍。湿热较干热消毒效果好的原因有三:①蛋白质在含水多时易变性,含水量多,愈易凝固;②湿热穿透力强,传导快;③蒸气具有潜热,当蒸气与被灭菌的物品接触时,可凝结成水而放出潜热,使湿度迅速升高,加强灭菌效果。

二、光照消毒灭菌

　　光照消毒灭菌包括光照消毒和电离辐射。光照消毒主要是利用紫外线照射,使菌体蛋白发生光解、变性,菌体内的氨基酸、核酸、酶遭到破坏而致细菌死亡。紫外线通过空气时,可使空气中的氧气电离产生臭氧,加强了杀菌作用。紫外线穿透性差,不能透过玻璃,尘埃,纸张和固体物质;透过空气能力较强,透过液体能力很弱。光照消毒对杆菌杀菌力强,对球菌较弱,对真菌、酵母菌更弱。对生长期细菌敏感,对芽胞敏感性差。光照消毒因地区、季节、环境的影响,效果有所差异,当温度低于 4℃,湿度超过 50% 时,杀菌能力减弱。因此,消毒时,必须提高温度,延长消毒时间,一般室温保持在 10~25℃为宜。减少空气中的尘埃,直接照射物品,可提高消毒的效果。

　　1. 日光暴晒法　日光由于其热、干燥和紫外线作用,具有一定的杀菌力,将物品放在直射日光下,暴晒 6 小时,定时翻动,使物体各面均受日光照射。此法多用于被褥、床垫、毛毯、书籍等物品的消毒。

　　2. 紫外线灯管消毒法　紫外线因其光谱位于紫色可见光之外,故称紫外线。紫外线灯管是一种人工制造的低压汞石英灯管,管内注入压强 0.4~0.6kPa 的氩气和水银数滴,管子两端用钨丝作成螺旋状电极。通电后,氩气先电离,然后冲击水银电离,发放紫外线。经 5~7 分钟后受紫外线照射的空气,才能使氧气产生臭氧。因此消毒时间应从灯亮 5~7 分钟后计时,紫外线杀菌能力与其波长有密切关系。最佳杀菌波长为 2537nm(是细菌对紫外线吸收最快的波长)。

　　常用的紫外线灯管有 15W、20W、30W、40W 四种,可采用悬吊式,移动式灯架照射,或紫外线消毒箱内照射。紫外线灯配用抛光铝板作反向罩,可增强消毒效果。

用于物品消毒时,如选用 30W 紫外线灯管,有效照射距离为 25~60cm,时间为 25~30 分钟(物品要摊开或挂起,扩大照射面)。

用空气消毒时,室内每 $10m^2$ 安装 30W 紫外线灯管 1 支,有效距离不超过 2m。照射时间为 30~60 分钟,照射前清扫尘埃,照射时关闭门窗,停止人员走动。

注意事项:①注意眼睛、皮肤的保护,照射时嘱病人勿直视紫外线光源,可戴墨镜,或有用纱布遮盖双眼。用被单遮盖肢体,以免引起眼炎或皮肤红斑。②紫外线灯管要保持清洁透亮。灯管要轻拿轻放。关灯后应间隔 3~4 分钟后才能再次开启。一次可连续使用 4 小时。③定期监测消毒效果。紫外线的杀菌力取决于紫外线输出量的大小,灯管的输出强度随使用时间的增加而减弱。故日常消毒多采用紫外线强度计或化学指示卡进行监测,新管(30W)不低于 $100\mu W/cm^2$;使用中的旧管在 $50~70\mu W/cm^2$,则需延长消毒时间;低于 $50\mu W/cm^2$ 者必须更换。定期进行空气细菌培养,以检查杀菌效果。

3. 臭氧灭菌灯(电子灭菌灯)消毒法　灭菌灯内装有 1~4 支臭氧发生管,在电场作用下,将空气中的氧气转换成高纯臭氧。臭氧主要依靠其强大的氧化作用而杀菌。使用灭菌灯时,关闭门窗,确保消毒效果。用于空气消毒时,人员须离开现场,消毒结束后 20~30 分钟方可进入。

4. 电离辐射灭菌法　应用放射性核素 γ 源或直线加速器发生的高能量电子束进行灭菌。适用于忌热物品的常温灭菌方法。又称"冷灭菌"。尤其对一次性应用的医疗器材、密封包装后需长期储存的器材、精密医疗器材和仪器,以及移植和埋植的组织和人工器官,节育用品等特别适用。

三、空气净化

空气本身缺乏细菌维持生活所需的营养物,再加上日光对细菌的影响,故空气中细菌很少。但如果室内光照和通风较差,同时微生物不断地从室内人群的呼吸道、皮肤排出,以及室内物品表面的浮游菌。使室内空气中细菌比室外多。利用通风或空气过滤器可使室内空气中的细菌、尘埃大大降低,达到净化的目的。

1. 自然通风　定时开放门窗,以通风换气,这样可降低室内空气含菌的密度,短时间内使大气中的新鲜空气替换室内的污浊空气。通风是目前最简便、行之有效的净化空气的方法。通风的时间可根据湿度和空气流通条件而定。夏季应经常开放门窗以通风换气;冬季可选择清晨和晚间开窗,每日通风换气 2 次,每次 20~30 分钟。

2. 空气过滤除菌　是医院空气净化措施中采取的现代化设备。即使空气通过孔隙小于 0.2μ 的高效过滤器,利用物理阻留、静电吸附等原理除去介质中的微生物。通过过滤除菌使病室、手术室或无菌药物控制室内的空气达到绝对净化的目的。

凡在送风系统上装备高效空气过滤器的房间,称生物洁净室。适用于无菌护理室、无菌手术室等。空气净化的进展,为重大手术的开展和治疗大面积烧伤病人防止感染,提供了更加有利的条件。

四、超声波消毒法

超声波是一种有效的辅助灭菌方法,已经成功用于废水处理、饮用水消毒等领域,在液体食品灭菌中的应用也有较多的研究,如啤酒、橙汁、酱油等。超声波具有的杀菌效力主要是由其产生的空化作用所引起的。

超声波消毒法是利用频率在 20~200kHz 的声波作用下,使细菌细胞机械破裂和原生质迅速游离,达到消毒目的。如超声洗手器,用于手的消毒。超声洗涤机,用于注射器的清洁和初步的消毒处理。

第三节 化学消毒、灭菌的方法

凡不适于物理消毒灭菌而耐潮湿的物品,如锐利的金属、刀、剪、缝针和光学仪器(胃镜、膀胱镜等)及皮肤、黏膜,病人的分泌物、排泄物、病室空气等均可采用此法。化学品如甲醛、环氧乙烷及戊二醛等的蒸气可渗入纸张、衣料和被服等而发挥灭菌作用。应用化学方法还可用于某些特殊手术器械的消毒、手术人员手和臂的消毒、病人的皮肤消毒以及手术室的空气消毒等。

利用化学药物渗透细菌的体内,使菌体蛋白凝固变性,干扰细菌酶的活性,抑制细菌代谢和生长或损害细胞膜的结构,改变其渗透性,破坏其生理功能等,从而起到消毒灭菌作用。所用的药物称化学消毒剂。有的药物杀灭微生物的能力较强,可以达到灭菌的作用,又称为灭菌剂。

化学消毒灭菌剂的使用原则:

(1) 根据物品的性能及病原体的特性,选择合适的消毒剂。

(2) 严格掌握消毒剂的有效浓度、消毒时间和使用方法。

(3) 需消毒的物品应洗净擦干,浸泡时打开轴节,将物品浸没于溶液里。

(4) 消毒剂应定期更换,挥发剂应加盖并定期测定比重,及时调整浓度。

(5) 浸泡过的物品,使用前需用无菌等渗盐水冲洗,以免消毒剂刺激人体组织。

一、常用消毒灭菌方法

1. 浸泡法　选用杀菌谱广、腐蚀性弱、水溶性消毒剂,将物品浸没于消毒剂内,在标准的浓度和时间内,达到消毒灭菌目的。

2. 擦拭法　选用易溶于水、穿透性强的消毒剂,擦拭物品表面,在标准的浓度和时间里达到消毒灭菌目的。

3. 薰蒸法 加热或加入氧化剂,使消毒剂呈气体,在标准的浓度和时间里达到消毒灭菌目的。

适用于室内物品及空气消毒或精密贵重仪器和不能蒸、煮、浸泡的物品(血压计、听诊器以及传染病病人用过的票证等),均可用此法消毒。

(1)纯乳酸:常用于手术室和病室空气消毒。每 100m² 空间用乳酸 12ml 加等量水,放入治疗碗内,密闭门窗,加热熏蒸,待蒸发完毕,移去热源,继续封闭 2 小时,随后开窗通风换气。

(2)食醋:5~10ml/m³ 加热水 1~2m³,闭门加热熏蒸到食醋蒸发完为止。因食醋含 5% 乙酸可改变细菌酸碱环境而有抑菌作用,对流感、流脑病室的空气可进行消毒。

此外,尚可应用甲醛或过氧乙酸等进行熏蒸灭菌。

4. 喷雾法 借助普通喷雾器或气溶胶喷雾器,使消毒剂产生微粒气雾弥散在空间,进行空气和物品表面的消毒。如用 1% 漂白粉澄清液或 0.2% 过氧乙酸溶液作空气喷雾。对细菌芽胞污染的表面,每立方米喷雾 2% 过氧乙酸溶液 8ml 经 30 分钟(在 18℃以上的室温下),可达 99.9% 杀灭率。

5. 环氧乙烷气体密闭消毒法 将环氧乙烷气体置于密闭容器内,在标准的浓度、湿度和时间内达到消毒灭菌目的。

环氧乙烷是广谱气体杀菌剂,能杀灭细菌繁殖体及芽胞,以及真菌和病毒等。穿透力强,对大多数物品无损害,消毒后可迅速挥发,特别适用于不耐高热和温热的物品,如精密器械、电子仪器、光学仪器、心肺机、起搏器、书籍文件等,均无损害和腐蚀等副作用。本品沸点为 10.8℃,只能灌装于耐压金属罐或特制安瓿中。

操作方法:灭菌可用柜室法或丁基橡胶袋法。

(1)柜室法:可在环氧乙烷灭菌柜内进行。将物品放入柜室内,关闭柜门,预温加热至 40~60℃,抽真空至 21kPa 左右,通入环氧乙烷,用量 1kg/m³,在最适相对温度(60%~80%)情况下作用 6~12 小时。灭菌完毕后排气打开柜门,取出物品。

(2)丁基橡胶袋法:在特制的袋内进行。将物品放入袋内,挤出空气,扎紧袋口。环氧乙烷给药可事先放安瓿于袋内,扎紧袋口后打碎,使其气体扩散;亦可将钢瓶放在 40~50℃温水中气化后与袋底部胶管相通,使气体迅速进入,用药量为 2.5g/L。将橡胶袋底部通气口关闭,20~30℃室温中放置 8~24 小时。

注意事项:①环氧乙烷应存放在阴凉、通风、无火源、无电开关处。用时轻取轻放,勿猛烈碰撞。②消毒时,应注意环境的相对湿度和温度。钢瓶需加温时,热水不可超过 70℃。③消毒容器不能漏气(检测有无漏气,可用浸有硫代硫酸钠指示剂的滤纸片贴于可疑部位。如有漏气,滤纸片由白色变粉红色)。袋内物品放置不宜过紧。④环氧乙烷有一定吸附作用,消毒后的物品,应放置在通风环境,待气体散发后再使用。⑤本品液体对皮肤、眼及黏膜刺激性强,如有接触,立即用水冲洗。⑥在环氧乙烷消毒的操作过程中,如有头昏头痛等中毒症状时,应立即离开现场,至通风良好处休息。

二、消毒剂

1. 消毒剂的性质与消毒水平

(1) 高水平消毒剂:杀菌谱广、消毒方法多样,如环氧乙烷、过氧乙酸、甲醛、戊二醛、含氯消毒剂(漂白粉、三合一、次氯酸钠、优氯净等)。高水平消毒剂性质不稳定,需现用现配。

(2) 中等水平消毒剂 其特点是溶解度好、性质稳定、能长期贮存,但不能作灭菌剂。如碘伏、碘酊、乙醇、煤酚皂、高锰酸钾等。

(3) 低水平消毒剂:性质稳定、能长期贮存,无异味,无刺激性,但杀菌谱窄,对芽胞只有抑制作用。如季铵盐类(苯扎溴铵、度米芬、消毒净)、氯己定等。

2. 消毒剂浓度稀释配制计算法

消毒剂原液和加工剂型一般浓度较高,在实际应用中,必须根据消毒的对象和目的加稀释,配制成适宜浓度使用,才能收到良好的消毒灭菌效果。

稀释配制计算公式:$C_1 \cdot V_1 = C_2 \cdot V_2$

C_1——稀释前溶液浓度

C_2——稀释后溶液浓度

V_1——稀释前溶液体积

V_2——稀释后溶液体积

例:欲配 0.1% 新洁尔溶液 3000ml,需用 5% 苯扎溴铵溶液多少毫升?

代入公式:$5\% \times X = 0.1\% \times 3000$

$$X = 60ml$$

答:需用 5% 苯扎溴铵 60ml。

附:几种常用去污渍法

(1) 陈旧血渍:浸入过氧化氢溶液中,然后洗净。

(2) 甲紫污渍:乙醇或草酸擦拭。

(3) 凡士林或液体石蜡污渍:将污渍折夹在吸水纸中,然后用熨斗熨烙以吸污。

(4) 墨水污渍:新鲜污渍用肥皂、清水洗、不能洗净时再用稀盐酸或草酸溶液洗,也可用氨水或过氧化氢溶液退色。

(5) 铁锈污渍:浸入 1% 热草酸后用清水洗,也可用热醋酸浸洗。

(6) 蛋白银污渍:可用盐酸及氨水擦洗。

(7) 高锰酸钾污渍:可用 1% 维生素 C 溶液洗涤,或 0.2%~0.5% 过氧乙酸水溶液浸泡清洗。

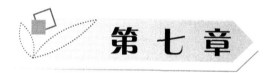

第 七 章

清洗消毒灭菌设备

新型口腔诊所清洗消毒灭菌设备的最低标准是必须配备 1 台超声洗涤机和 1 台高压蒸气灭菌器,以及相关辅助设备和设施。合适的设备和技术能够带来明显收益,带来效率与生产力提高、病人护理质量提高以及更多的赢利。口腔诊所感染控制,必须依靠现代化的清洗消毒灭菌设备。

第一节　清洗设备

清洗设备是指手机、拔牙钳等口腔器械经过清洗、烘干、加工制作成重新再利用的机械设备。

1. 超声洗涤机　清洗是消毒灭菌必要的前期工作,是决定消毒、灭菌质量的关键,尤其是去除残血污迹是保证灭菌质量的第一关。超声洗涤机(ultrasonic washer)用于一般口腔器械的清洁和初步的消毒处理(图 7-1)。超声洗涤机由清洗槽、喷淋槽两部分组成。超声波发声器发出高频振荡讯号,在添加复合酶的清洗液中产生空化效应,从而达到清洗目的。喷淋用软化水经过分布在喷淋槽壁上不同方向的喷嘴喷淋冲洗,大大提高洗涤效果。清洗后的牙科器械关节灵活,不易生锈,久用仍光亮如新。超声洗涤机将器械的浸泡消毒、清洗、煮沸、上油、烘干等程序一次完成,能够减轻工作人员的劳动强度,提高工作效率。若采取人工刷洗与超声清洗相结合的洗涤方

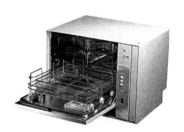

图 7-1　超声洗涤机
(The Hydrim C51w SciCan)

式,其合格率会大大提高,并坚持凡洗涤质量不合格
的器械不予以高压灭菌,确保口腔医疗质量。

2. 手机清洗养护机 牙科手机清洗养护机(图
7-2)用于医用牙科手机的清洗和润滑保养,不作为医
疗器械管理。

手机清洗养护机工作程序:

(1) 吹屑:高速手机腔内形成负压真空,并吹去管
道及风轮轴承表面的颗粒。

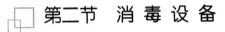

图7-2 手机清洗养护机

(2) 清洗液冲洗:清洗液随气流进入负压空隙对污垢进行清洗。

(3) 吹气:吹干手机内腔的残留清洗剂。

(4) 注油:润滑油进入负压间隙实现对轴承的全方位润滑。

(5) 吹气:吹去多余润滑油,使油膜均匀地覆在轴承滚珠和风轮转轮处。

(6) 完成:此时手机内部轴承、风轮和管道已被清洗、润滑完毕,可以封装灭
菌了。

第二节 消毒设备

1. 紫外线消毒器 紫外线消毒的原理是利用紫外线光子的能量破坏水体
中各种病毒、细菌以及其他病原体的 DNA 结构,主要是使 DNA 中的各种结构键
断裂或发生光化学聚合反应,如:使 DNA 中 Thymine 二聚,从而使各种病毒、细
菌以及其他病原体丧失复制繁殖能力,达到灭菌的
效果(图7-3)。

紫外线杀菌波段主要介于 200~300nm 之间,其
中以 253.7nm 波长的杀菌能力最强。当水或空气中
的各种细菌、病毒经过紫外线(253.7nm 波长)照射
区域时,紫外线穿透微生物的细胞膜和细胞核,破坏
核酸(DNA 或 RNA)的分子键,使其失去复制能力或
失去活性而死亡,从而在不使用任何化学药物的情
况下杀灭水或空气中的细菌和病毒。

紫外线消毒器杀菌速度快、效果好,不改变水的
物理、化学性质,不增加水的臭味,不产生致癌物三
氯甲烷,操作简单,管理方便。紫外线消毒技术是国
际上在 20 世纪 90 年代末兴起的最新一代消毒技术。
它集光学、微生物学、电子、流体力学、空气动力学为

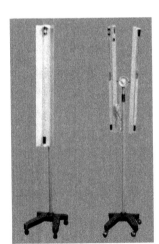

图7-3 紫外线消毒灯车(武
汉平安医疗器械有限公司)

一体,具有高效率、广谱性、低成本、长寿命、大水量和无二次污染的特点,是国际上公认的 21 世纪的主流消毒技术。

紫外线消毒灯的优点是利用发射的紫外线及其产生的臭氧而杀灭病原体(包括细菌繁殖体、芽胞、分枝杆菌、病毒、真菌等各种微生物),它是空气、物体表面和饮料生产消毒最常用的方法,操作简便、经济。一般 15m² 的房间一只 20W 的紫外线灯 30 分钟即可有效杀菌消毒,可以避免某些消毒液对环境的污染和对人体呼吸道黏膜的损伤,广泛用于口腔诊所的消毒。

紫外线灯安装时与普通日光灯方法相同,可直接替换,不过应注意在无人时使用。用紫外线灯对物体表面和衣物消毒时其距离应在 1.5m 之内。紫外线消毒器采用低臭氧紫外线灯制造,直接消毒循环的空气,不直接照射人,更适于在有人工作时使用,也适合空调房间使用,可任意移动到需要消毒的房间。

【案例】 安全智能紫外线消毒器工作程序
(1) 把待消毒空间窗户关闭,将消毒器放在适当位置,将红外感应精明眼朝向主出入通道。
(2) 插上电源,数码显示为 0。
(3) 按动按键,选择消毒时间,数字显示的顺序为:0→H→1→2→3→4→5→6→0,0 表示消毒器通电待机状态,数字 1-6 表示相应小时数的消毒时间,H 表示 30 分钟。
(4) 选定消毒时间后,人离开待消毒空间,关上房门,10 秒钟后消毒器自动开始工作。
(5) 消毒完毕后,打开门窗通风 15 分钟以上,你将会拥有一个澄清洁净的空间。
(6) 消毒工作完成后,切断消毒器电源,并将消毒器妥善放置。

2. 臭氧灭菌灯 臭氧灭菌灯也称电子灭菌灯,灭菌灯内装有 1~4 支臭氧发生管,在电场作用下,将空气中的氧气转换成高纯臭氧。臭氧主要依靠其强大的氧化作用而杀菌。使用灭菌灯时,关闭门窗,确保消毒效果。用于空气消毒时,人员须离开现场,消毒结束后 20~30 分钟方可进入。

第三节 灭菌设备

高压蒸气灭菌是牙科器械最常用的灭菌方法(121.5℃的蒸气,15psi 压力下,维持 10~12 分钟,可以消灭一切微生物),可以防止病人交互感染。

高压灭菌器采用高技术进行生产,消毒过程正确可靠。灭菌前的多次深度抽真空及周期性高效蒸气注入,能够对敷料织物、细长空心器械以及多层包装器械进行高质量的渗透,从而实现非常可靠的灭菌。根据不同消毒物品预设消毒程序。选择消毒程序,只需按下相应的程式键。为了避免器械耗损和节省昂贵的维修费,必须以蒸馏水进行消毒。为确保设备正常工作,对台面上的高压灭菌器进行水平校正是非常必要的。

例如:SciCan 系列卡式压力蒸气灭菌器(图 7-4)是目前循环速度最快的台式压力蒸气灭菌器。它能在病人治疗期间对口腔,耳鼻喉,眼科器械和各种手术器械及硬性窥镜快速灭菌,提高工作效率,优化医院和科室的时间管理,减少器械投资完成非包裹循环,分别只需 6 分钟和 9 分钟。随时灭菌,提高了器械使用周转率,使每位口腔医师最少需要

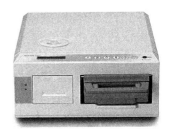

图 7-4　卡式压力蒸气灭菌器

7 只以上的手机减少到 3 只即可。灭菌快速可靠,体积轻便精巧。STATIM2000E和 STATIM5000 这两种型号完成整个灭菌程序分别只需要 6 分钟和 9 分钟。STATIM(时代)的轻巧卡式灭菌容器,使温度迅速地上升和冷却,从而令整个灭菌过程比常规的高压蒸气灭菌明显缩短。灭菌效果可靠。“时代”灭菌系统对有腔器械和无腔器械在生物和物理上的灭菌效果测试,已通过许多国际性学术机构认证。“时代”灭菌系统在消毒过程中,一旦出现问题,系统会自动终止运作,以保证灭菌效果的可靠性灭菌过程不损伤器械“时代”卡式高压蒸气灭菌器的快速灭菌程序,使昂贵的精密器械寿命得到延长,其机制是:①“时代”的蒸气发生器将蒸气均匀地注入灭菌盒内,同时迫使盒内空气排出。该强制排气原理已获得国际专利。经测试证明,“时代”卡式灭菌器的空气残存量仅为 0.014%。②其快速而有效地加热和冷却,明显地缩短了器械暴露在高温中的时间。③灭菌结束后。其内置的气泵把经过过滤的干燥空气注入卡式灭菌盒中,进一步降低盒内湿度;操作简单易学、维护方便快捷 轻触按键式操作和简明清晰的显示屏,使“时代”的操作更为简单便捷。设备设有自动检测系统,万一灭菌程序出现故障,即会在电子显示屏上显示出来。

第四节　辅助设备

1. 灭菌袋封口机　灭菌袋封口机(图 7-5)用于对灭菌包装袋进行封口,不作为医疗器械管理。用医用纸和聚丙烯层组成,以字体颜色变化来标示灭菌过程的完成。对需进行消毒灭菌的器械进行密封包装,使灭菌后的器械可长时间保持无菌状态。具有宽度 5cm、7cm、10cm 等多种规格,以适应不同尺寸器械的包装需要。

2. 蒸馏水机　高温高压灭菌器必须采用蒸

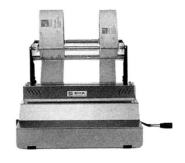

图 7-5　灭菌袋封口机

馏水作为工作介质。即使是纯净水,也含有各种矿物质,在高温下蒸发会产生水垢。一段时间后,水垢会使电磁阀密封不严导致蒸气泄漏;还会引起细小管路、压力传感器堵塞,及温度传感器失灵等故障。

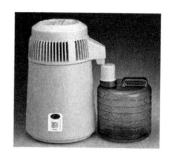

而且在灭菌室内的涡轮手机等中空有孔器械,进入的水垢易堵塞细小的管道和轴承,使涡轮手机转速降低,影响使用寿命。由此可见,使用蒸馏水很重要。但口腔诊所普遍布局分散,难以购买到蒸馏水;而诊所、医院科室及试验室经常需要少量蒸馏水,蒸馏水机(图7-6)的出现解决了这一难题。只需注入普通自来水,即可方便地制取高品质的蒸馏水。

图 7-6　蒸馏水机

第五节　污水处理设备

污水处理设备主要目的是将生活污水和与之相类似的工业有机废水处理后达到回用水质要求,使废水处理后资源化利用。

口腔诊所的污水,除一般生活污水外,还含有化学物质、毒性废水和病原体。因此,必须经过处理后才能排放,特别是肝炎等口腔医疗排出来的污水,须经消毒后才可排放。无集中式污水处理设备的口腔诊所,对其有害性的污水,必须单独消毒使其无害化。常用消毒剂有二氧化氯,漂白粉、次氯酸钠、臭氧。口腔诊所污水在处理过程中,沉淀的污泥含有大量的细菌、病毒和寄生虫卵,须经消毒或高温堆肥后方可用作肥料。

中国水资源人均占有量少,空间分布不平衡。随着中国城市化、工业化的加速,水资源的需求缺口也日益增大。这样的背景下,污水处理行业已成为新兴产业,目前与自来水生产、供水、排水、中水回用行业处于同等重要地位。虽然由于国家和各级政府对环境保护重视程度不断提高,中国污水处理行业正在快速增长,污水处理总量逐年增加,城镇污水处理率不断提高。但目前中国污水处理行业仍处于发展的初级阶段。

一方面,中国目前的污水处理能力尚跟不上用水规模的迅速扩张,管网、污泥处理等配套设施建设严重滞后。另一方面,中国的污水处理率与发达国家相比,还存在明显的差距,且处理设施的负荷率低。

因此中国应完善污水处理的政策法规,建立监管体制,创建合理的污水处理收费体系,扶植国内环保产业发展,推进污水处理行业的产业化和市场化。污水处理行业是一个朝阳产业,发展前景十分广阔。

口腔诊所污水的水质特点是含有大量的病原体——病菌和病毒。口腔诊所污水还含有消毒剂、药剂、试剂等多种化学物质。口腔诊所污水的水量与口腔诊所的规模及所在地区的气候等因素有关,按每张牙椅计一般为每天50~100L。口腔诊所污水处理主要是消毒,即杀灭病原体。常用的方法是二氧化氯消毒加生化的工艺原理。

随着社区口腔诊所的蓬勃发展,其地理位置不仅局限于建筑物的地层,同时也在向高层写字楼、商业楼和百货楼内发展。污水处理是否达标将关系到诊所能否开办的一项重要依据。由于医院污水中含有大量的病原微生物和有毒物质,所以国家制定了《医院污水排放标准》,要求诊所和医院的污水必须经一级消毒处理后才能排至市政管网。

由于这部分污水比较特殊,我国相关企业专门为此设计开发了牙科诊所污水处理设备(图7-7)。设备占地面积小、无噪声、处理效果好、维护简单、完全达标等优点。使口腔诊所的污水消毒处理中的预处理和消毒同时进行并达标排放。例如北京安宇通环境工程技术有限公司生产的口腔诊所污水处理设备具有结构紧凑、安装方便、操作简单、系统处理效果稳定可靠、运行费用低、便于移动等特点。整个系统不需要专人管理。采用物理方法(臭氧＋过滤吸附)处理污水,不需要添加药物,也不会有氯排放超标的现象。整套设备在标准状态下连续使用寿命5万小时。

口腔诊所污水处理设备采用以下处理方案:工艺流程为原水→调节沉淀→臭氧消毒系统→过滤系统→出水排放(市政管道)。

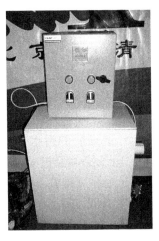

图7-7　口腔诊所污水处理设备

工艺中的主体为臭氧消毒,其杀菌机制是破坏和氧化微生物的细胞膜、细胞质、酶系统和核酸,从而使细菌和病毒迅速灭活。臭氧消毒的主要优点:臭氧是优良的氧化剂和杀菌剂,可以杀灭抗氯性强的病毒和芽胞。臭氧消毒受污水pH值及温度影响较小。臭氧可以去除污水中的色、嗅、味和酚氰等污染物,增加水中的溶解氧,改善水质。臭氧可以分解难生物降解的有机物和三致物质,提高污水的生化性。臭氧在水中易分解,不会因残留造成二次污染。臭氧发生设备及投配装置具有较高的技术水平进行管理和维护,安装方便。臭氧消毒与其他的消毒方法比较,运行成本更经济,处理效果比较好。

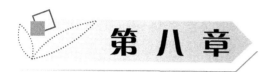

第八章

交叉感染消毒防护

口腔诊所感染涉及口腔医疗的各个领域,如牙体治疗、牙髓治疗、牙周治疗,修复治疗中印模、石膏、印模托盘、修复体的消毒。在拍摄牙片时也应注意严格操作,防止胶片的相互污染。在使用注射器时,应防止误伤手指,提倡用一手拿注射器来套针帽,或使用特别的持针帽器。在牙科模型送出去制作或使用前应对其进行消毒处理;不能用污染的手触摸病历;在工作中不慎眼、口腔、其他黏膜、皮肤因锐器误伤或其他意外接触了病人的血液、唾液,应立即请教有关人员处理,并做相应检查追踪(图 8-1)。

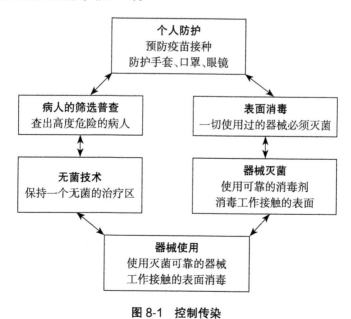

图 8-1 控制传染

让病人看牙以前先验肝功能也不太可能。假如肝功能没问题,有结核怎么办。看牙再拍个胸片,确认病人没有结核。万一来个艾滋病病人,不小心感染了也是报废。口腔医师不接触传染源是不可能的。只要选择了口腔医学职业就得接触病人。每一个病人看牙前先做一个全面的体检,任何一个口腔医疗机构也做不到。只能靠自己的临床经验观察,发现疑似病人就得加倍小心。

美国疾病控制中心对所有口腔医师提出,在工作中必须采取普及性预防(universal precautions,UP)措施。所谓普及性预防,是针对经血液传播疾病所制订的对口腔医师的防护措施,是假定所有人的血液都有潜在的传染性,而在处理血液、体液时要采取防护措施。只有这样加强自我预防意识才能最大限度地保护口腔医师和病人的安全。

国际职业安全和健康组织(OSHA)要求所有口腔医师都遵守美国疾病控制公共健康服务中心制定的感染控制指导原则。措施包括:

(1) 诊治每一个病人前洗手,戴一次性手套。

(2) 戴防护口罩和眼镜以及防护大衣。

(3) 对所有器械和手机进行消毒。

(4) 接诊每一位新病人前,清洁消毒所有前一位病人诊治用过的设备仪器的表面;如有可能,使用一次性盖套覆盖所有仪器设备,每个病人更换一次。

(5) 将废弃的钻针及其他锐器放入特殊的容器。

(6) 定期检测消毒设备的有效性。

第一节　病人的消毒防护

口腔环境是细菌繁殖的温床,指导病人治疗前、中、后的卫生行为,是口腔治疗过程中减少细菌传播、控制感染发生的第一步。

一、病人的责任

任何时候病人有责任配合口腔诊所的控制感染程序,病人有责任向口腔医师提供其最新的、最全面的健康信息与病史资料。病人首次就诊时,须填写一份详细的病史记录表(medical/dental history form),并且每年更新1次。该表除了要有病人的详细资料(包括姓名、地址、电话、出生日期、紧急情况时联系人)外,如有必要还要求填写其保健医师或专家的姓名与联络电话,以便必要时联络。

病历资料的管理,宜采用口腔诊所统一管理机制,即口腔诊所将病人编号,每个病人有一套完整的书面病历资料,同时有一套电脑记录资料。病历及X线片原件不得离开本院;必要时,只外借病历与X线片的复印件。这样的管理方法,一方面是由于病人病历资料所属性的缘故;另一方面,由于病人的病历、X线片属于干净物品,在院内统一管理有利于保持干净不受污染,有利于控制感染程序的规范化。

病史记录表主要内容:

(1) 目前是否用药,什么药。

(2) 是否有结核病。

(3) 是否有高血压或低血压。

(4) 是否佩戴有心脏起搏器。

(5) 体内是否有人工种植体,如人造骨盆、人造心脏分流器等。

(6) 是否患有肝炎或其他肝脏疾病。

(7) 是否有药物或其他过敏反应。

(8) 是否有激素治疗。

(9) 是否有糖尿病。

(10) 是否有卒中病史。

(11) 是否有放射线治疗。

(12) 是否有肾病。

(13) 是否有血小板减少。

(14) 是否有心脏疾病。

(15) 是否与艾滋病病人接触过(指血液,体液的接触)。

(16) 是否有贫血及血液病。

(17) 女性病人是否妊娠。

要求病人提供详细病史在控制感染中的作用,是根据病人是否患有或者怀疑患有传染性疾病的情况,将病人分类。通常将病人分为两大类:普通状况与高危状况。其目的亦是根据具体个例采取相应的预防措施。

对于患有传染性疾病的病人,虽然没有一个特定的政策要求其申明患传染病情况,但病人有责任将传染病报告给治疗口腔医师,有责任配合医护人员的控制感染措施。口腔诊所对所有病人的信息是保密的,以鼓励病人的合作。当病人牵涉工作人员的尖锐器械刺伤时,病人有责任配合做血清学检测。

在病史记录中,除了取得与控制感染有关的资料外,还可以根据病人的具体情况或特殊状况采取相应的保护措施,如"抗生素保护(antibiotic cover)":如果病人体内有种植体,如人工骨盆、人工心瓣膜等,在任何有可能刺破牙龈或进入牙体的治疗之前1小时,必须由医师亲自指导服用高剂量抗生素,以防止种植体感染;对于体内安装有人工心脏起搏器者,不可用超声波洁牙器洁牙,以避免影响起搏器的频率。

二、病人的口腔卫生指导

(一)就诊前

1. 口腔卫生知识教育 利用口腔卫生知识教育及公益宣传,普及口腔卫生知识。使病人建立一种卫生常识:到口腔诊所就诊之前刷牙,用漱口水漱口。这样的措施可以减少口腔内的大部分细菌。另一方面要求病人真实、准确地填写"病史记录表",利于口腔医师了解现有的与既往的病史,便于选择适当的预防措施。

2. 口腔清洁 在牙科治疗前,应该提倡让病人刷牙漱口,清洁口腔,做好诊前准备。有条件的病人在牙体治疗前应先做洁牙,保持口腔清洁。Pokowitze 等报告,用清水冲洗口腔可除去细菌 50%。在治疗中,应该提倡让病人含漱口液漱口,最好能使用那些作用时间持久的含漱液,以降低病人口腔中的菌群数量和减少食物残渣,如:使用含有 DP300 的益口含漱液漱口。有研究表明,含漱液可使环境气雾中的微生物水平在 40 分钟内明显减少,并且能减轻牙周组织炎症。

浙江大学医学院附属口腔医院陈晖等(2000)实验表明,无论是 1.5% 过氧化氢还是复方氯己定含漱液,均具有明显降低由于洁牙喷溅所致的气雾中细菌量的作用。其中复方氯己定含漱液对需氧菌的降低作用明显高于 1.5% 的过氧化氢,可能是因为复方氯己定含漱液中含有氯己定,对细菌的杀菌效果较强所致。所以,控制和减少气雾中细菌的携带率是口腔医疗操作中一个重要问题。除了用高强度的吸引器以减少气雾外,对口腔部位进行术前消毒是一个重要的步骤。

(二)治疗中

指导病人正确使用胸巾,不乱吐唾液;佩戴义齿者,摘下的义齿须放置于牙科助手提供的"义齿杯"内,病人双手不可触摸任何器械、装置;不可触摸拔除的牙齿,不可将拔除的牙齿带出诊室;配合牙科助手使用吸唾器。

1. 吸唾 牙科助手利用强吸(HVE)吸走病人口腔内的唾液、血液和颗粒碎片,用弱吸(LVE)协助吸走水分,尽量避免病人吐唾液,这样可以大大减少细菌出现的数量,减少飞沫扩散引起的交叉污染。配置有痰盂的综合治疗台,牙科助手指导病人小心唾液,尽量减少飞沫污染。如果综合治疗台不配置痰盂,可以大大减少飞沫与管道的污染。Noro(1995)报道,在用气体进行口腔内污染清除时,可在周围产生微生物气溶胶,采用真空吸引器可有效防止污染,建议用于感染性病人处理。

2. 橡皮障隔离 橡皮障(robber dam)主要由一块薄的乳胶方巾(大约 12cm×12cm 或 15cm×15cm)、一个框架、夹子和夹钳组成(图 8-2),主要用于根管治疗和光固化树脂充填过程。进行牙体治疗时,尽可能使用橡皮障,不仅可以减

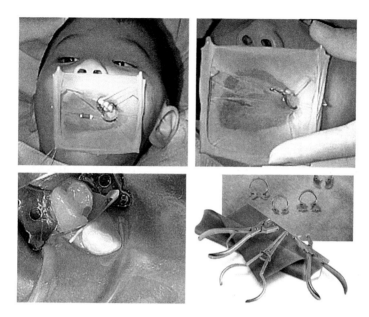

图 8-2　橡皮障的使用

少唾液和血液污染的气雾,而且可以防止对口腔黏膜及其他组织的创伤和继发出血。

橡皮障能将治疗牙与其余牙隔开,还能够阻止器械或治疗中使用的药剂进入口腔或者咽喉,提供额外的保护。此外,这层乳胶能够在操作过程中将治疗区域与唾液及其他污染物隔离。

橡皮障隔湿法的优点:

(1) 在牙科治疗过程中良好地将患牙隔离唾液、血液或其他组织液,橡皮障改善了手术操作入路、提高了可视性,牙医及助手会更清楚观察他们的操作部位,这样提供了一个干燥、清洁的工作区域和清晰、开阔的视野,同时它强力的隔湿效果,有利于达到最理想的黏结,获得清洁、干燥的操作区和操作环境。

(2) 避免因为棉球或棉卷侵入口腔对病人造成的恶心、呕吐等不适感。

(3) 橡皮障能保护病人呼吸道、消化道,避免病人吞咽或者呛入器械、牙碎片、充填材料(如银汞碎片等)、药物和冲洗液;防止小碎片或者细小器械掉到食管或者气管内。

(4) 防止医师与病人的唾液接触,避免医源性交叉感染,减少根管系统的交叉感染,防止感染物质的潜在传播。

(5) 减少牙医的感染风险,牙医是个高风险的行业,尽管有口罩及防护眼镜的隔离,但高速手机会在口腔内产生病人唾液的烟雾状喷射仍然是很大的危险因素。

（6）使软组织后缩并保护口腔软组织不受治疗器械的误伤、避免危害舌、唇及颊部黏膜。

（7）通过减少了治疗过程中病人频繁漱口以及与医师不必要交谈的可能性而缩短操作时间。

（8）避免了重复更换隔湿棉卷，节约了治疗时间，提高了效率。

（9）橡皮障可提供干燥的视野并减少口镜的雾化，从而改善操作的可视性。

（三）治疗后

治疗结束后，用三用枪冲洗病人口腔，用大小吸唾器吸走水分；丢弃使用过的胸巾，掸尽病人身上的颗粒碎片等，避免病人将污染物带出诊室。指导病人不可随地吐痰，如有需要，可到洗手间漱口。拔牙后伤口的止血纱布，通常在病人离开前由医师取出，如需要咬止血纱布离开诊室，则嘱咐病人不可乱吐乱扔，应该用纸巾或塑料袋包裹止血纱布放置于垃圾筒内，避免对社区造成污染。

石膏模型是在镶牙修复过程中不可缺少的材料，容易被病人的口腔分泌物、细菌病毒、血渍等污染，如消毒处理不当易导致交叉感染。Blair（1996）认为，修复体印模的微生物污染是口腔诊所交叉感染的潜在危险，但目前的消毒方法（图 8-3）对牙印模有不同程度的损害。

凡接触病人体液、血液的修复、正畸模型等物品，送技工室操作前应进行清洁和消毒。医师将印模从病人口中取出后，应立即在水龙头下冲洗干净，然后选择消毒方法，可选择 2% 戊二醛或 500mg/L 含氯消毒剂浸泡消毒，或紫外线照射消毒后送往齿科制作中心，也可以使用专门的印模消毒机。修复

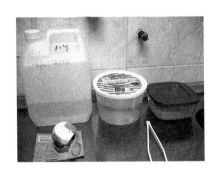

图 8-3　修复体取模模型消毒

印模从病人口中取出并脱模后的印模托盘也要进行高压蒸气灭菌。进一步制作已进入过病人口腔的修复体时，应将此修复体先消毒，再进入技工室。

第二节　诊室的消毒防护

为了减少口腔诊所的细菌污染，防止口腔诊所内的交叉感染，及对口腔医师和病人健康可能带来的危害，可采取以下防护措施。

一、诊室空气通风净化

在牙科诊室，应安装空气过滤器或空气净化装置，坚持每天用紫外线杀菌

灯照射消毒 30 分钟,紫外线灯管距地面距离 1.5~2.0m,杀菌率可达 81.67%。或用 40% 甲醛溶液、食醋溶液熏蒸消毒,或用 20% 过氧乙酸、2% 戊二醛、0.1% 氯己定溶液喷雾消毒 1~2 次。地面用 0.2% 速效净拖地,每日 3 次。在气候条件允许时,应尽量打开牙科诊室的门窗通风换气,减少室内空气的细菌污染,在牙科诊室安装抽风扇也是一个简单易行的方法。扫地采用湿式清扫,减少灰尘飞扬,同时每天必须紫外线照射 1 小时。

二、诊疗环境清洁消毒

口腔诊所的口腔医疗设备、门窗、地面应经常用 2%~5% 来苏溶液或 0.2% 漂白粉溶液进行湿式扫除。对地面、实验台、治疗台等可采用紫外线辐射消毒。

1. 臭氧消毒 市售的管式、板式和沿面放电式臭氧发生器均可选用。要求达到臭氧浓度≥20mg/m³,在 RH ≥70% 条件下,消毒时间≥30 分钟。消毒时人必须离开房间,消毒后待房间内闻不到臭氧气味时才可进入(在关机后 30 分钟左右)。

2. 紫外线消毒 可选用产生较高浓度臭氧的紫外线灯,以利用紫外线和臭氧的协同作用。一般按每立方米空间装紫外线灯瓦数≥1.5W,计算出装灯数。考虑到紫外线兼有表面消毒和空气消毒的双重作用,可安装在桌面上方 1.0m 处。不考虑表面消毒的房间可吸顶安装,也可采用活动式紫外线灯照射。紫外线灯照射时间一般均应大于 30 分钟。使用紫外线灯直接照射消毒时,人不得在室内。

使用的紫外线灯,新灯的辐照强度不得低于 90μW/cm²,使用中紫外线的辐照强度不得低于 70μW/cm²,凡低于 70μW/cm² 者应及时更换灯管。测定紫外线强度应采用经过计量部门检定的紫外线强度计,或用紫外线强度监测指示卡进行监测。

3. 熏蒸或喷雾消毒 可采用化学消毒剂或中草药空气消毒剂喷雾或熏蒸消毒,常用的化学消毒剂如下:

(1) 过氧乙酸:将过氧乙酸稀释成 0.5%~1.0% 水溶液,加热蒸发,在 60%~80% 相对湿度、室温下,过氧乙酸用量按 1.0g/m³ 计算,熏蒸时间 2 小时。

(2) 过氧化氢:复方空气消毒剂市售品以过氧化氢为主要成分,配以增效剂和稳定剂等,一般用量按过氧化氢 50mg/m³ 计算,采用喷雾法,在相对湿度 60%~80%、室温下作用 30 分钟。

4. 注意事项 所用消毒剂必须有卫生许可批件且在有效期内。消毒时室内不可有人。甲醛因有致癌作用不宜用于空气消毒。

第三节　医师的消毒防护

口腔医师在诊治过程中应戴口罩,防止手外伤。首都医科大学口腔医院李新球等研究显示,口罩有 94% 的滤过效率,可减少术者被污染的机会。在医治结核病、肝炎、流感等病人时,应按无菌技术操作,使用高速涡轮牙钻后,暴露在 1.20m 以内的一切设备物品均应消毒处理。在每个病人诊疗结束后,口腔医师应用肥皂和流水洗手,然后在消毒溶液中浸泡消毒。

1. 增强自我保护意识　应向口腔医师和牙科护士讲授牙科诊所感染控制的方法及重要性,口腔诊所定期组织有关牙科诊室感染的讲座,利用板报、画报、小册子等进行宣传,以增强口腔医师和牙科护士的自我保护意识。由于从病人的病史及检查中不能可靠地判断是否感染了 HBV、HIV 或其他血源性传播疾病,因此口腔医务人员必须树立把任何病人的血液及污染有血液的物品都认为具有潜在感染危险的观念,加强自我防护的意识,采取预防隔离措施。

2. 严格洗手　根据美国 CDC 的报告,洗手是预防传染性疾病传播的最重要的过程,美国感染控制及流行病学协会(APIC)也同意这一观点。洗手可以减少手上潜伏细菌的携带量,可以大大减少院内感染(又称获得性感染)的可能性。

口腔临床医护人员的手是传播口腔感染的重要载体。我们对门诊、病房医护人员的手进行过抽查细菌培养,结果分离出许多常驻菌和暂住菌,如革兰阴性肠道杆菌、铜绿假单胞菌、大肠埃希菌、微球菌、金黄色葡萄球菌等。

口腔医师看病人前不洗手,看完病人后直接用污染的手写病历和处方;洗手不规范;洗手后不擦干即接诊下一个病人;洗手后用身上的白大褂擦手;洗手后到处触摸污染物,洗手后公用毛巾擦干等,均说明口腔医师仍未对手消毒隔离引起足够的重视。

洗手是我们平常为了清洁双手而使劲又短促地揉搓涂满肥皂的手,接着在水下冲洗掉污垢和除去暂驻微生物的过程。消毒是一种使用杀菌清洁剂如抗菌皂或含乙醇拭手剂的洗手方法。洗手是防止牙科诊室内感染传播的最重要的措施之一。由于手无法进行灭菌处理,手上的致病菌来自病人的血液、唾液及牙菌斑的污染,这些微生物可通过破损皮肤处进入口腔医师体内,或者污染灭菌的医疗器械及环境。因此,经常洗手以防止外来菌定植及传播是非常必要和可行的预防感染的手段。

每天工作开始时应注意摘掉手上的戒指、修剪指甲、用肥皂认真搓揉双手及腕部 15~30 秒,然后用流动水冲净,用纸巾将手擦干或用烘手器,常规戴一次性乳胶手套。有的医师虽戴了手套,但看下一个病人不更换手套仍然是错误的。戴手套不能代替洗手。

无菌操作前后、接触病人后均应用肥皂水洗手,用流动清水冲洗,并且要保持肥皂干燥,将肥皂吸在一块磁铁(肥皂吸力器)以避免潮湿和污染,肥皂洗手细菌自然清除率为99.5%。疑有污染时,用0.2%过氧乙酸溶液泡手2分钟。

同时要正确使用毛巾,因为反复使用的潮湿棉织毛巾上可积聚大量细菌,若用这样的毛巾擦手,很容易使洗过或消毒的手再污染,因此擦手最好是一次性的纸巾。若不得不重复使用棉织毛巾,必须是清洁而干燥的。同时,洗手时还应注意清洁指甲下的污垢。

用流动的温水弄湿双手,用洗手剂完全涂满双手。首先打开水龙头,用流动的水冲洗手部,应使手腕、手掌和手指充分浸湿;打上肥皂或洗涤液,均匀涂抹,搓出沫儿,让手掌、手背、手指、指缝等都沾满,然后反复搓揉双手及腕部。整个搓揉时间不应少于30秒,最后再用流动的自来水冲刷干净,直至手上不再有肥皂沫儿为止。一般情况下,应照此办法重复2~3遍,以保证把全部污物去除。触摸过传染物品的手,洗时更要严格消毒,至少应照此办法搓冲5~6遍,使"保险系数"更大一些。再用清水冲洗,冲洗时把手指尖向下,双手下垂,让水把香皂泡沫顺手指冲下,这样不会使脏水再次污染手和前臂。

彻底冲洗双手,洗净肥皂。当用纸巾擦干双手时,纸巾应与纸架无接触,使使用者一次抽取一张(皮肤上残留的肥皂不完全冲洗会导致皮炎)。如果洗涤槽没有脚踩控制或自动关水装置,用纸巾关闭水龙头,避免重新污染双手。大多数人每次洗手时间平均不足8秒。在如此短的时间内是很难有效清除手上的细菌的。

洗手方法(图8-4):

洗手时,有三个环节不能忽视:一是要注意清除容易沾染致病菌的指甲、指尖、指甲缝、指关节等部位,务必将其中的污垢去除。二是要注意彻底清洗戴戒指的部位,因为手上戴了戒指,会使局部形成一个藏污纳垢的"特区",稍不注意就会使细菌"漏网"。三是注意随时清洗水龙头开关。因为洗手前开水龙头时,脏手实际上已经污染了水龙头开关。开关处也要用手打上肥皂沫儿摩擦一会儿,再用双手捧水冲洗干净,然后再关水龙头。如果用的是"脚踏式"或"感应式"开关,则省事多了。

其次是擦手。手洗净后,一定要用干净的个人专用毛巾、手绢或一次性消毒纸巾擦干双手,并勤换毛巾。如果用脏毛巾或脏手绢,甚至用衣襟擦手,实际上会造成"二次污染"。有的洗手间置有"自动干手器",洗净后及时把湿手烘干,当然更好;如果上述条件都不具备,让湿手自动"晾干",也不失为一种好办法。

第一步:掌心相对,手指并拢,相互揉搓,以洗净掌心与指腹;

第二步:掌心相对,双手交叉,相互揉搓指缝、指腹;

第三步:掌心对手背,手指交叉,沿指缝相互揉搓,交换进行,以洗净手背;

 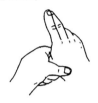

第四步:将一手五指尖并拢放在另一手掌心旋转揉搓,交换进行,以洗净指尖和掌心;

第五步:一手握另一手大拇指旋转揉搓,交换进行,以洗净拇指;

第六步:双手握空拳,相互合十揉搓,交换进行,以洗净指背;必要时增加对手腕的清洗。

图 8-4　建议六步洗手程序

各种洗剂都可用来洗手:普通肥皂、无抗菌肥皂、抗菌皂、特殊护理洗手用品、含乙醇免水消毒胶、食品加工洁手露和洗洁精。不同的肥皂功用不同,净化程度也不同。

3. 戴手套　为防止交叉感染及保护口腔医师的手,在操作时必须戴手套,洗手后再戴手套。有研究表明,工作时不戴手套,可造成手指甲下微生物、唾液、血液持续存在达数天。戴手套的目的是保持合理的卫生水平及保障口腔医师和病人双方的安全。

口腔诊所临时使用的手套可根据使用目的分为 3 种:一是用于清洁的保护手套,用于检查病人口腔及治疗,在接触病人的血液、唾液或处理病人用过的敷料器械时也应戴手套,脱手套后严格洗手,重视皮肤、黏膜的防护。二是消毒过的外科手套,用于种植牙、阻生齿外科拔除手术及比较精细的触诊。三是橡胶手套,用于清洗口腔医疗器械、擦洗操作台表面及端持化学物品(图 8-5)。

一次性手套可用于一些检查或某些临床治疗,消毒手套用于无菌手术和比较精细的触诊。摘除手套后要再次洗手。乙烯和乳胶手套仅供一次性使用,不能用于多个病人,因为洗过的乳胶手套很脆弱。厚的氯丁橡胶

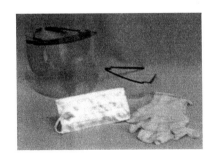

图 8-5　口腔医师的个人防护

多用途手套具有抗刺激性,可用于处置污染的器械设备。据研究 30% 现有手套在手术中有小洞存在,50% 的手套在使用数小时后能使细菌通过。因此,如果同一病人治疗时间较长,手套最好每小时更换 1 次。

手套为保护病人不受手上携带的微生物污染提供了一道安全的屏障。但是,即使戴上手套,污染仍有可能发生。例如,含石油的乳液或溶液的使用可能导致手套老化或渗漏。所以手套应与洗手相辅使用而不是代替洗手。另外,脱掉手套后或怀疑手套破漏时洗手也是非常重要的。

4. 戴口罩 由于高速手机、超声波设备和其他设备所形成的飞沫含有雾化的血液、唾液和口腔内其他感染性碎屑,这些气雾集中于口周 60.96~91.44cm 内,包括尘埃和微滴核,一般小于 $50\mu m$ 的颗粒可以在空气中存在很长时间,大于 $50\mu m$ 的颗粒则沉积下来和尘埃混在一起,室内的活动又可进一步使之回到空气中,成为传染的一种潜在因素,而口罩对这些气化的潜在病原菌有重要的物理屏障作用。一般认为,口罩的有效时间为 30~60 分钟,特别是口罩潮湿的时候有效时间更短。因此,治疗每个病人之前应更换口罩,避免病人之间交叉感染。

5. 穿防护制服、帽子 为了进一步减少微生物的传播,口腔医师应穿有防护作用的工作服,还需要使用一些保护屏障及帽子等(图 8-7)。口腔医师要穿有防护作用的工作服,以避免污染自己的衣服,换洗衣服应有固定的时间和场所,衣服一旦被血液或唾液污染时应立即更换。而且换衣服应有固定的时间和场所。

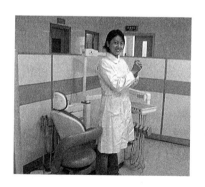

图 8-6 保护性工作服

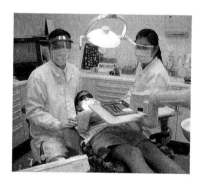

图 8-7 口腔医师和牙科助手的防护

6. 戴防护眼镜 大多数眼镜在鼻周围与两侧都是开放的,污染的飞沫易进入眼睛,牙科诊所临床用的防护眼镜,提供了足够的保护视野(图 8-5~ 图 8-7)。防护眼镜对于口腔医师和病人有重要的防护作用,它不仅可以防止物理性损伤,也可以防止飞沫的危害,防止碎屑、唾液、飞溅的化学物质和其他气化物质直接到达眼睛。

【案例】 医护工作人员的分类及消毒防护的要求

[来源:国际感染控制机构]

国际感染控制机构(International Infection Control Convention)将全体医护工作者根据其职业需要所接触污染程度进行分类(表8-1),其目的是:一方面在于根据不同的类别制定相应的控制感染的政策并进行防护技术指导,另一方面,每个雇员须清楚自己的角色类别及相应的控制感染的要求,以助于工作中切实实做好预防感染的措施。

表 8-1　国际感染控制机构对医护工作人员的分类及消毒防护的要求

分类	消毒防护的要求
A 类:	指的是直接接触血液或其他身体物质的工作人员。包括所有身体性直接接触和有潜在性直接接触血液或其他身体组织物质的全体人员。这类工作人员是最有可能发生血源性传染的人群。在牙科方面,主要指牙科医师、牙医助理、护士、洁牙员、麻醉师,中心消毒室从事消毒的工作人员以及负责处理污染垃圾的清洁工人。该类工作人员必须采用高水平(High-level)的防护措施
B 类:	指的是工作在治疗区域但不直接接触血液和其他身体物质的工作人员。包括工作在护理区域内,但很少接触病人或病人的体液与分泌物的工作人员,该类人员可能存在空气传播的威胁,但很少有血源性感染的机会。如接待员、挂号员、送货员等
C 类:	指的是实验室从事处理高浓度微生物和血液的工作人员,如化验员等。这类工作人员在处理血液及其制品时有发生皮肤被刺破的意外而引起感染传播的可能
D 类:	指的是极少与病人接触的工作人员。如办公室里那些与从事一般性的公共场所工作没明显区别的工作人员(如图书馆工作人员)。这类工作人员不需列入 A,B,C 类工作人员的免疫接种计划

7. 正确使用尖锐器械　尖锐器械(sharps)指的是任何可以引起刺入性损害的物体,通常有两类:①一次性使用的尖锐器械:口腔中常用的一次性尖锐器械有冲洗针头、注射针头、缝合针、外科解剖刀片、根管治疗的扩大针、一次性使用的探针、慢速车针、金属成形片、注射用的玻璃麻醉药以及其他玻璃制品、矫正用的各种钢丝等;②灭菌后循环使用的尖锐器械:循环使用的尖锐器械有探针、小挖、牙周刮治器等。

尖锐器械对工作人员的刺伤是引起工作人员感染血源性疾病最主要的,也是危险性最高的途径。健康的医务人员患血源性传染病 80%~90% 是由针刺伤所致的。乙型肝炎病毒(HBV)、丙型肝炎病毒(HCV)、艾滋病病毒(HIV)会由于污染的针头或锐器传染给被刺伤者,根据美国疾病控制中心(CDC)的报告,美国每年有 8700 多医务人员因针刺伤而导致职业性感染 HBV;有成千上万医务人员感染 HCV,其中 85% 会转为 HCV 长期携带者;截至 2004 年年底,经美国疾病预防和控制中心确认的职业性 HIV 感染有 59 例,其中 48 人是由于针刺伤导致的 HIV 感染。牙科治疗中,尖锐器械使用频繁。

尖锐器械使用的原则是：小心防范，避免伤害。使用尖锐器械要小心，对探针、镊子在传递中，避免锐端朝向接受者；使用过的锐器要集中存放于锐器盒中。尖锐头不能对着自己。例如用后的车针应立即从手机上取下，仍需继续车针的头应该保持向下向内状态。

所有使用过的尖锐器械都是潜在的传染源，错误地使用会造成自己与他人的伤害，错误地丢弃，会造成对其他工作人员的伤害。因此，所用一次性使用的尖锐器械必须立即弃置于尖锐器械容器里。

当尖锐器械发生时，受害者须保持冷静，如果尖锐器械与病人有关，要先留下病人，然后按照尖锐器械伤害的急救与处理进行：①用肥皂液和流动水清洗污染的皮肤，用生理盐水冲洗污染的黏膜；②没有证据显示用防腐剂进行创口处理或者挤压伤口将液体挤出有助于降低血源性病原体传播的风险；③受伤部位的伤口冲洗后，用消毒液（75% 乙醇或者 0.5% 碘伏）进行消毒，并包扎伤口；被暴露的黏膜，反复用生理盐水冲洗干净；④发生职业暴露后，立即报告医院感染管理科，填写职业暴露以便进行调查、监控、随访；⑤高风险时药物预防：例如：被 HBV 阳性病人血液、体液污染的锐器损伤，应在 24 小时内注射乙肝免疫高价球蛋白，同时进行血液乙肝标志物检查，阴性者皮下注射乙肝疫苗 $10\mu g$、$5\mu g$、$5\mu g$（按 0、1 个月、6 个月间隔）。

第四节　牙科屏障的防护

治疗过程中所有接触到的设备或物体表面必须要么使用屏障防护技术覆盖，要么治疗完成后清洁消毒。屏障防护技术（protective barriers techniques）指的是采用一次性的单面粘贴的塑料纸或透明的塑料套管对治疗室那些经常接触，但难以清洁和消毒的部位尽量大面积地进行覆盖，每个病人更换一次，目的是减少工作区域表面的污染。这是一种物理性的防护技术。这些部位主要有牙椅控制板、柜子或抽屉把手、头顶灯的手柄、综合治疗台的把手、光固化灯机身和机头、三用枪工作头、牙椅的头靠、牙椅上所有操作装备的连接皮管（如高低速手机的皮管及强、弱吸唾管的皮管）等。治疗台台面使用单面塑料纸衬垫。

采用屏障保护技术的优点在于：完成一个病人的治疗后，只要丢弃这些屏障，被覆盖的部分不需要进行清洁消毒（除非有破损），治疗区域其他暴露部分及破损部位在治疗两位病人之间必须清洁。这样既保持了这些表面的清洁，又节省了大量时间。每个病人重复使用这种技术，直到当天病人全部完成，才进行一天 1 次的治疗室终末清洁消毒。

衬垫保护纸的使用亦属屏障防护技术，指的是在综合治疗台上或护士工作台上放置一种保护纸,这种保护纸为单面塑料纸(图 8-8)。其特点为只会吸水而背面不透水,每个病人更换一次,可以很好地保持台面的清洁卫生。

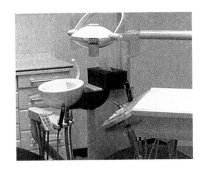

橡皮障也是屏障技术的一种,治疗中橡皮障隔离出所需要的牙齿。由于橡皮障的隔离作用,其他牙齿及口腔唾液不会对外界造成污染。同时,强吸与弱吸的配合使用,既可减少大量喷雾,又可防止病人误吞、误吸。

图 8-8　国际标准的一次性蓝膜防护

第五节　技工室消毒防护

技工室控制感染原则是阻断污染进入技工室。被污染而未经消毒的印模、模型和器械物品如果直接进入技工室,可能使病原扩散。在诊室与技工室之间设收发处,对进出技工室的模型和物品等进行消毒处理,保障技工室不被污染。修复体制作完成后,要经过收发处进行适当的消毒处理,装袋密封,送出技工室,返回门诊。打磨用石英砂可采用 500mg/L 含氯消毒剂浸泡消毒;口腔修复体及矫治器可放入紫外线灯箱或臭氧消毒柜消毒。

第六节　X 线室消毒防护

X 线胶片接触病人唾液或血液,是传播感染的媒介,X 线拍摄过程必须注意感染的控制。技术员必须穿防护衣,戴手套,且每诊疗一位病人应更换一副手套;X 线机拍摄头和控制开关采用覆膜技术,避免脏手套直接接触这些物品。建议使用有塑料薄膜外封套的 X 线片,技术员拍摄完后小心撕开塑料薄膜外封套,剥离出 X 线片,保持 X 线片不被污染,再进行冲洗。如果病人的手指夹持口腔内的 X 线片,周围要设置洗手设施供其洗手,避免病人手对周围环境的触碰而造成污染。

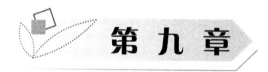

第 九 章

口腔器械消毒与灭菌

口腔诊所的工作任务是口腔检查、牙齿修补、牙齿拔除、清创缝合、超声洁牙、牙齿美容等。所有这些过程由口腔医疗常用的器械(治疗盘、口镜、镊子、接针、剪刀、手术刀、牙钳、刮匙、持针器、血管钳、调刀、调板、充填器、手机头等)参与完成。这些过程亦都是在有菌或相对无菌条件下进行的,所应用的口腔医疗器械种类和数量繁多,大小不一、材质各异,炎症坏死组织及血液、唾液等污染机会很多,因此对使用的口腔医疗器械必须严格消毒(图 9-1),否则极易引起交叉感染。

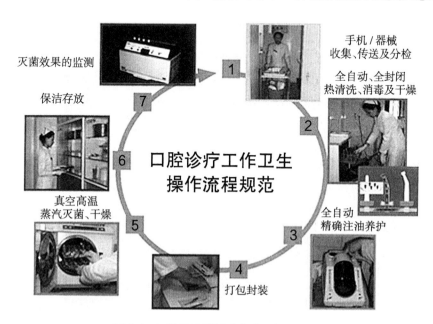

灭菌效果的监测

保洁存放

手机 / 器械
收集、传送及分检

全自动、全封闭
热清洗、消毒及干燥

口腔诊疗工作卫生
操作流程规范

真空高温
蒸汽灭菌、干燥

全自动
精确注油养护

打包封装

图 9-1　口腔医疗器械消毒流程操作规范

值得重视的是,近年来,随着口腔综合治疗台配置的多功能化,如:牙髓活力测定仪、超声洁牙手柄、口腔内镜、数字化牙片机等均要进入病人口腔内操作,常因短时间内为多个病人使用,又无全面控制污染的措施,而成为介导交叉感染的传播媒介。研究表明在口腔综合治疗台上覆盖一次性保鲜薄膜,可达到防止交叉感染的目的。

第一节 常用消毒方法

消毒方法种类繁多,大体可分为两类,一类为物理消毒法,如煮沸、冲洗、燃烧、高压蒸气、紫外线、微波等;另一种为化学消毒法,如漂白粉、来苏儿、过氧乙酸、戊二醛、苯扎溴铵、环氧乙烷等。另有一类为生物消毒法,即利用微生物间的拮抗作用(用于粪便和垃圾的发酵),或用杀菌性植物进行消毒,因不太常用,故不作专门介绍。

各种消毒方法的选用原则:应首先选用物理方法,因其效果可靠,方法简单。如口腔医务人员对手的消毒,进行冲刷加肥皂的方法最简单实用,效果也好;如对一些金属器皿用高压灭菌或干烤法最好。如物理法不能应用则用化学消毒法,要求该消毒法效果良好,简单实用,费用低廉。

一、物理消毒法

用物理因素清除或杀灭病原微生物,称为物理消毒法(表9-1)。常用的物理消毒法有以下几种。

1. **自然净化** 自然净化污染于大气、地面、物体表面和地面水体的病原微生物,不经人工消毒亦可以逐步达到无害,这是靠大自然的净化作用,如日晒、雨淋、风吹、干燥、温度、湿度、空气中杀菌性化合物、水的稀释作用、pH的变化、水中微生物的拮抗作用等。自然净化不属人工消毒,但在消毒学上是可以利用的,尤其是在反生物战消毒中,意义比较大。

2. **机械除菌** 机械除菌是利用机械的方法从物体表面、水、空气、人畜体表除掉污染的有害微生物。虽然不能将病原微生物杀灭,但可以大大减少其数量,降低受感染的机会。常用的方法有冲洗、刷、擦、削、铲除、通风和过滤。以上这些都是日常消毒和反生物战消毒中常用的方法,具有简便、实用、廉价的优点。

3. **热力消毒与灭菌** 热力消毒与灭菌包括:①湿热:包括煮沸、流通蒸气、高压蒸气等(图9-2);②干热:干烤(电热、红外线烤箱)和焚烧等。

干热灭菌法适合于不怕高温的金属器械和玻璃器械,如非一次性弯盘、牙挺、牙凿、充填器、玻璃调板等。将清洁干燥的器械置于干热灭菌器内,180℃作

表 9-1 常用的物理消毒方法

消毒法	机制和特点
煮沸	是最简单有效的消毒方法,不需要特殊设备即可进行。杀灭繁殖型细菌与病毒效果好,对芽胞作用较小。煮沸时间一般为10~30分钟。金属器械、棉织品、食具、玻璃制品等可用煮沸消毒。但塑料制品等不能煮沸消毒。煮沸法不适用于芽胞污染的消毒
高压蒸气灭菌	为牙科常用的方法,是一种可靠、经济、快速灭菌方法,灭菌后无残留毒性。121℃灭菌时间为30分钟,126℃为20分钟,需消毒的物品包装不可过大、过厚或过紧,一般为20cm×30cm×40cm,外包材料要有良好的蒸气穿透性,又能阻挡微生物入侵,常用平纹布或医用包装纸;一般压力为1kg/cm²,20~30分钟,即可达到消毒效果
紫外线	消毒用紫外线灯管有15W、20W、30W等规格。瓦数代表灯管在25~40℃时紫外线输出能量。灯管寿命一般为3000~4000小时,超过此时限效果不可靠。紫外线对一般细菌、病毒均有杀灭作用。革兰阴性菌最敏感,其次为革兰阳性菌。但结核分枝杆菌却有较强抵抗力。一般紫外线消毒对细菌芽胞无效。紫外线广泛用于牙科诊所室内空气消毒,灯管距地面2.0~2.5m高。每10~15mm²面积可设30W灯管一个,最好每照射2小时后,间歇1小时后再照,以免臭氧浓度过高。灯管用铝制灯罩作反向或侧向照射,可用于有人的条件下消毒空气。对污染表面消毒时,灯管距表面不超过1m,灯管周围1.5~2m处为消毒有效范围。消毒时间为1~2小时
电离辐射灭菌	是应用 7 射线与高能量电子束照射消毒,可在常温下对不耐热物品灭菌,故又称"冷灭菌"。对微生物有广谱杀灭作用,不残留有害化学物质。我国有几个大城市已建立大型核辐射基地。国际上已普遍采用电离辐射对牙科一次性器械等灭菌,我国已开展医疗用品的灭菌服务,实践证明,该法处理医疗产品,安全、有效。值得注意的是目前有些单位产品,例如:一次性牙科器械灭菌不彻底

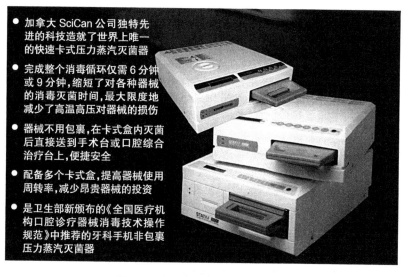

- 加拿大 SciCan 公司独特先进的科技造就了世界上唯一的快速卡式压力蒸汽灭菌器
- 完成整个消毒循环仅需6分钟或9分钟,缩短了对各种器械的消毒灭菌时间,最大限度地减少了高温高压对器械的损伤
- 器械不用包裹,在卡式盒内灭菌后直接送到手术台或口腔综合治疗台上,便捷安全
- 配备多个卡式盒,提高器械使用周转率,减少昂贵器械的投资
- 是卫生部新颁布的《全国医疗机构口腔诊疗器械消毒技术操作规范》中推荐的牙科手机非包裹压力蒸汽灭菌器

图 9-2 卡式压力蒸汽灭菌消毒器

用 60 分钟可达到灭菌要求。

美国牙医协会认为高温压力蒸气灭菌是目前口腔医疗器械灭菌最有效的方法,尤其是牙科手机。在灭菌前进行抽三次预真空,将牙科手机内部的水、气管道内的空气抽出,通过高温高压的蒸气作为热传递媒介,达到所消毒器械的各个部位,杀灭包括病毒和芽胞在内的病原微生物。

4. 微波消毒与灭菌 微波消毒与灭菌可杀灭各种微生物,用于医药和医疗用品的灭菌,是国内外研究较多的一种消毒方法。近几年来在口腔医疗器械消毒中有所应用。丁兰英等研制的 WBY 型微波牙科手机消毒器,采用微波与增效剂联合作用方式可杀灭细菌繁殖体及芽胞,杀灭真菌和将 HBV、HCV、HIV 等病毒灭活。

5. 辐射消毒与灭菌 辐射消毒与灭菌包括紫外线和电离辐射灭菌(医疗用品、药品和食品等的灭菌)。

二、化学消毒剂

使用化学消毒剂进行消毒,称为化学消毒法(表 9-2)。口腔中感染原复杂,又由于抗生素的广泛使用,细菌的耐药性已成为日益严重的问题,口腔医疗器械消毒需要高效、安全、无腐蚀性的消毒剂。消毒剂杀菌是药物分子与微生物间发生一系列复杂的物理化学反应的过程。为此,消毒剂必须先吸附或穿透菌体,然后才能与其蛋白质、酶、DNA 或 RNA 等重要成分进行不可逆的理化反应。

表 9-2 常用的化学消毒方法

消毒法	机制和特点
漂白粉	主要成分为次氯酸钙,其杀菌作用决定于次氯酸钙中含的有效氯的量。由于其性质不稳定,使用时应进行测定,一般以有效氯含量≥25% 为标准,少于 25% 则不能使用。漂白粉有乳剂、澄清液、粉剂三种剂型。其用法为:澄清液通常用 500g 粉剂加水 5L 搅匀,静置过夜,即成 10% 澄清液。常用浓度为 0.2%。用于浸泡、清洗、擦拭、喷洒墙面(每 1mm 地面、墙面用 200~1000ml)。对结核分枝杆菌和肝炎病毒用 5% 澄清液作用 1~2 小时。漂白粉不适宜对金属品进行消毒。漂白粉用于消毒剂已有 100 多年的历史,虽有不稳定等缺点,因其价格便宜及杀菌谱广,现仍用于污染环境消毒
过氧乙酸	为无色透明液体,有刺激性酸味和腐蚀、漂白作用,是强氧化剂,杀菌能力强,0.01% 溶液可杀死各种细菌,0.2% 溶液可灭活各种病毒,是肝炎病毒较好的消毒剂,1%~2% 溶液可杀死真菌与芽胞。国内成品为将其原料冰醋酸 300ml 加浓硫酸 15.8ml,装在一个塑料瓶内;另一个塑料瓶装过氧化氢 150ml。需要时合于 1 瓶摇匀,静置 3 天,即成 18% 过氧乙酸。溶液使用:对衣物用 0.04% 浸泡 2 小时;洗手用 0.2% 液体;表面喷洒用 0.2%~1% 溶液,作用 30~60 分钟;器具洗净后用 0.5%~1% 溶液浸泡 30~60 分钟。过氧乙酸也可用于熏蒸,用量 $1~3g/m^3$,关闭门、窗,熏蒸 30 分钟。过氧乙酸具有腐蚀性和漂白性,因此一些物品及衣物消毒后必须立即洗涤干净

续表

消毒法	机制和特点
戊二醛	为无色或淡黄色油状液体,有微弱甲醛气味。性质稳定,腐蚀性小。为广谱杀菌剂、杀灭细菌需 10~20 分钟;对肝炎病毒、HBsAg 作用 30 分钟;对芽胞需 4~12 小时。原液用 0.3%NaHCO₃ 溶液配制成 2% 水溶液,供消毒使用。主要用于牙科器械的浸泡消毒。金属、橡胶、塑料制品和内镜均可浸泡,作用 30 分钟至 3 小时
乙醇	为临床最常用消毒剂。可与碘酊合用于皮肤消毒。浓度为 70%~90%,能迅速杀灭细菌繁殖体,革兰阴性菌尤为敏感,不能杀灭细菌芽胞,不得用于牙科器械灭菌。对肝炎病毒也无效
来苏儿	为红棕色黏稠液体,有酚臭味,是甲酚和钾肥皂的复方制剂。溶于水,性质稳定,可杀灭细菌繁殖体与某些亲脂性病毒。使用方法简单。加水配成 1%~5% 溶液使用。衣服、被单用 1%~3% 液体浸泡 30~60 分钟,再用水洗净。室内家具、牙椅等也可用 1%~3% 溶液擦拭或喷洒,需 30~40 分钟。手用 2% 溶液浸泡 2 分钟后,清水洗净
苯扎溴铵	属季铵盐类消毒剂,为淡黄色胶状液,易溶于水,呈碱性反应,性质稳定,摇动时有大量泡沫。对化脓菌、肠道菌及某病毒(如流感、疱疹等亲脂性病毒)有较好的杀灭能力,但对结核菌及真菌作用差,对芽胞只有抑制作用,对肝炎病毒无灭活作用。少量肥皂和阴离子表面活性剂可使其杀菌力消失,故不能与肥皂和洗衣粉同时使用。苯扎溴铵可用 0.1%~0.5% 溶液喷洒、浸泡、擦抹用。用 0.02% 溶液为口腔冲洗液
甲醛	又称福尔马林,是一种古老的消毒剂。具有刺激性臭。主要用于熏蒸消毒。有强大杀菌作用,能杀灭芽胞,对细菌繁殖型效果更好。使用方法为在一密闭房间,用 12.5~25ml/m³。(有芽胞时加倍)甲醛液,加水 30ml/m³,一起加热蒸发,提高相对湿度。无热源时,也可用高锰酸钾 30g/m³。加入掺水的乙醛(40ml/m³),即可产生高热蒸发。两种方法均要防止发生火灾。蒸气发生后,操作者迅速离开房间,关好门后,再将门缝封好。约 12~24 小时后,打开门窗通风驱散甲醛即可。或用 25% 氨水加热蒸发或喷雾以中和甲醛,用量为甲醛溶液用量之半
环氧乙烷	低温下为无色透明液体,沸点 10.8℃。贮于钢瓶、耐压铝瓶或玻瓶内,是一种气体灭菌剂。其气体穿透力强,有较强的杀菌能力,对细菌芽胞、病毒、真菌也有很好的杀灭作用,但需高浓度。对大多数物品不造成损坏,所以可用于口腔医疗用精密器械等的熏蒸消毒。对人有毒,而且其蒸气遇明火会燃烧以致爆炸,所以必须注意安全,具备一定条件时才可使用。剂量 0.5~0.7kg/m³,15℃ 作用 12~48 小时(相对湿度 30% 以上)

1. 消毒剂的分类

(1) 按其化学结构,分为 9 类:

1) 含氯类:二氯异氰尿酸钠(优氯净)、氧氯灵(二氧化氯)、次氯酸钠类等。

2) 过氧化物类:过氧乙酸、过氧化氢(双氧水)等。

3）醛类:戊二醛等。

4）含碘类:碘酊、碘伏等。

5）环氧化物类:环氧乙烷等。

6）酚类:煤酚皂(来苏儿)等。

7）醇类:乙醇等。

8）季铵盐类:苯扎溴铵等。

9）双胍类:氯己定(洗必泰)等。

(2) **按其使用时的物理状态,分为 2 类:**

1）液体消毒剂:含氯类、过氧化物类、戊二醛、含碘类、来苏儿、乙醇、苯扎溴铵、氯己定等。

2）气体消毒剂:环氧乙烷、过氧乙酸、戊二醛、含氯类(烟雾剂)等。

(3) **按其消毒效果,分为 3 类:**

1）高效消毒剂(灭菌剂):能杀灭所有微生物,包括细菌繁殖体、结核分枝杆菌、病毒、真菌和细菌芽胞等。如含氯类、过氧化物类、醛类、碘类和环氧乙烷等。

2）中效消毒剂:能杀灭除细菌芽胞和亲水性病毒以外的微生物繁殖体,如乙醇和来苏儿等。

3）低效消毒剂:能杀灭细菌繁殖体和亲脂性病毒,对结核分枝杆菌、真菌和细菌芽胞有抑菌作用。如苯扎溴铵和氯己定,抑菌浓度为 $1:500 \sim 1:400\ 000$。

理想的化学消毒剂应具备以下特点:杀菌谱广;使用有效浓度低;作用速度快;性能稳定;易溶于水;可在室温下使用;不易受各种物理、化学因素影响;对物品无腐蚀性;无臭、无味、无色;毒性低,消毒后无残留毒害;不易燃烧,使用安全;价格低廉;便于运输;可大量供应。

2. 消毒剂的选用原则 选用消毒剂时,应从消毒对象的适宜性、消毒剂的作用效果和影响因素,以及对人和物有无不良反应(腐蚀、漂白或上色、残毒)等综合考虑。

选择灭菌效果好、刺激性和对金属腐蚀性小的消毒剂。多年来国内外学者进行了大量的研究,先后用苯扎溴铵、乙醇和氯己定、碘伏擦拭或甲醛熏蒸法等对牙钻手机消毒。Gerevich 等认为,口腔医疗器械不能采用醇类、季铵盐类、次氯酸钠等消毒剂,可采用 2% 碱性戊二醛及其同类产品。谭成柱等人用 2% 戊二醛浸泡牙钻手机 30 分钟,未检出细菌及 HBsAg,但 2% 戊二醛浸泡牙钻手机会损害手机部件。

20 世纪 90 年代初,美国 STERRIS 公司和瑞士 EMS 公司均研制出腐蚀性轻微的牙科手机化学消毒灭菌器,虽然作用速度快,对牙科手机损伤小,但逐渐被压力蒸气灭菌所代替。目前国内临床上多采用 2% 戊二醛消毒剂作牙科手机表面消毒(图 9-3)。

3. 注意事项 化学消毒法是应用化学消毒剂作用于微生物,使微生物蛋白质变性而杀灭病原体,其作用为化学作用。病原体在实际条件下不是以纯培养物形式存在的,而是与病人的分泌物及其他微生物共同存在,并且附着在医疗器械上的。使用化学消毒法时应注意这些情况:

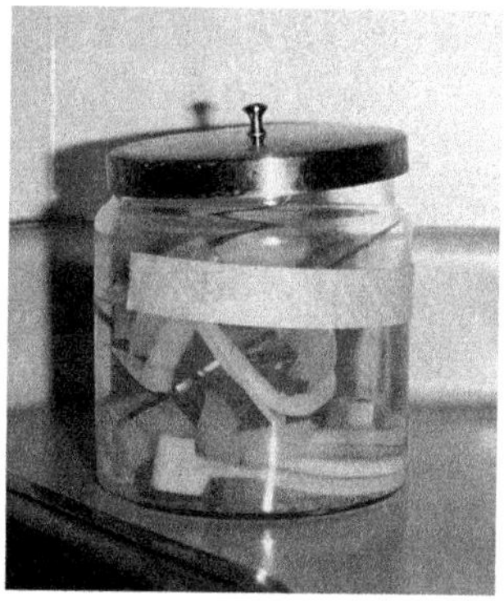

(1)使用溶液状态消毒剂,并且应使化学消毒剂与分泌物中的微生物直接接触。当消毒含有大量蛋白质的分泌物时应特别注意此点。

图 9-3 用戊二醛浸泡无法高压消毒的物品

(2)应使用足够浓度的消毒剂。

(3)应作用足够时间。

(4)应注意消毒剂能起作用的温度。

(5)消毒剂对分泌物所附着的物品应该没有损坏作用。

总之,口腔诊所的交叉感染问题不是单纯依靠有效的口腔医疗器械消毒就能解决的,它还涉及流行病学、社会学、心理学等诸多方面,我们只有在对各方面都进行了多方位、多层次的综合管理之后,才有可能避免交叉感染的发生,使医患人员都能得到有效的保护。

【案例】 *与治疗有关的或辅助的器械、设备分类*

[来源:美国 CDC]

美国 CDC 将所有与治疗有关的或辅助的器械、设备分为 3 类:

Ⅰ类:高危险性器械、设备(critical items)

Ⅱ类:中危险性器械、设备(semi-critical items)

Ⅲ类:低危险性器械、设备(non-critical items)

不同类别的器械、设备因其使用用途不同而具有不同的清洁、消毒、灭菌、监控与追踪及储存的要求。将器械、设备进行分类的意义在于指导消毒室对不同的器械选择不同的清洁消毒及灭菌的方法与程序,其目的在于既能最大限度地杀灭细菌,控制感染的发生,又避免人力物力的浪费与不必要的器械损耗。

下面分别介绍 3 个类别的器械、设备:

Ⅰ类(高危险性器械、设备)

(1)定义及举例:Ⅰ类器械、设备指的是用于"侵入性的操作过程"(见第八章)的器械设备,即指所有穿过皮肤或黏膜而进入无菌的组织或器官的器材,或与破损的皮肤、黏膜、组织接触的器械、设备。如拔牙钳、解剖刀、骨凿、刮治器、超声波洁牙器工作尖、根管治疗器械及手术车针等。侵入性的操作过程亦叫"高危险性操作程序"。包括口腔种植、口腔颌面外科、牙周治疗、龈下刮治、根管治疗和拔牙的过程。

(2)清洁、消毒与灭菌的要求:所有使用后的Ⅰ类物品是高度的被污染品物,必须经过严格的全过程灭菌。这包括:预先清洁、冲洗、超声波清洗机清洗、消毒机消毒、包装、打标签,最后进行严格的高温高压灭菌。

(3) 监控与追踪:所有的Ⅰ类物品的灭菌过程须进行监控,使用须进行追踪。

(4) 储存:所有的Ⅰ类物品作为外科手术用品,保持包装及标签完好无损,储存于无菌状态,若有破损或已打开未使用,或超过使用期限,须进行重新包装与灭菌处理才能再使用。

Ⅱ类(中危险性器械、设备)

(1) 定义及举例:Ⅱ类器械、设备指的是仅接触完整的黏膜或破损的表皮,而不进入无菌的组织、器官的器材。如口镜、口内充填器械、复合树脂输送枪、银汞输送器、印模托盘等。

(2) 清洁、消毒与灭菌的要求:所有Ⅱ类物品具有中度的传染能力,使用后须经过全过程灭菌或高水平消毒。与Ⅰ类项目区别仅在于Ⅱ类物品灭菌前不需要包装。但特殊的Ⅱ类物品亦需包装:如打开连接部位后成分体的Ⅱ类物品须包装(如银汞输送器),容易损坏的Ⅱ类项目须包装(如光固化灯头灭菌前进行包装是为了保护其光纤),手机是特殊的Ⅱ类项目,必须包装。

(3) 监控与追踪:所有的Ⅱ类物品的消毒、灭菌过程必须监控,但使用不需要施行追踪。

(4) 储存:所有的Ⅱ类物品要求储存于清洁区域(clean area)的柜内或抽屉内,保持清洁、干燥直到使用。

Ⅲ类(低危险性器械、设备)

(1) 定义及举例:Ⅲ类物品指的是仅由清洁的、无破损的手部触摸的物品,或只接触健康无损的皮肤。如听诊器、血压计、全景X线摄影机等。

(2) 清洁、消毒与灭菌的要求:Ⅲ类物品虽然有微生物污染,但一般情况下,微生物在数量上不足以造成危害,仅具有很低的甚至没有传播疾病的能力,要求使用基本的清洁方法清洁如用中性清洁剂及水清洁;要求使用低至中等水平的消毒方法消毒,如使用70%的乙醇或其他合适的消毒剂消毒。

(3) 监控与追踪:Ⅲ类物品不需要进行灭菌处理,故不存在监控与追踪的要求。

(4) 储存:Ⅲ类物品必须保持清洁、干燥。

第二节　一般口腔器械消毒与灭菌

　　口腔医疗器械的消毒灭菌原则是根据器械的类型(高危、中危或低危器材)、耐热与否(金属或塑料)、耐腐蚀性能综合起来选择不同的消毒及灭菌方法。

　　灭菌(sterilization)是杀灭仪器或环境表面所有形式的微生物的行为或过程,如果存在细菌内生芽胞,也包括对这些具有高度抵抗力的细菌内生芽胞的杀灭。消毒(disinfection)是指破坏病原微生物的过程,但不是破坏全部微生物。凡是可以采用基于物理的热处理过程的灭菌方法的器械,就不要采用化学的主消毒或"冷灭菌"方法。"不是简单浸一下,而是认真进行热处理"。对于耐热器械或其他物品,应该热灭菌。没有任何其他方法(如蒸气灭菌、液体灭菌)与之具有相同的灭菌效能和安全保证。

　　口腔医疗诊疗器械(表9-3)应按规定做彻底消毒,不用未经彻底消毒的物

表9-3　口腔医疗器械危险程度分类与消毒、灭菌、存储要求

危险级别	口腔医疗器械分类	消毒灭菌水平	储存要求
高度危险	拔牙器械:拔牙钳、牙挺、牙龈分离器、牙根分离器、凿、口腔合面外科车针 牙周治疗器械:牙洁治器、刮治器、超声工作尖 根管器具:根管扩大器、各类根管锉、各类根管扩孔钻、根管充填器等 口腔种植牙用手术器械 其他器械:牙科车针、钻针、排龈器、加压器、刮匙、挖匙、电刀头、牙探针(牙周探针)等	灭菌	保持包装及标签完好无损,储存于无菌状态 如有破损或已打开未使用,或超过使用期限,须进行重新包装与灭菌处理才能再使用
中度危险	检查器械:口镜、镊子、器械盘等 正畸用器械:正畸钳、带环推子、取带环钳子、全冠剪等 修复用器械:去冠器、拆冠钳、印模托盘、垂直距离测量尺等 各类充填器:银汞合金输送器 其他器械:卡式注射器、研光器、用于舌、唇、颊的牵引器、三用枪头、成形器、开口器、金属反光板、拉钩、挂钩、橡皮障夹、橡皮障夹钳等	灭菌或高水平消毒	用带盖的容器盛装放于清洁区域,并定期对容器进行消毒
低度危险	调刀:模型雕刻刀、钢调刀、腊刀等 其他:全景X线摄影机、橡皮调拌碗、橡皮障架、打孔器、牙锤、卡尺、抛光布轮、技工钳等	中低度水平消毒	保持清洁、干燥

品。牙科镊、探针、棉花、纱布、器械盘、拔牙钳等不易生锈的耐热器械可用高压蒸气消毒;口镜、牙钻、电机手机、洁牙器等可用甲醛气体消毒,玻璃制品、口镜、探针等可用烤箱干消毒。涡轮手机使用专用清洗消毒设备消毒。

牙钻、拔髓针、成形片夹、拔牙钳、托盘等造成口腔诊疗过程中器械物品污染原因也很多。在临床上,医师们往往习惯于自己保存一套器械,有的一天1次消毒灭菌,有的一周1次消毒灭菌,更有甚者只简单擦拭而不高压灭菌,主要原因是怕丢失,另外的原因是器械数量少,难以周转开。

要求口腔诊所对口腔医疗器械消毒灭菌一律采取"双消"处理方法。①凡耐高温的非一次性口腔器械物品使用后一律采取"消毒、清洗、高压灭菌"的程序处理,拔牙钳、牙挺、非一次性弯盘、探针、镊子、牙龈分离器、牙凿、骨凿、持针器、剪刀、玻璃调板、剔挖器、牙周洁治器、洁牙器、取模托盘、银汞充填器、金属雕

刀、粘固粉调拌刀、三用枪等使用后用含有效氯 500mg/L 的溶液浸泡 30 分钟,清洗擦干分类包装采用高温蒸气灭菌(图 9-4,图 9-5)。②凡不耐高温的物品,如塑料制品等,根据物品性质采用高效、中效、低效消毒剂浸泡消毒。③牙钻等微型器械因数量多,使用次数多,用毕一律采用二步法消毒,即第一消毒液与第二消毒液先后浸泡,消毒备用。各类车针、扩大针、拔髓针等小器械使用后先用 2% 戊二醛浸泡 30 分钟,再用清水冲洗擦干。

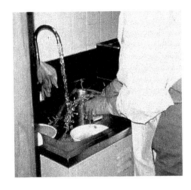 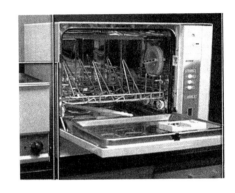

图 9-4　消毒前清洗　　　　图 9-5　器械洗涤机

　　所有用于病人口腔诊治医疗器械一律一人一杯一盘一巾一用一消毒。用毕集中初步消毒 - 清洗 - 消毒灭菌处置。同时增加医疗器械数量,加大消毒灭菌力度。在口腔诊所现有条件下采用上述方法基本达到防止交叉感染的目的。

　　口腔检查器材一律使用一次性物品,如一次性口腔器械盒、吸唾器、漱口杯、注射器、手套等,使用后浸泡于含有效氯 500mg/L 消毒液 30 分钟,浸泡的容器要加盖。初步消毒后由供应室回收,集中毁形,分类装入防漏黄色塑料袋,再装入专用密封桶,定点上锁放置。每日由当地环保部门指定的特种医疗垃圾回收公司上门回收,进行无害化处理,并做好交接登记,杜绝回流市场。

　　北京大学人民医院口腔科周冬平(2000)实验结果表明(均经 3 次重复实验证实):目前口腔诊所所应用的高压蒸气法、干热法、药物消毒法(甲醛、疫克灵、碘酊 + 乙醇)等都能很好地灭活 DNA 病毒(HBV)和 RNA 病毒(HCV)。经过各种不同的消毒措施,所污染病毒的特异性蛋白(HBsAg/ 抗 -HCV)和核酸(HBV-DNA/HCV-RNA)都能被有效清除。也就是说,目前口腔诊所所应用的消毒手段在预防病毒的交叉感染方面已经较为有效,消毒后的器械不应该是口腔科病毒交叉感染的主要途径。

　　口腔医疗器械的特点:口腔医疗器械一般比较锐利,小而特殊。如根管扩大器牙钻,细小有螺纹,构造复杂,质地耐热,不耐锈;口镜背面为水银,只能浸泡或气体消毒,不宜高压消毒,这些问题使口腔医护人员在消毒方面感到十分不便。

口腔医疗操作时如果不戴手套,手和器械直接接触病人的唾液、血液以及用口对口的方法进行呼吸,特别是指甲周围易被血液和唾液污染。如手指皮肤伤口被 HBsAg 阳性病人的血液或唾液污染,易造成接触性肝炎,如急性乙型肝炎等。病人唾液中 HBsAg 阳性时在治疗口腔疾病中以器械污染最为严重。

【案例】 口腔医疗器械消毒灭菌流程

［来源:彰化县牙医师公会制作］

1. 依灭菌消毒原理将牙科器械分成三大类如下

分类	定义	例子	消毒灭菌法
绝对灭菌的物品（critical）	任何应入人体的完整及无菌区域(如血液循环)的物品	口腔外科器械,如拔牙钳、牙根挺子、手术刀、外科钻针、根管锉、注射针头等	灭菌法
应该灭菌的物品（semicritical）	与黏膜接触,但正常情况下不穿透人体皮肤表面的物品	银汞填塞器、银汞输送器、矫正钳、口镜、探针、镊子、手机等	灭菌法或高标准的消毒法
消毒的物品（non-critical）	正常情况下不穿透人体或黏膜组织接触的物品	治疗椅、工作台面、灯把手、X 线机把手、开关按钮等	消洗法或中标准的消毒法

2. 器械使用完后,初步分类,并浸泡于维持溶液内,等待清洗。

3. 清洗人员穿戴手套及口罩,以刷子及清水清洗器械表面之唾液及污染物,或置于超音波振荡器清理。

4. 器械洗净后,擦干,有关节器械上润滑油或防锈油,并分类打包,依序放入各式消毒锅进行灭菌消毒工作。

5. 高温高压蒸气灭菌锅:

(1) 将清洗好的器械装入无菌显示管袋包装后或用包布打包并填上消毒日期。

(2) 定期或不定期在锅内放置化学监测试剂或生物监测剂,与器械一同进锅消毒灭菌需20~30 分钟。

(3) 应将定期及不定期消毒灭菌成效结果记录,并存盘备查。

6. 卡匣式灭菌快速锅:

(1) 将器械之轴心处加润滑机油以防生锈,装入无菌管袋消毒包装。

(2) 定期或不定期在锅内放置化学监测试剂或生物监测剂,与器械一起进锅消毒灭菌约10 分钟。

(3) 应将定期及不定期消毒灭菌成效结果记录,并存盘备查。

7. 干蒸性之灭菌器(dry heater)

(1) 专门消毒矫治器械。

(2) 以清水去除矫治器械外表之口水或血液。

(3) 将矫治器械放入含振荡清洁剂(ultrasonic cleaner solution)的振荡器振荡 5 分钟。

(4) 再以蒸馏水冲洗干净。

(5) 用干布及吸气将矫治器械面彻底吹干,尤其是关节处及切面。

(6) 矫治器械放入消毒架子,避免器械及器械碰触。

(7) 进锅消毒,190℃/375 ℉,20分钟。

(8) 以润滑剂润滑器械关节处。

(9) 放在使用架供临床使用。

8. 无法经高压高温灭菌之器械则改由化学药剂灭菌(如:浸泡用戊二醛溶液)。

(1) 将器械(如:橡胶制品)用超音波洗净器振荡。

(2) 集中泡入戊二醛溶液药水10小时。

(3) 再用镊子取出器械并以蒸馏水冲洗。

(4) 药水至少两周换1次,若太脏则随时换。

9. 消毒后器械之处置:

(1) 干燥及冷却:加热型蒸气灭菌器之器械包需可燥并冷却,目前已有许多灭菌器连带自动冷却烘干系统。

(2) 贮存:将灭菌后之器械放置干净干燥密封处或紫外线箱,拿取时以先放先取为原则;贮存时间不可过久,打包袋不超过1个月;布包,纸包不超过1周;其余不超过4天,如管袋包装之器械,原则保存最多半年即要重新消毒,并写上日期。

10. 监测:

(1) 每天例行以高温高压蒸气灭菌指示胶带测试温度及压力,并记录之。

(2) 牙科诊所每月以生物培养试剂;测试;送供应室培养判读并记录之。

11. 若监测发生异常,表示灭菌器有问题,则停止使用灭菌器,并同时通知厂商维修灭菌器。

第三节　手机的消毒与灭菌

　　牙科手机是临床口腔医疗中最常用的设备,由于它在治疗过程中密切接触病人的唾液、血液、龈沟液和牙菌斑,所以它的表面和机头内部涡轮组件及管道在使用后均可能受到不同程度的病原微生物污染,因此它属于高度危险性物品,必须经灭菌处理。如果灭菌不合格,其潜在的交叉感染危险性极大。手机每分钟30万转,在停转的瞬间,其内部形成负压,可将病人口腔内容物回收到手机内部的涡轮腔、水道、气道,如不彻底清洁消毒处理,可导致交叉感染。据文献报道,口腔诊所就医病人在就医过程中可被感染乙型肝炎病毒和其他一些细菌或病毒。有关牙科手机的灭菌问题也是目前口腔界亟待解决的一个严峻课题。

　　高低速手机是临床口腔医疗最常用的器械,虽然目前有关疾病传播是否与手机有关尚无可靠证据,但手机从理论上讲仍有潜在的传播疾病的危险。手机属高危器材,应在每位病人之间合理灭菌。国外提倡使用高压蒸气灭菌、化学蒸气压力灭菌处理手机,并注意参照手机的生产年代、厂家使用说明进行清洁、保养及选择恰当的灭菌方法。

　　手机供水系统的冲洗处理也应重视。据报道,以前生产的手机在脚闸放开时,会使水自冷水管口流入手机内部,特别是治疗结束时更为明显。这种回吸作用的水滴含有病人的口腔菌丛及残垢,可在手机管内贴附,在进一步进行较深的切割,如开髓治疗时,有可能将细菌带入血液,对于那些免疫力低下及衰弱的病人有潜在的危险。一般要求在治疗每一病人之后冲洗 20~30 秒以上,每天工作开始时要冲洗数分钟。

手机使用钻针的种类较多,对其合理灭菌也很重要。一般来讲,干热灭菌及环氧乙烷灭菌对所有钻针的损害最小,也可采用化学压力蒸气灭菌,高压蒸气灭菌对钻针的损害最大。还需参照厂家说明选择灭菌方法。由于金属与金属密切接触的电流作用对钻针有损害,因此,最好使用将钻针独立分隔放置的放钻针装置。此外,国际上已有一次性使用的碳钢、不锈钢及钨钢钻针,能够较好地控制感染。

牙科手机(包括高速手机、慢机、洁牙手机)在日常口腔诊疗工作中使用频繁,操作时伸入到病人口腔内,接触病人的唾液、血液等体液,成为造成院内感染的传播途径或潜在传播途径。由于手机是精密器械,传统的消毒方法是清洗手机后药液浸泡、涂擦,其缺陷是消毒效果难以确定,对口腔黏膜刺激大,且药液会腐蚀手机部件。手机为一种常用口腔医疗器械,因其结构复杂、价格较高,对消毒方法的要求与一般医疗器械有所不同。口腔医疗机构应根据本单位具体情况,选择合适的消毒方法对手机进行有效的消毒,以避免发生医源性感染。另一方面,手机在运转停止的时候产生负压,血液、唾液和碎屑会随空气和水进入其内部,分布到轴承和滚珠等处,成为交叉感染的重要媒介。所以"一人(病人)一机"已经被越来越多的口腔医疗机构确定为控制感染的重要措施。

为保证手机消毒使用的正常运转,根据我国口腔诊所的实际经验,每台口腔综合治疗机至少应配备高速涡轮手机 3~6 支,低速手机 3 套(一套在使用中,一套在消毒中,一套待消毒)。为避免医源性交叉感染,应把住交叉感染的源头,保证每位病人使用一个消毒好的手机。

临床污染的牙科手机要达到灭菌标准是有一定难度的,因为牙科手机制造精密、结构复杂,机头内的涡轮腔、水气道等附件都存在细小的腔隙和难以探入的管道,这些特殊结构在牙科手机停机回吸时,容易被污染,无论物理方法还是化学方法,都很难在这些部位发挥灭菌作用。另外,在选择灭菌方法时,还必须考虑牙科手机经多次物理或化学方法灭菌处理后机械性能的损坏程度。因此,理想的牙科手机灭菌方法一直是国内外学者长期以来探讨的问题。目前,国内外对临床使用过的牙科手机处理方法较多,主要分为两大类:一类是采用物理灭菌法中的热力灭菌,如压力蒸气灭菌;另一类是采用化学消毒剂浸泡、擦拭和熏蒸等。

每个生产厂家对其产品的灭菌和保养都有自己的规定,牙科护士应认真阅读生产厂家的说明书,严格按照说明书上的要求进行清洁和灭菌,是手机保养中最重要的一个环节。最好将说明书上的有关内容摘录下来,印成卡片,发给有关的工作人员,并定期(每3个月1次)复习保养常规,防止因惰性而"简化"了某个步骤。各口腔诊所选用的手机种类不同,新员工可能对所使用手机的保养常规并不熟悉,应该接受必要的培训。诊所应该安排专人熟悉常见故障的排除方法,最好能够得到生产厂家和经销商的支持,定期在诊所停诊期间把手机送去做专业化保养。

一、手机内部污染的处理

为解决手机内部较严重的污染,国内外进行了大量的研究。主要有以下两种方式。

1. 冲洗　对手机内部涡轮腔及气道、水道用清水冲洗,外部用化学消毒剂擦拭或浸泡,一般可获得理想的消毒效果。Scheid 等在手机使用前用清水冲洗,以去除水道内的细菌,较未冲洗手机内部细菌数明显减少。Checchi 等发现,手机在使用前转动 4~7 分钟,可去除气道中 90% 的污染物。Epstein 等采用对内部冲洗与对外部以戊二醛和异丙醇擦拭被 HSV 污染的手机后,用其洗液转染人类成纤维细胞,均未发生感染。

2. 安装抗回流设施　抗回流设施(antisuction device)是防止手机内部污染较有效的一种方法,可防止口腔内容物被吸入涡轮腔内,从而只需对手机外表面进行消毒。Ojajarvi 等检测了安装与未安装抗回流设施的手机内部大肠埃希菌和肠球菌污染情况。安装了抗回流设施的 138 支手机内部均未检测出大肠埃希菌和肠球菌;而未安装抗回流设施者,150 支中有 10 支污染有大肠埃希菌和肠球菌。Baggs 等检测安装了抗回流阀门(anti-retractive valves)的手机内部,污染率可降低 4000 倍。抗交叉感染设备(anti-cross contamination devices)能有效防止金黄色葡萄球菌和链球菌对手机内部的污染。采用一种机头空气清洁装置(air flushing clean system, AFCS)并配合真空吸引法,亦可防止手机内部的污染。1992 年,美国 Ohio 州就已有 69% 牙科诊所的手机上安装了抗回流阀,有效地防止了交叉感染的发生。

二、物理消毒方法

我国曾推出使用微波、紫外线和臭氧对牙科手机进行灭菌,近来也提出使用交流电,但这些方法均未普遍推广。主要原因如下:微波不适用于处理金属类制品,金属对微波具有反射作用可造成加热不足;另外,微波用于结构复杂的牙科手机灭菌处理,难以通过手机外壁到达手机管腔内部发挥灭菌作用。紫外线仅作用于直接被照射面,因此它只能起到表面灭菌作用。紫外线灭菌有时可结合臭氧进行,臭氧虽然能进入器械腔隙,但穿透力较弱。有研究表明用紫外线消毒器对牙科手机进行灭菌根本不能达到灭菌标准。交流电属于干热法,该方法灭菌时间短,灭菌效果较好,但电流、电压的变化对灭菌效果的影响未经实验研究,并且长期使用交流电对牙科手机机械性能的损害情况也未经翔实阐明。

牙科手机是口腔医疗必不可少的工具。由于大多数口腔临床操作都是在病人口腔内进行的。在操作中牙科手机与病人的血液、唾液、口腔组织接触频繁,加上牙科手机结构精密,被金属外壳严密封闭,内部设有复杂的水、气管道及间隙。因此,牙科手机是污染最严重的医疗器械,其内部较难消毒。目前,可使牙科手机内、外部均能达到消毒的方法主要有:

1. 高压灭菌方法　美国牙科学会(ADA)、疾病控制中心(CDC)和 FDA 都认为,高压灭菌是牙科手机的最佳灭菌方法。现在市面上的高压消毒器都可以用于手机灭菌。消毒器都有设定好的灭菌程序,整个加温加压、维持、降温降压、干燥的过程在 1 小时内完成。除非急用,手机均应包装或放在适当的容器内后再进行灭菌。手机灭菌不适宜采用浸泡法、过高的温度和过长的时间。手机还处于高温的状态时,不要故意在短时间内把温度降下来(如用消毒液冲洗),这样会损伤手机内部的精细部件。

为了保证手机的灭菌效果,高压灭菌消毒器应该始终保持良好的工作状态。除了每次都要检查封闭是否严密、包装口袋上指示条的颜色是否改变外,还应该每周进行 1 次生物学检测。

大多数消毒器在完成灭菌工作后有一个高温干燥程序。这是防止手机生锈的重要环节,如果这个程序发生故障,应该及时修复。

使用好的蒸气消毒设备可以延长昂贵、精密器械的使用寿命。为了临床使用和消毒方便,可在诊室安放小型卡式蒸气高压消毒器,规定专人管理、专人操作,制定出操作规程,要求严格按规程进行操作,对消毒炉定期进行检测,发现问题及时和厂家联系维修。

压力蒸气灭菌是口腔医疗器械灭菌最常用、效果最好的方法。但 Patterson 等曾报道,手机经压力蒸气灭菌 40 次后,碳钨锉头已完全变黑,表面出现大范围的小坑。用扫描电镜检测,发现锉头已明显受损。进入 20 世纪 90 年代,随着能耐高温高压手机的研制成功和推广,国外越来越多的诊所已采用压力蒸气消毒手机。据报道,美国东海岸三州有 93% 牙科诊所采用压力蒸气灭菌。英国 90.6% 牙科诊所的手机采用压力蒸气灭菌;但仅有 45.9% 的诊所能坚持每看完一个病人即消毒一次。不能坚持者是因为没有足够的手机,或担心手机受损,或费用问题和认为不必要等原因。Edwardsson 报道,在手机表面涂抹含甲醛和异丙醛的润滑油后,再经压力蒸气灭菌处理,可提高灭菌效果。Worthington 等检测 5 种不同型号的手机经压力蒸气灭菌 1 年后的转速,仅 1 种转速降低 1.8%,

其余 4 种转速降低达 23.5%~63.6%。

目前,国内手机已开始广泛使用压力蒸气灭菌。谭成柱等对手机用压力蒸气灭菌处理 30 分钟,未检出细菌及 HBsAg。刘建玉等采用蒸馏水煮沸 30 分钟消毒手机,亦未发现细菌生长。他们均未对手机损坏情况进行检测。Rabenau 等报道一种自动蒸气消毒器,利用热蒸气消毒手机。他们在手机上人工污染 HSV 和 SV40(simian vacouling virus),经该装置处理后,细胞培养法未检测出病毒感染性,PCR 法未发现病毒核酸复制。

STATIM 卡式压力蒸气灭菌器消毒灭菌,治疗完毕将水汽开关开启,冲洗水汽系统 1 秒,用 2% 戊二醛棉球将钻针周围的残垢擦掉,将钻针卸下,然后将手机卸下,用 2% 戊二醛棉球擦拭手机外部,再用清水冲洗擦干,从管口喷入牙科手机清洁润滑剂。把手机直接放入 STATIM 卡式盒内,接通电源,开关,按电脑设计好的程序进行,全过程消毒时间为 9 分钟,其中快速升温达 135℃,保温时间 3.5 分钟,压力达 242kPa,经监测消毒灭菌效果满意。牙科手机高温易损部件为胶圈和轴承,所以在达到消毒目的的同时,应注意尽量避免消毒时间过长。

小型预真空高温蒸气灭菌器消毒火菌,启动消毒器,选择程序及灭菌温度和时间。袋装封口注明灭菌日期,再放入小型预真空高温蒸气灭菌器,接通电源,启动消毒器,选择程序及灭菌温度和时间。

目前,压力蒸气灭菌法用于牙科手机灭菌在我国已得到一定程度的认可和推广。压力蒸气灭菌器根据排放冷空气的方式和程度不同,可分为下排气式和预真空两大类。其基本原理是在一定压力下,通过产生高温饱和蒸气杀死各种微生物,这是经美国牙医协会、CDC 及其他国家的一些机构,如英国牙医协会、加拿大牙医协会等认可并推荐的牙科手机灭菌方法,是耐高温牙科手机灭菌方法的首选。

压力蒸气灭菌法将成为牙科手机灭菌的主要方法。目前,欧美一些发达国家的牙医已开始比较严格地遵守交叉感染控制规范的要求,普遍使用压力蒸气灭菌法对牙科手机进行灭菌处理。2001 年,英格兰地区的牙医采用压力蒸气法消毒牙科手机的比例已达到 90%。从 1998 年至 2005 年,美国和加拿大安大略湖地区的牙医采用压力蒸气法消毒牙科手机的比例从 50% 提升至 90%。2005 年分层随机抽取 64 444 名加拿大牙医,问卷调查结果表明,采用压力蒸气法消毒牙科手机的比例已达 94%。

2. 微波消菌方法　微波是目前国内外研究较多的一种消毒方法,近几年在我国口腔医疗器械消毒中亦有应用。军事医学科学院研制的 WBY-1 型微波牙科手机消毒器,是采用微波与增效剂联合作用的方式。使用时将病人用过的手机连同钻针一起放入盛有增效剂溶液的消毒管中,经微波照射 1 分钟,可杀灭自然污染的细菌 95.31%~99.87%，并完全破坏 HBsAg 的抗原性。手机经其处理 600 次后，转速和夹持力均无明显变化。丁兰英等研制的 WBY-Ⅰ型微波牙科手机消毒器，充分利用微波的热效应、非热效应，结合专用增效传导递质，在输出功率仅 200W 的条件下，照射 1 秒可杀灭各种细菌繁殖体及芽胞，杀灭真菌和将 HBV、HCV、HIV 等病毒灭活，临床应用过程中，照射使用过的牙科手机 1 秒，可使手机内、外部 HBsAg 转阴。

三、化学消毒方法

因手机在使用中经常接触病人的唾液和血液，故对消毒剂的选择较为严格。化学消毒方法在临床已较少使用，其用于牙科手机灭菌有很大的局限性和误区。目前我国大部分地区，尤其是基层口腔诊所，对临床使用过的牙科手机仍采用化学消毒法，应尽快改变。

1. **擦拭法**　消毒剂种类主要有戊二醛、氯制剂、碘伏和乙醇。但是，不论采用哪种消毒剂，擦拭法都只能处理牙科手机表面，不能进入牙科手机内部污染的涡轮腔隙和管道，擦拭处理后的牙科手机基本无法达到灭菌标准。因此，消毒剂擦拭法不能用于牙科手机的临床灭菌处理，应逐渐被取代。

2. **浸泡法**　高效消毒剂浸泡法在临床已较少使用，其用于牙科手机灭菌有如下局限：如戊二醛毒性较大，对皮肤及黏膜有刺激性，浸泡后的物品需经无菌水冲洗后才可使用。戊二醛浸泡各类金属器械及耐腐蚀器械需 2% 戊二醛浸泡 10 小时，这给手机在临床上周转造成很大障碍。由于戊二醛浸泡所需时间较长，操作者对浸泡时间不易统一管理，况且消毒剂的浓度会因反复使用而下降，所以灭菌效果难有保证。

Gerevich 等认为口腔医疗器械不能采用醇类、季铵盐类、次氯酸钠等消毒剂，而应采用高效灭菌剂，如 2% 碱性戊二醛及其同类产品。谭成柱等报道，经 2% 戊二醛浸泡 30 分钟的牙科手机，未检出细菌及 HBsAg；但戊二醛长期浸泡会使手机钻头变钝。用戊二醛和异丙醇擦拭染有 HSV 的手机外表面，可全部杀灭其外表面的 HSV。苯扎溴铵（新洁尔灭）、乙醇和氯己定（洗必泰）都不适用于手机消毒；但与其他化学消毒剂及物理因子协同，提高杀菌能力后则可。

虽然有学者报道，有些消毒剂在超声的协同作用下可提高消毒能力，但不论哪种消毒剂，就其目前剂型来看，用于浸泡结构复杂、腔隙较多的牙科手机，均很难达到灭菌标准。含氯制剂灭菌时间较短，但目前氯制剂的剂型对金属器械腐蚀性都较强。多项研究报道，化学消毒剂浸泡法对牙科手机的损害强于合理应用热力灭菌对牙科手机的损害。

3. **熏蒸法**　甲醛熏蒸法已几乎不在口腔诊所使用。甲醛是高效消毒剂，常压下用于器械灭菌至少需要熏蒸 4 小时以上，并且具有强烈的刺激性气味，对人有致癌作用。由于甲醛熏蒸法穿透力不强,所以临床污染的牙科手机经处理后很难达到灭菌标准。

四、手机灭菌步骤

目前,欧洲已制定出一套完整的牙科手机灭菌流程:第一步,手机收集、传送及分检;第二步,全自动、全封闭热清洗、消毒及干燥;第三步,全自动精确注油养护;第四步,打包封装;第五步,预真空压力蒸气灭菌、干燥;最后,保洁存放。只有生产厂家指明可灭菌的手机才能够进行灭菌处理。下面的步骤是通用的一般步骤,更重要的是按照生产厂家的规定进行保养和灭菌。

(1) 治疗结束后,在车针没有拆下前将手机外的碎屑擦拭干净,并开动机器冲洗手机的气管和水管。

(2) 拆下车针,再拆下手机。如果生产厂家建议用超声波清洗,则按照厂家的指示清洗手机头和整个手机,然后把手机装到牙椅上,开动机器,将手机内的碎屑清洗干净。如果生产厂家没有建议使用超声波清洗,则在流水下用肥皂水或清洁剂清洗手机。

(3) 如果手机需要加热前润滑,则使用生产厂家推荐的清洁剂清除手机内部的碎屑,润滑手机。如果不需加热前润滑,则选用不含润滑剂的清洁剂,按照厂家的指示清洁手机,不要过分润滑之。

(4) 再把手机装到牙科椅上,开动机器,将手机内多余的润滑剂清除出去,防止在加热过程中有过多的润滑剂不均匀地积聚在手机内。如果厂家没有特别指明,手机在转动时应该装上车针。

(5) 用潮湿的乙醇棉球(不要有太多乙醇)擦拭光纤接口及其外部。不要使用高浓度的溶液,避免造成损伤。

(6) 清洁和干燥手机后,将它放入纸袋内,按照厂家的规定和消毒炉的操作常规对手机进行灭菌。灭菌后将手机保存在妥善的地方,不要在使用前打开封闭的纸袋。

(7) 在安装手机前开动机器 20~30 秒,冲洗牙科椅的气水管道。

(8) 如果手机不需要灭菌后润滑,在病人面前才打开纸袋,以示手机经过了严格的灭菌处理。如果需要灭菌后润滑,务必在使用前才在手机末端打开纸袋润滑之,不要加入过量润滑剂。

【案例】 Bien-Air 高速手机保养

[来源:西北医疗器械(集团)有限公司]

技术指标:

1. Bien-Air 高速手机润滑脂加油。

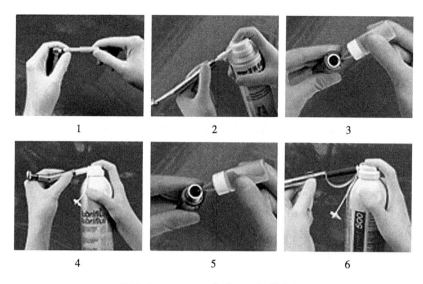

1   2   3

4   5   6

图 9-6 Bien-Air 高速手机保养步骤

2. 高速手机清洗润滑。

3. 牙科弯机注油。

4. 牙科弯机清洗润滑。

5. 牙科马达注油。

6. 牙科手机清洗润滑。

产品说明：

手机是牙科综合治疗机最为关键的部分。由于其转动速度高,使用频繁,易损程度大,如不能及时保养、不了解维护知识,将会给使用带来极大的不便。

CNW 生产的手机均为引进世界一流水平的奥地利 WH 公司及瑞士 BIEN-AIR 公司产品,下面就 CNW 手机及 BIEN-AIR 手机的维护与保养(图 9-6)介绍给用户,以便延长手机的使用寿命。

1. 手机使用时必须严格按使用说明书进行润滑,一般情况每天高速手机润滑 2 次。低速手机(直机、弯机、马达)每天 1 次。

2. 手机使用时的工作气压必须严格按说明书进行。一般情况下二孔、三孔手机的工作气压为 2~2.2kg,四孔、五孔、六孔的工作气压为 2.4~2.5kg(指手机与连通管接口处的气压)。新治疗机开始使用时必须调整压力,使用一段时间(约 1 个月)重新校对治疗机的压力。

3. 消毒:应采用高温蒸气消毒,不能采用化学液及干热消毒,消毒温度为 135℃,最长时间不超过 30 分钟,消毒前必须清洗,消毒后必须润滑。

注:带快换接头的手机应将手机取下,只对手机消毒,不对接头消毒。低速手机请取下直机、弯机头进行消毒。当手机外表有污物时请用乙醇清洁。

4. 不合标准的、生锈、老化的车针或磨头请勿使用。

5. 压盖高速手机在转动时一定不能按压压盖,以免损坏机芯。直、弯机在转动时不能装取车针。

6. 车针、磨头或"标准棒"每天应取装 1 次,以免车针长时间不取出而产生锈蚀。

第四节　口腔器械消毒包

在规范化管理的口腔医疗机构,口腔医师应人均配备 30 余把诊疗器械,以及应备有高、低速涡轮机头及洁治头等器材,并严格执行"一人一用一灭菌"。这些器械的灭菌保存需要科室购置大量专用器械盒,增加了经济成本。此外,购置的器械盒多为金属质地,无内隔层,拿取时易造成器械相互摩擦、碰撞、划损,对于高精度器械尤为不适用。而且随着灭菌使用次数的增多,器械盒侧壁的通气孔开关装置易松动,闭合不严密,存放时无法保证器械的无菌状态。因此,采用医用包布自制成口腔器械消毒包,用于器械的消毒和存放,临床应用方便经济、节省耗材,可反复清洗使用。

采用医用包布(43cm×24cm),将包布较窄一侧向对侧对折至能够裸露出器械的工作头端,以便于识别并取用器械,缝合重叠层的两外侧边缘,器械拿取侧开放,即成一口袋;其内根据盛装器械的种类和粗细等形态将口袋缝纫分隔成若干个长条状小袋,将器械一一插入存放时可防止相互摩擦。可根据临床需要缝制出任意宽窄、长短的消毒包,用于盛装各类器械。包布的另侧可翻折盖住袋口,防止器械滑出;并在包布外侧缘缝一包带,用于捆绑系结,此即为口腔器械消毒包。可根据需要采用油性笔在绑扎好的包布外侧注明所属医师姓名或器械名称,方便查找。

使用牙科专用灭菌器高压灭菌前,将需要消毒的器械等一一插入自制的口腔器械消毒包的各长条状袋内,翻折盖布以盖过袋口,不裸露器械为宜,沿插入器械的长轴卷起包布,最后缠紧包带系牢,放入灭菌器进行灭菌处理。使用时只需解开包带,掀开盖布,便可直视到器械的工作头,方便取用。

第五节　口腔综合诊疗椅内液体管路污染

在口腔诊疗中,诊疗椅受到污染的机会很多。接受治疗的病人的口腔内液体直接进入与治疗器械相连接的诊疗椅的水管中,如水枪、汽喷枪、高速涡轮机等。

在涡轮机停止转动时,钻机的内部形成负压,将钻针周围液体吸入水管。根据 Bagga(1984)等众多学者收集的数据表明,无论何时涡轮停止转动,涡轮的水管即会被污染,涡轮管道内的微生物含量是 6~24 000CFU,平均 6360CFU,而在与口腔诊疗椅相连接的水管中,微生物含量的变化范围是 0~191 000CFU,平均

5400CFU（图 9-7）。

根据近期研究，在实验中模拟临床操作环境，当涡轮机停止工作时，液体立刻被回吸，吸入液体的量是 0.3~240ml，根据涡轮的不同而不同，而这些被回吸的污染物需要 5~7 分钟才能完全排清。此外，口腔诊疗椅还受到慢性持续性的污染。水管中的水流停滞不动，造成生物膜持续不断的扩散。

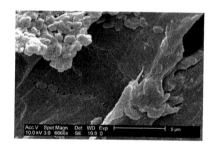

图 9-7　牙科供水系统污染的 SEM 照片

通过简单的实验即可证实这个现象：如果使用高速涡轮式水 / 汽喷枪，会检测到排出的水里有大量的微生物。如果让涡轮机持续转动，其所排出的微生物的量就会减少，持续 10~20 分钟后，将检测不出微生物。但让口腔诊疗椅停止工作 30 分钟，然后重新工作，会发现所排出的微生物又达到一个很高的浓度。换一种说法，口腔诊疗椅里有一个微生物储存池，可以持续不断地污染流动于其中的水。避免口腔诊疗椅的污染，是近年来各专科医院和厂家共同致力研究的课题。目前多采用口腔诊疗椅全项预防交叉感染的新技术。

1. **喷气防回吸系统**　1978 年 Crawford 设想出一种称为"防回吸阀"的装置，当手机停转时，它可扳机式启动，阻止污染物回吸入手机。这种装置的有效性在后来的研究中被证实，可有效防止手机的回吸。1997 年 Matsryama 报告了一种更加强有力的喷气防回吸新技术，当手机停转时，其可自动增强气路内的气压，因而制造出一个高气压屏障，防止外部污染物回吸入手机的空隙内。这种喷气防回吸可以更有效地防止因污染物回吸而造成的交叉感染。

2. **分立供水系统**　综合诊疗椅内部管路中静止不动的水是形成细菌沉积增殖的一个重要原因，新近研究开发出的"分立供水"系统可有效防止管路内部的污染。尽管有研究表明该系统并不能完全控制交叉感染，但可考虑将其作为与其他技术并用的一种方法。

3. **定时冲洗技术**　1982 年以来，当 Scheid 证实更换牙椅管路内的水可以清除污染物后，管路内冲洗就作为一种减少管路污染的推荐方法，冲洗的时间从 30 秒到 2 分钟不等。这些考虑是基于管路内的冲洗可以自然清除沉积于手机和管路内的微生物。尽管也有研究指出，管路冲洗虽在 2 分钟的持续冲洗后，将管路内污染有效减少达 96%，但细菌的残留仍可能超过 8000CFU/ml，因此必须结合其他抗菌方法才能更有效地提高防污染效果。

4. **自动消毒技术**　1999 年 Karpay 建议全面控制水路污染的理想措施是，"向水管路内间歇施放高浓度消毒剂和连续施放低浓度消毒剂相结合"。这种技术被证实可有效地长时间将细菌数控制在 200CFU/ml 以下（1996 年 ADA 规定），氯微生物曾被讨论用作管路内消毒剂使用，但其生物相容性也受到一些研究者的质疑,因而一种可在低浓度下表现出良好抗菌活性且无副作用的消毒剂的研究成为新热点。Montebugnoli(2000)的研究结果显示,意大利 Castellini 公司所采用的 TAED 过氧化物可表现出更好的抗菌效果,它可以在几分钟内杀灭细菌、芽胞。另外其水溶性强,不易沉淀于管路内壁;生物相容性研究表明,其在水管路内的安全性指标符合 WHO 的饮用水标准,因而这种消毒剂很可能在将来成为预防交叉感染的最佳选择。

5. 过滤技术 Stout 等发现,手机冷凝水的污染也较严重。检测 23 所诊所的冷凝水,91% 冷凝器的冷凝水中发现金黄色葡萄球菌和 A 族链球菌。Dayonb 等在手机水道内放置一孔径为 0.45nm 的过滤膜,可使手机在使用时流出的冷却水保持无菌达 72 小时,防止了冷凝水内病原微生物对病人的感染。

意大利 Castellini 口腔综合诊疗椅采用了以上几种预防交叉感染技术,在 2000 年意大利罗马举行的牙科器械交叉感染控制论坛中,Montebugnoli 和 Dolci 的一系列研究结果分别证实了其喷气防回吸的有效性,TAED 消毒剂的安全性和生物相容性,定时冲洗装置对防止水管路内微生物沉积的作用等。

【案例】 口腔医疗器械消毒流程操作规范

[来源:广州芳大口腔诊所]

第一步:手机/器械收集、分检、毁形与传送

1. 收集

(1) 核对:由供应室人员统一到各科诊疗室内收集污染的手机/器械。在收取过程中,要仔细认真,检查手机、碧兰麻注射器等器械零件是否完备,数量及科别。

(2) 标记:在收取过程中对于特殊器械(除手机外)如碧兰麻注射器、外科手术钳、正畸去戴环钳等需在登记表上做特殊标记,以免造成发送错误。

(3) 登记:为了做到收发正确无误,对于手机等特殊器械,必须建立手机器械收取、发放登记表。在工作中加强责任心,根据登记表做到收发数目一致无误。

2. 分检、毁形

(1) 初步分检:将回收的污染物品首先进行初步分检,将各科的特殊专业器械分开浸泡,做到分科明确,器械物品不混淆。

(2) 一次性医疗器械毁形:对于门诊使用的一次性医疗器械,先采用 1∶200 的 84 消毒液初步浸泡,再用毁形机毁形后由厂家统一焚烧处理。如遇传染病(肝炎、结核)等病人使用过的器械需特殊处理,用 1∶50 的 84 消毒液隔离浸泡 30 分钟后再毁形,医疗器械隔离浸泡后再清洗灭菌。

3. 传送

(1) 明确划区:在工作中严格划分三个区域,即:污染区、清洁区、无菌区。(污染区指污物回收分类的区域;清洁区也称消毒区,指消毒、清洗、干燥、检验、维修包装的区域;无菌区也称洁净区,指灭菌储存发放的区域。)由清洁区进入无菌区需要摘取、更换手套并换鞋,以确保预防交叉感染。

(2) 传送要求:器械物品的传送要由污到净,单向循环,不得逆流与交叉穿梭。

第二步:清洗消毒

1. 凡接触过病原微生物的物品,不易洗涤的器械(如玻璃板、带残留水门汀的器具和调和刀、托盘等)在进入加热、清洗/消毒机前,应先以化学消毒剂处理,再用手小心翼翼的去除剩涂材料,同时进行预清洗一遍,再统一进入加热清洗/消毒机,选择操作程序彻底清洗。

2. 去污 污物除不净不仅影响去除热原效果,对于仪器也有损坏作用,因此须高度重视。

3. 玻璃板、调刀洗涤 玻璃板上的粘固剂很难去除,清洗要求高,清洗时用刮刀将玻璃板及调刀上残留的水门汀粘固剂去除,并用竖刷蘸适量的洗涤剂(去污粉、消毒液等)初步处理。

4. 拔牙钳洗涤 首先将带血器械上的血污用1:200的84消毒液浸泡10分钟,再用竖刷将血迹冲洗刷掉。

5. 牙科车针的洗涤 牙科车针(特别是外科手术车针)由于操作中软组织卷覆表面,刷洗时用小牙刷或钢丝刷清洗车针工作端,必要时用镊子去除覆盖软组织,使工作端没有任何异物。

6. 摆放 按要求将污染手机/器械分别码放入清洗/消毒机内的手机插座、插入架、网盒及下层篮筐内。

7. 摆放要求 根据不同需要选用不同装载框码放器械。例如:玻璃板摆放需要成排、直立、有间隙,并充分固定;车针放在密闭小盒内,牙钳、挺子、口腔器械直立码放,带关节的器械要打开。

8. 标记 为使手机在清洗过程中不致混淆,在清洗前预先在手机基底粘贴上3M胶带,并标记上科别、诊椅位号,减少工作中不必要的失误。

9. 选择程序 目前,我院采用的是德国Miele牌(G7781TD)型加热清洗/消毒机,其特点如下:

(1) 具有全自动器械清洁/消毒过程,免去人工消毒过程。

(2) 降低感染机会,减轻工作强度,实行标准化清洁消毒过程一次完成。

(3) 能直接冲刷洗净器械表面及内腔,确保彻底、安全、有效地消毒中空器械。

(4) 标准化消毒能对各类真菌、细菌和病毒进行彻底消毒。

(5) 具有系统化的器械清洗;换水系统确保每个清洗及漂净阶段更换新水,以保证卫生、清洁的处理。

(6) 有4个清洗/消毒工作程序,其中DESIN vario TD程序是手机专用清洗程序,适用于牙科手机和精密器械。避免人工操作消毒的种种缺陷,达到了以往的卫生要求并可预防疾病传播。经使用93℃/10分钟清洗消毒后,器械内外表面细菌减少率达到10^{-7}。这里所指的消毒并不是灭菌,而是仅能减少微生物数量的技术手段。

(7) 工作中需根据实际需要选择不同程序。

(8) 软化系统:加热清洗消毒机内所用的软化水由美国ECOWATER:2100S/S-PF10全自动砂滤器、EOOED-518全自动离子交换器及美国KARO牌215全自动反渗透装置等配套设施提供。能自动去除源水中的悬浮物,降低源水的硬度,降低源水的总盐量。对于软化水,我们做到定期检验,符合使用要求,同时需用洗涤剂、清洗剂及不定期的更换过滤片。

第三步:养护

经清洗、消毒后的手机全部进入全自动注油养护系统保护,使用的注油养护机除手机ISO接口可直接连接外,其他接口选择相应配件,更换相应配套的工作端,完全取代了传统的喷注罐。操作极为简便,只需按下和放开启动键即可。由于其设置了过滤系统,排气清洁卫生,有益环境保护,并提供了标准化的内部清洗,喷气管路以及内部运动机件注油养护程序,能够有效地延长器械使用寿命。

第四步:包装

1. 包装是保持灭菌物品的无菌状态的重要手段

(1) 包装材料。

(2) 有良好的蒸气穿透性,能阻挡微生物侵入。

(3) 对灭菌物品不黏着,不发生反应,无菌,无其他有害作用。

(4) 价格便宜,经济实惠。

(5) 不仅能承受其消毒条件,还要确保所包装物的灭菌消毒。

(6) 有效、快速、方便包装,可进行密封处理。包装材料不能重复使用,以免吸水性差,灭菌后水珠多,不宜干燥,影响灭菌效果。作为一次性应用,不仅可以防止交叉感染,还杜绝了塑封不严造成的器械坏损。另一方面,有油污、坏的包装袋易使病人产生质疑。

2. 分类包装 塑封消毒能保证被包装物品在无菌状态下使用,半年内有效,因此除手机外,对于口腔器械,如:牙挺、牙钳、剪都可分类包装,便于使用。

3. 包装要求 包装好的物品应在袋外标记,包装日期及经手人签名。

4. 塑封 手机清洁注油后装入纸塑复合包装袋,用意大利产 EVRONDA 牌 SEAL2001 多功能塑料薄膜封口塑封,压塑封装袋需有一定长度。经临床验证,纸塑包装袋与纺织物包装相比,灭菌性能更强。

第五步:灭菌

由于手机是空心,回吸残留各种细菌,再加上纸袋封包,封包时纸袋内存有冷空气,如不排净手机空腔及纸袋内的空气,高温蒸气是无法进到纸袋内的,达不到灭菌目的。故应选用带 3 次预真空的高温高压灭菌器。(本次卫生部招标也是要求投标产品必须是 3 次预真空的高温高压灭菌器)。

1. 灭菌前装载

(1) 包装灭菌时注意确保包装袋之间有良好的间隙,且灭菌袋纸面向上,有利于蒸气流通及空气排出。

(2) 混合灭菌时织物包装袋和器械由下到上的放置顺序是器械包装袋和织物,且物品之间尽量不要接触,也不要触及灭菌器内壁。

(3) 由于各类物品的材料性能不同,所需灭菌温度压力和时间及排气方式各异,最好同类物品装在一起灭菌。

(4) 物品,尤其是纤维织物,放置灭菌室中要避免与灭菌器门、盖和侧壁接触,防止增加灭菌后干燥的困难。

(5) 装载量适度,以利消毒干燥彻底。

2. 选择程序 根据待灭菌物的物理属性(尤其是耐热性)和包装类型来选择程序。目前,临床应用的是德国 MELAG 24B,B 级 3 次预真空真空高温、高压蒸气灭菌器和 MELAG 23V-S,S 级 1 次预真空真空高温、高压蒸气灭菌器。B 级分别有 6 个供选程序,有 4 种灭菌程序和 BD 检测程序、真空检测程序。非打包器械、打包器械可选用快速裸消或普通干燥程序,对于一些纺织物及耐高温物品选用高级程序。

3. 操作方法及注意事项

(1) 先检查供水、供电是否正常,打开电源开关,显示"Please wait Doorrelease"字样,提示等待 5 秒钟后,设备进入预备状态。

(2) 将需要消毒灭菌的物品均匀地放在托盘上,装入灭菌室,关上仓门。关门时向灭菌器容器方向轻推门,同时按下滑动门把手。如警告信息显示 Error9door open 提示门未关严。

(3) 按程序键 "Program selection" 浏览可选程序后按启动钮(Start/Stop 键),灭菌炉开始工作。

(4) 灭菌循环开始后,如有必要中途停止,5 分钟内可按 Start/Stop 终止程序。

(5) 灭菌过程中,必须注意报警信息,采取相应的紧急处理。

(6) 灭菌结束打开门后,不要用手触及金属表面,容易烫伤,应使用取盘器取出消毒物品。

4. 灭菌后处理

(1) 物品取出时应保持干燥,下排式灭菌包裹水分含量一般不超过 3%,超过 6% 则为湿包,应视为未灭菌,不能作为无菌使用,B 级灭菌器灭菌结束时,剩余湿度不能高于 0.2%。

(2) 进行质控的化学胶带或指示卡未达到灭菌标志的,应视为未灭菌,不得使用。

(3) 无菌物品,掉在地上或放置在不洁之处,应视为污染,不得作为无菌使用。

(4) 检查灭菌后物品,应注明灭菌日期及操作者姓名或编号,并在记录本上记录灭菌湿度、压力及时间。

(5) 运送灭菌物品或发放时,最好使用无菌密闭车,以免再污染。

(6) 灭菌物品超过贮存期后应停止发放,重新灭菌。

(7) 做好管理工作,下班前关闭无菌柜,手机上锁存放。

5. 预真空高温蒸气灭菌干燥　从 2000 年 8 月至 2001 年 1 月开始,对现有的两台预真空灭菌器灭菌手机情况进行对比观察,每盘固定码放 10 支手机,采用不同装载量对比结果:

(1) 在消毒同等数量手机情况下,三次预真空高压蒸气灭菌器与一次预真空高压蒸气灭菌器相比,所需时间短。

(2) 在选用同样程序,同样装载量情况下,三级预真空高压蒸气灭菌器与一级预真空高压蒸气灭菌器相比,干燥性能好。

(3) 在快速程序与普通程序之间比较,普通程序均好于快速程序,干燥更彻底。

(4) 两台预真空高压蒸气灭菌器比较,由于三级预真空高压蒸气灭菌器多次高度前真空及高压蒸气渗透性,灭菌性能更好。

(5) 灭菌时间长短,取决于装载量的多少,据 2000 年 8 月至 2001 年 1 月,统计平均每天消毒灭菌手机 337 支,以一锅不同的装载量选用不同程序计算,根据门诊用量,每天上午午各消毒手机 3~4 锅,能够充分满足一线临床应用,且所有灭菌手机经微生物检测仪检测均无嗜热脂肪杆菌芽胞存活。

第六步:保洁存放

高温高压蒸气灭菌工作完毕,按设备屏幕显示打开门,用持物器将托盘取出,按照科室摆放手机,同时查看手机袋上的指示剂是否变为黑色,如变为黑色为彻底灭菌。然后将手机放入无菌容器内按照登记表准确无误的送到各科室,保证临床使用。下班前,做好管理工作,以免手机遗失,将手机上锁存放。对于灭菌好的物品,需用打号机标明使用期限。

第七步:灭菌效果的监测

1. 常规检测

(1) 3M 灭菌指示胶带监测。

(2) C 压力蒸气灭菌化学指示卡监测。

2. 检测　定期用 3M B&D 检测包,对灭菌器的蒸气穿透力进行测试,此项测试是非常重要的,建议选择灭菌器时,要选有带 B&D 检测程序的灭菌器。

(1) 灭菌用蒸馏水质量检测:MELAG 设备自带水电道率检测,0~45ms/cm 正常,超过 45ms/cm,报警,超过 60ms/cm 机器不工作。我们认为此项功能也很重要,高温灭菌水质不好,在高温下会产生结晶,损伤器械。

(2) 打印报告:每次灭菌完毕,打印灭菌报告,以便检查灭菌过程,是否已达到要求,记录报告存档,以便查阅。

(3) 生物检测:利用对热耐受力较强的嗜热脂肪杆菌芽胞的死亡情况,以判断灭菌是否成功。

(4) 细菌监测:本项检测用于清洗消毒柜清洗后的手机,监测结果为细菌明显减少。

(5) 嗜热脂肪杆菌芽胞监测及 HbsAg 检测:本项检测用于高压灭菌后的监测,结果均为阴性。

(6) 操作方法:嗜热脂肪杆菌测试。

(7) 校正:①检测前,先将生物检测仪预热 1 小时方可使用;②检测时,把嗜热脂肪杆菌芽胞培养管用一次性纸袋封好,分上、中、下三层分别放置于最难穿透所到的地方,如消毒锅底部及消毒盘的中央;③待消毒灭菌过程完毕,从袋中取出芽胞培养管,用手向下按压瓶盖关闭灭菌生物指示剂;④挤碎玻璃管;⑤轻拍管子直至管底润湿菌条培养基;⑥核对仪器基准数:按压生物指示剂于阅读孔中,同时按红色校正键,黄色校正灯停止闪烁后松开;⑦校正完毕,放此管于培养孔中培养 3 小时。

(8) 阅读:①将挤碎后的对照管、灭菌管及生物指示剂放于培养孔中培养 3 小时;②先将对照管放于阅读孔中并按压,如红灯亮说明对照管是阳性继续以下步骤,如绿灯亮需检查错误原因;③将灭菌管放于阅读孔中,并按压,如红灯亮说明灭菌管是阳性,提示灭菌过程失败,如绿灯亮说明灭菌管是阴性,提示灭菌过程成功;④消毒后的培养管标签呈现棕色,未消毒培养管标签为粉色。

(9) 记录:将检测结果登记在记录本上。包括:检测日期、灭菌温度、灭菌时间、指示剂来源、批号和有效期、培养温度、培养时间、观察结果与检验者。

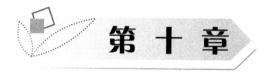

第 十 章

口腔诊所消毒制度

　　2003年美国疾病控制中心（CDC）制定了《口腔感染控制准则-2003》此准则是对1993年所制定的准则加以更新，制定了一些特殊项目的准则。中国卫生部制定了《医院感染管理办法》，《消毒技术规范》，《医疗机构口腔诊疗器械消毒技术操作规范》等法规准则。健全的口腔诊所消毒制度的建立与落实对预防和控制医源性感染有着至关重要的作用。今天的人们理所当然地使用着高压消毒器对使用率很高的口腔器械进行消毒。现今人们总结出先进的使用仪器的方式，研制出行之有效的化学消毒法，这样也就减少了交叉感染的危险。

　　除了室内外清洁，病人也很关心口腔诊所的各种器械消毒工作。具体表现是：许多病人都会询问这只杯子是否曾被别人用过？有些病人还要亲眼看着换新的枕头垫纸，询问注射器是否只用一次等。例如：曾有病人看见医师戴着手套写病历而要求医师更换新手套。口腔诊所必须要使病人对口腔诊所消毒工作有信心。

　　遵循美国牙医协会的标准，口腔医疗器械每次使用前都经过消毒液浸泡和高压双重消毒，不能高压消毒的物品均为一次性使用，同时还配备消毒室、无菌室和紫外线灭菌灯进行空气消毒，完全杜绝了交叉感染。坚持一位病人使用一支经过无菌包装的高压灭菌手机、洁牙机头和喷砂机头，所有常用的口腔器械一次使用后就必须经过清洗、浸泡消毒、干燥、单独无菌包装和高压灭菌处理等固定流程后才能再次使用。

　　口腔诊疗医院感染控制和管理涵盖的内容较多，为预防口腔诊所交叉感染，确保病人和口腔医师的健康，要做到规范化、标准化管理，应对医院感染管理有关环节进行量化，建立一个适应医疗机构自我量化、在法律法规框架内的行业管理量化评分系统。健全的管理制度的建立与落实对预防和控制医源性感染有着至关重要的作用。根据口腔诊疗服务的特点,在国家法律法规和有关标准规范的基础上,制订增加更加详细的、便于操作的、能落实到具体人员的管理制度,有效落实岗位责任制(图 10-1)。

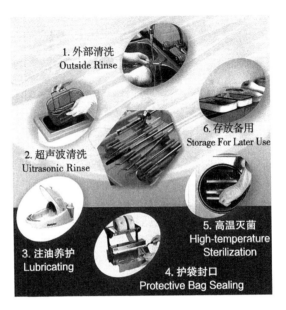

1. 外部清洗
Outside Rinse

6. 存放备用
Storage For Later Use

2. 超声波清洗
Uitrasonic Rinse

3. 注油养护
Lubricating

5. 高温灭菌
High-temperature
Sterilization

4. 护袋封口
Protective Bag Sealing

图 10-1 北京广安口腔诊所全消毒体系

1. 人员管理制度

(1) 口腔诊所的所有工作人员在上岗前必须认真学习消毒制度,接受消毒隔离相关知识、技能培训,要求接受培训人员做好笔记。

(2) 由每天的值班护士负责日常的消毒隔离工作,工作的内容包括环境消毒、器械消毒和回收一次性物品集中处理,并需要清点每日物品,检查有效期。

(3) 由口腔管理护士负责申领和购买口腔医疗使用的一次性物品,购买的一次性物品要求三证齐全(卫生许可证、生产许可证、产品合格证),并登记推销员的有效证件、购买日期、生产厂商、供货单位、规格、数量、单价、产品批号、消毒或灭菌日期、出厂日期、卫生许可证号及有效期等,并要求双方签名,购买的一次性物品由主管护士在专门的位置存放,要求距地面大于 20cm,距墙壁大于 5cm,使用前需要检查一次性用品有无包装破损、失效、霉变。

(4) 由口腔管理护士负责组织护士实施每周大消毒一次,工作的内容包括器械浸泡盘、浸泡罐、各种治疗器械以及纱布、棉球的高温、高压消毒,并做好记录。记录的内容包括:消毒日期、时间、种类、数量、温度、指示卡、操作者签名。

2. 环境消毒隔离制度

（1）保持口腔诊所的医疗环境干净、整洁、无尘土，诊室内工作人员个人用品以及病人衣物不允许摆放在工作台上，每一工作台边设立污染区域，用于临时放置治疗完后使用过的医疗用品和器械，等待专人清洁、处理和回收，使用后的医疗用品不得放置在污染区域以外的工作台上。

（2）每日清洁、消毒地面和台面，开诊前要用含氯消毒剂擦拭椅位及台面并拖地，每天治疗结束后要同样进行擦拭和拖地。

（3）每日进行紫外线空气消毒 1 小时，并做好记录，需要有累计时数记录，紫外线消毒灯管每周大消毒时需要用乙醇清洁并作记录，半年监测 1 次灯管照射强度，并作记录。

3. 消毒室（区）管理制度

（1）口腔诊所设立专门的消毒室（区），保持消毒室清洁、卫生，并用标志区分污染区、清洁区。

（2）器械消毒灭菌应按照"去污染 - 清洗 - 消毒灭菌"的程序进行，严格高温高压消毒程序，不得擅自更改消毒温度、消毒时间，遇到意外情况（停电、漏气）要及时报修，并重新从头开始消毒物品。

（3）各种消毒包布要一用一洗一更换，不允许有干硬、发黄、破洞。

（4）可以用高温高压消毒的物品有：耐受 135℃（或 121℃）湿热蒸气处理的各种拔牙器械、充填器械以及牙科手机、车针、扩大针、洁治器等。

（5）消毒完毕的物品要有专柜放置，并注明名称、消毒日期、有效期等。

4. 无菌物品管理制度

（1）无菌物品专柜放置，外包装清洁，标记清楚，有灭菌指示胶带以及灭菌日期。

（2）各种器械要求必须清洗光亮、无污、无锈、无漏、上油保养，轴结灵活。

（3）每日清点物品并检查有效期。

（4）无抗菌能力的物品，如敷料罐、棉球罐、纱布罐等 24 小时更换灭菌。碘酊、乙醇瓶每周更换灭菌 2 次，镊子干罐 4 小时更换 1 次。

（5）麻醉药品、冲洗液应注明启用日期与时间，启封后使用时间不得超过 24 小时，现用现抽，尽量用小包装。

5. 医护人员治疗与操作消毒隔离制度

（1）医护人员应注意预防交叉感染及自我防护，对每位病人操作前后必须洗手；操作时必须戴口罩、帽子，必要时配戴防护镜。检查、治疗病人时必须戴手套，书写病历、接听电话时不可戴手套。治疗过程中如果中断治疗导致手套污染，继续治疗时必须更换手套。

（2）严格执行一人一针一口杯一套器械，一次性器械用后必须放置在污染区用含氯消毒液浸泡超过 30 分钟,然后集中毁形,无害化处理后回收。

(3) 凡接触病人伤口和血液的器械(如手机、车针、扩大针、拔牙钳、挺子、凿子、手术刀、牙周刮治器、洁牙器、敷料等)每人用后均应灭菌;常用口腔检查器械、充填器械、托盘等每人用后均应消毒。

(4) 牙钻、手机必须高压灭菌后使用。用 2% 戊二醛浸泡器具设置两个浸泡罐,当天用过的器具必须浸泡超过 10 小时后,第 2 天才可以使用,使用前需要用无菌水冲洗干净,浸泡液要保证浓度。

(5) 口腔医师操作时口腔护士需要积极配合,包括及时吸唾,以减少空气粉尘污染,治疗前提倡病人用益口含漱液含漱。

(6) 修复所用的技工室的模、蜡块、石膏模型及各种修复体等应在使用中效仿以上消毒方法进行消毒。

(7) X 线照相室应严格控制拍片中的交叉感染。

(8) 口腔诊所工作人员必须严格按照本制度的规定执行;违反规定的,视情况进行批评教育并进行经济处罚。

(9) 由于不按照本规章制度执行造成不良影响或病人投诉的,除进行批评教育和经济处罚外,酌情予以开除等处理。

6. 医护人员消毒灭菌培训制度 开展有针对性的消毒灭菌知识、院感知识、法律知识的培训。通过培训,使他们掌握本岗位的消毒隔离知识、医源性感染防控知识,提高医护人员法律意识,增强责任意识,强化职业道德教育,注重培养医院各类工作人员良好的职业素质。尤其是参加上级部门举办的培训。经过规范化培训,员工基本掌握了口腔医疗感染管理基本知识和规范的操作要求,并在临床工作中自觉落实医疗感染控制措施,减少交叉感染的发生,使口腔诊所感染管理质量得以保证,达到规范要求。

(1) 培训内容:《医院感染管理办法》、《医疗机构口腔诊疗器械消毒技术规范》、《医疗废物管理条例》等相关法律法规。医院感染管理如医院感染、标准预防、双向防护、职业暴露等相关概念。医院及科室有如科室医院感染管理实施细则、消毒室管理制度、医疗废物分类处置、一次性用物的管理等相关规章制度。无菌技术操作。口腔常用器械物品消毒灭菌方法及管理规范。各种常用化学消毒剂的使用方法、注意事项等。手卫生规范。

(2) 培训方式:新员工进入临床前安排专人讲解上述内容,集中进行岗前培训,让新员工有一个较全面的了解,使其对医院感染管理有理论上的认识。安排专题讲座详细讲解,重点强调,要求新员工掌握。带教老师操作示范,特别是无菌技术操作规程,让员工有一个直观印象,便于掌握。同时结合临床操作进行指导,做到放手不放眼,发现问题及时纠正。个别指导。业主、护士长加强管理,经常组织进行检查,发现员工有不规范的地方及时给予纠正和指导。督促老员工认真带教,做好言传身教,同时了解新员工执行情况,及时反馈信息,评价培训效果,不断改进培训方式。

【案例】 伟成口腔诊所感染管理规章制度

[来源:湖州伟成齿科口腔诊所]

1. 设器械清洗室、消毒室、无菌室。

2. 保持室内清洁,每天操作结束后进行终末消毒通风处理。

3. 对每位病人操作前后必须洗手;操作时必须戴口罩、帽子。

4. 器械消毒灭菌按照"去污染 - 清洗 - 消毒灭菌"的程序进行。

5. 凡接触病人的伤口和血液的器械(如手机、车针、扩大针、齿科磨头、拔牙钳、挺子、凿子、手术刀、牙周刮治器、洁牙器等)每人用后均灭菌;常用口腔科检查器、充填器、托盆等每人用后均应消毒。

6. 器械尽量采用物理灭菌法灭菌;如使用化学灭菌剂,每日必须进行有效浓度的测定。

7. 各种医疗废弃物必须分类包装,专人负责,集中送医用垃圾处理机构处理。

【案例】 高翔牙科消毒规范

[来源:成都市高翔牙科]

随着大众健康意识的增强,人们越来越关心的是:口腔治疗是在唾液和有血环境中进行,会不会因此感染传染病?

高翔牙科为了杜绝疾病的传播,在硬件和制度方面加强了建设。我们引进了符合目前欧洲标准的牙科专用三次抽真空高温高压消毒炉、超声波器械清洗机、手机(指牙钻机头)注油和消毒器、蒸馏水机等消毒设备。同时严格按照无菌操作原则制定了一系列制度,确保客人在治疗过程中不会因此感染传播性疾病。

高翔牙科应用的治疗物品和器械主要分为两类:一次性使用物品和需消毒灭菌的器械。

一次性使用物品:使用一次性口腔治疗盘套装(探针、牙镊、口镜、围巾、口杯等)、一次性注射器(针)、吸唾管、治疗巾、保护膜(灯、治疗台等)、手套等。这些器材,使用后立即丢弃,交予特种垃圾处理厂销毁。

对于需消毒灭菌的器械,高翔牙科有严格的消毒程序:

1. 使用后的器械,去除黏附物后,放入消毒液内,充分浸泡(1小时以上)。

2. 浸泡过的器械用清水冲洗干净,特别注意轴节处。牙髓针、钻等用超声波清洗仪清洗。

3. 将器械擦干,放入消毒袋内,密封。每支器械单独包装。

4. 在消毒袋外注明消毒的时间,放入全电脑控制的三次抽真空高压消毒炉内进行高压灭菌,灭菌温度为135℃。用专用指示卡监测灭菌效果。

5. 无菌物品单独包装,置放在无菌柜内保存,保存期7天,过期须重新灭菌。

6. 使用器械前,在客人面前当面拆封。

7. 在取牙模后,印模用消毒液浸泡15分钟再灌注模型。

环境消毒:早晨上班和每个治疗结束后,立即进行清洁、消毒,台面用消毒水擦拭,地面每日消毒。空气每日用紫外线消毒1小时。

【案例】 **五月花采取的交叉感染控制措施**

［来源:北京五月花口腔诊所］

(1) 进入病人口腔内的器械均采用一人一用一灭菌的原则。对所有病人用过的器械一律按传染病病人使用过的器械消毒标准对待,采用国际品牌的消毒设备,按国际标准的消毒流程,对器械进行浸泡、清洗、封装、高压蒸气灭菌消毒,然后使用。详见图10-2。

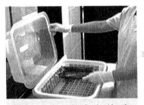 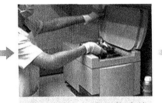 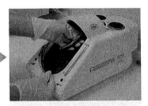

将器械放入装有广谱、高效的消毒液中浸泡消毒 | 将器械放入加有生物酶的超声波清洗机内清洗,以加快血液等污染物的溶解,提高清洗效果 | 将手机正确安装到注油机上,全面清洗、润滑手机内部管路

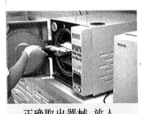 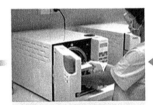 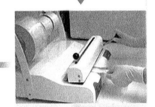

正确取出器械,放入洁净的无菌柜内备用 | 放入预真空高温高压蒸气灭菌器进行灭菌 | 器械经流动水冲洗干净后擦干,独立密封包装。

图 10-2　北京五月花口腔诊所消毒流程图

(2) 国际标准的医师-护士四手操作,再配巡回护士,完全避免了因医师在治疗过程中无人协助传递物品而造成的不同病人之间的交叉污染。

(3) 采用国际标准的一次性蓝膜防护,杜绝医师在治疗过程中因调整治疗台和照明灯可能造成的交叉污染。

(4) 定期请管辖所属区的卫生防疫部门为诊所做细菌培养等生物监测,出具相应的检测报告,以随时监测诊所的交叉感染控制状况。

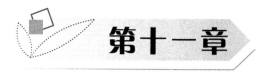

第十一章

口腔医疗废弃物处理

随着口腔专科门诊医疗设备的不断更新,新的诊疗操作技术不断应用于疾病诊疗中,伴随而来的医疗废弃物日益增多,引起医务人员乃至社会人群的关注。如何对废弃物进行管理,成为口腔医疗感染控制管理不容忽视的一项工作内容。

医疗废弃物主要是指在诊断、治疗、卫生处理过程中产生的废弃物:①一般废弃物:是指类似城市垃圾等的普通废弃物;②感染性废弃物:是指具有感染性、毒性、危险性等有害物质的废弃物的总称(包括人体组织、动物组织、血液、其他体液、分泌物、药剂废物、废拭子、废敷料等所有与人接触都有危害的);③特殊废弃物:指放射性废弃物和目前众多一次性医疗物品特殊处理的废弃物等。

近年来为了减少牙科医源性感染,对口镜、注射器、针头和手套等逐步使用一次性器材,有关口腔诊所垃圾的分类回收、无害化处理和合理利用等,已经不是一个单纯的技术问题,而已经成为口腔医疗行业必须正面回答的伦理和道德问题。口腔诊所垃圾的分类回收和处理的设备、方法是口腔诊所环境建设的一部分。

为了加强医疗废物的安全管理,防止疾病传播,保护环境,保障人体健康,卫生部 2004 年还公布了《医疗废物管理条例》和《医疗卫生机构医疗废物管理办法》。

一、口腔诊所垃圾的危害

口腔诊所垃圾中含有大量的病原微生物及化学腐蚀性药剂和汞、镉、镍等有害元素,随意排放和任意处理口腔诊所垃圾,将严重污染周围环境,给身处其中的人员健康带来极为严重的危害。尤其是近 10 年来诞生的众多口腔诊所,对医疗垃圾的危害性并没有引起足够的重视,对其处理投入很少,日复一日、年复一年地随意排放和处理。随着病人防护意识的提高,为了防止病毒、细菌的感染,不少牙科诊所使用一次性医疗器具,如一次性检查盘、注射器、输液器、手套、吸引管等。一次性医疗器具,顾名思义,是仅能使用一次,一经使用后,应立即毁形,使其不再具有原有功能。

口腔诊所垃圾的随意排放将严重污染人类生存环境。口腔诊所垃圾与普通生活垃圾相比有很大区别。口腔诊所垃圾是指在口腔医学临床全过程中接触了病人的唾液、血液、组织器官等由口腔诊所生产出的污染性垃圾,如使用过的棉球、纱布、医用废水、一次性医疗器具、印模材料、模型材料、蜡、汞、镉、镍等有害元素及术后废弃物、过期的药品等。由于医疗垃圾具有全空间污染、急性传染和潜伏性污染等特征,其病毒、细菌及其他危险因素的危害性远远高于普通生活垃圾,如果处理不当,将造成严重的环境污染,并很可能造成传染病流行、金属中毒等。医疗垃圾给人类的环境带来严重的污染,给人类的健康造成严重的危害,必须采取有力措施加以防范。因此,为保障全社会的安定团结,必须对医疗垃圾的处理采取积极有效的措施。医疗废品的安全投放,正确分隔、转运和处理,可以大大减少疾病传播的可能性。

二、口腔医疗废弃物种类

1. **感染性医疗废弃物**　口腔诊所诊疗疾病受口腔特殊的组织、解剖、生理特点的限制,分科细,治疗途径多,每一项治疗必须通过口腔医师双手完成整个治疗过程。治疗结果必须通过护士双手及保洁人员双手完成污染器械收集、洗涤、消毒、灭菌,敷料及各种废弃物回收、分类、转运等,产生的医用废弃物种类多、数量多,几乎涵盖了8种医疗废弃物分类内容的全部,因而更具有传染性及传播疾病的危害。例如:诊疗操作使用高速手机头和牙钻;龋齿等治疗用的各种类型器械及小器械;水汽枪、吸唾器;拔牙用的各类器械;正畸牙、修复牙使用各类器具等,其表面残留病人口腔内血液、唾液、食物残渣、磨牙碎屑组织;污染的各种敷料,如:棉条、棉球、棉签、小纱布、小毛巾、牙胶、小纸捻等,数量众多的敷料均染有血液、唾液,成为医用废弃敷料交叉感染的途径之一。

2. **非感染性医疗废物**　诊治牙病所使用的各种重金属类,如汞、砷、铅等特殊废弃物;放射科废弃的冲洗X线胶片液;病理科废弃的各种病理组织切片标本;检验科废弃的各种血液标本、病原体培养液标本、废血清、废标本、采血用品等;修复科、正畸科废弃的技工印模材料、石膏模型、石英砂等;药剂科废弃的挥发性、蒸发性化学药剂废气;洗衣房洗涤排放的污水;手术室、供应室洗涤器械的污水及残余物;各科室废弃的损伤性刀片、缝合针、扩大针、光滑针、金属成形片、金属车针、拔髓针等,均会产生物理、化学或放射污染,同样对口腔医院医务人员身体健康及环境带来不同程度的危害。

3. 一次性医疗用品废弃物 一次性无菌医疗器具的推广使用,对预防口腔疾病传播起到了预防作用,受到病人、医护人员的欢迎。但增多的医用塑料废弃物,如一次性治疗盘、口镜、镊子、探针、漱口杯、手套、胸巾、印模、托盘、注射器、针头等的处置使口腔诊所难以承受。这些废物可成为最直接的污染源,成为血液性疾病传播的传染源。这些医疗废弃物在口腔诊所的产生不仅对口腔诊所内医务人员有造成感染的危险,也可能污染环境造成社会疾病的流行。

三、口腔诊所垃圾的处理措施

口腔诊所垃圾规范管理是否到位,不仅关系到改善社会环境、医院环境卫生污染状况;而且关系到医院医务人员、就诊病人的身体健康;重要的是关系到有效地减少和预防病原微生物流行传播疾病。

口腔诊所垃圾的处理措施包括:①建立有效的组织系统;②制订切实可行的管理制度,如废弃物焚化工作制度、垃圾站管理制度等;③加强宣传教育力度,自觉执行分类、运送、处理废物的操作程序;④严格废弃物的分类和标志,如医疗废弃物放入黄色塑料袋、传染性废弃物用红色塑料袋、普通垃圾放入黑色塑料袋等;⑤加大资金投入,完善基本卫生设施建设,规范收集 - 规范消毒 - 规范运送 - 无害化处理。

对广大医务人员进行医学伦理和职业道德教育,加强牙科诊所管理,认真执行有关法规。少部分医务人员在市场经济中缺乏应有的职业素质和道德水平,如将使用后的一次性医疗器具不加任何处理转卖给不法商贩;为求价格低廉,而不从正规渠道购置一次性医疗器具等。这就要求广大医务人员加强职业道德和素质教育,树立良好的医德医风。各级医疗卫生单位应从对社会负责的高度,加强医师的职业道德和素质建设,加强对医疗垃圾的管理,由专业人员负责,并建立相应的监督和考评机制,严格依法从事医疗活动,认真执行卫生部颁发的《消毒管理办法》和《医院感染管理规范》中的有关条例,对使用后的一次性医疗器具必须及时毁形,并做消毒、无害化处理,且记录备案。坚决抵制假冒伪劣医疗器械、器具的使用,一旦发现要深挖各个环节的问题,积极举报和坚决铲除非法货源,为今后逐步完善相关法规提供依据。

口腔诊所统一设置回收容器(图 11-1),盛装含氯消毒剂,每日更换,将用过的一次性医疗用品去除血迹、药液、分解金属配件之后浸泡消毒 30~60 分钟,由供应室统一回收后逐件毁形。消毒毁形后的聚乙烯塑料类物品因其不能自然降解,燃烧炉燃烧后化为液体堵塞炉条,损害焚炉,并产生大量含有毒物质的黑烟污染空气。采取袋装后按废料到指定回收站收购的方法销毁,这样经过高效消毒剂消毒去除了污染源,器具毁形后不会再回流医院重复用于病人,而作为其他产品的再生资源再利用,其他类一次性物品应焚烧处理,有效地杜绝了医源性感染并减少了环境污染。对一次性口杯、口镜、治疗盘等前期处理后集中销毁处置,并保持运送途中绝对密封,严防污物外溢。

建立现代化垃圾集中处理中心是安全处理垃圾的最佳途径。医疗垃圾的任意排放,既有主观上的原因,也有客观上的原因。截至 2005 年,我国各大城市环卫处和环保部门已成立了医疗垃圾管理办公室,并和卫生部门已建立集中焚烧处置医疗垃圾和工业有毒废物的现代化处置中心,或危险废物处理处置中心,以全密封式高温焚烧的方式集中处理医疗垃圾及其他废物,每天的焚烧垃圾量大,全过程无二次污染的产生,烟尘排放达国际标准,废水经污水处理后可

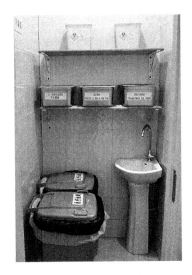

图 11-1　处理口腔医疗废弃物处理的容器

循环利用,焚烧渣可用作建筑材料,余热还可供发电或集中供热。

口腔诊所应与处理单位签订协议,办理医疗垃圾转移证,建立严格的医疗垃圾管理档案,按要求使用专用周转箱和收集袋进行医疗废弃物的收集,并在指定的医疗垃圾收集点进行投放,将医疗垃圾纳入集中收集处理范围。例如天津市环保部门 2004 年将各类牙科诊所和医院纳入集中收集医疗垃圾处理范围,广东省广州市越秀区的牙科诊所 2003 年都与广东生活环境无害化处理中心签订了转运和处理合同。大连市环卫处 2005 年成立医疗垃圾管理办公室,开始对全市 800 余家医疗机构进行专项检查,将继续增设医疗垃圾收集点。各地环保部门现代化垃圾集中处理中心的建立,必将使我国牙科诊所医疗垃圾及有毒、有害废物的污染治理提高到国际化的水平。

【案例】　礼华牙科医疗垃圾处理制度

[来源:陕西省石泉县礼华牙科]

本牙科诊所对所有就诊病人使用一次性口腔器械检查盘、吸唾软管、注射器、检查手套、口罩、帽子、漱口杯,所以造成一定数量的医疗垃圾,因此凡在本牙科诊所的从业人员,必须遵守以下医疗垃圾处理制度:

1. 所有一次性医疗器械必须对病人一人一套、专人专套,一次性医疗器械用毕后必须当病人面立即毁形,包括:一次性注射器针头、针管折断,口腔检查镜、镊子、探针、吸唾器折断,手套、口罩、帽子、漱口杯毁形。

2. 毁形后的器械立即放入 1:200 的 84 消毒液中浸泡 1~2 小时以上。

3. 将浸泡 1~2 小时后的医疗垃圾做到专人专管,每日记录,按时集中送往石泉县医院焚

烧炉销毁。

凡在本牙科诊所工作人员必须严格遵照以上条例执行,做好医疗卫生防疫工作,严格杜绝医源性交叉感染,为病人创造一个安全的医疗环境。

【案例】 牙科医疗废弃物处理流程

[来源:彰化县牙医师公会制作]

步骤一:垃圾分类

1. 分为一般垃圾、感染性医疗废弃物、毒性医疗废弃物及资源回收垃圾,前两者又可细分为可燃性与不可燃性。

2. 当病人看完后,在治疗椅之台面上先作初级分类,再分别放入有盖容器内。

项　目		内　容
一般垃圾	可燃	纸张
	不可燃	金属制品、玻璃器、瓷器等
资源回收垃圾		空药瓶、空塑胶罐、宝特瓶、废铁罐、日光灯、纸张双面使用后回收、废纸箱等
感染性垃圾	可燃	凡与病人唾液和由血液接触过的可燃性物品,如:纱布、绵花、手套、纸杯、吸唾管、表面覆盖物、口罩、防湿帐等
	不可燃	针头、缝针、刀片、钻针、拔髓针、根管针、金属成形环罩、矫正用金属丝、矫治器、牙齿等
毒性医疗废弃物		如X线显定影液、银汞残余颗粒等

步骤二:

1. 可燃性感染性废弃物放入红色有盖垃圾桶内。

2. 不可燃性感染性废弃物放入黄色有盖垃圾桶内。

3. 若医疗废弃物送交清运公司焚化处理者,亦可以红色容器装不可燃感染性废弃物。

4. 银汞残余颗粒或废弃X线显、定影溶液,装入特定容器内,必要时可以收款机回收,或交由合格清运公司处理,尤其前者需放置于装有定影液之特定容器内。

5. 废弃针头、刀片等利器需装入特定容或铁罐中。

6. 可回收之垃圾则依规定做好分类贮存之。

7. 一般垃圾则贮存在有盖之垃圾桶内。

步骤三:垃圾之清除

1. 委托或交付环保署认定之合格感染性事业废弃物清除机构负责清除诊所之可燃及不可燃医疗废弃物。

2. 当收集废弃物之容器约七八分满时,将废弃物做包装贮存的处置,若未达七八分满,则每天至少要处置1次。

3. 若无法每天清除,则置于5℃以下之冷藏箱,以七日为期限,清运公司将医疗废弃物置于「收集桶」内清运,并索取递联单,保存备查。

【附录1】 医疗废物管理条例

［来源：第 380 号国务院令，2003 年 6 月 16 日公布，自公布之日起施行］

第一章 总则

第一条 为了加强医疗废物的安全管理，防止疾病传播，保护环境，保障人体健康，根据《中华人民共和国传染病防治法》和《中华人民共和国固体废物污染环境防治法》，制定本条例。

第二条 本条例所称医疗废物，是指医疗卫生机构在医疗、预防、保健以及其他相关活动中产生的具有直接或者间接感染性、毒性以及其他危害性的废物。

医疗废物分类目录，由国务院卫生行政主管部门和环境保护行政主管部门共同制定、公布。

第三条 本条例适用于医疗废物的收集、运送、贮存、处置以及监督管理等活动。

医疗卫生机构收治的传染病病人或者疑似传染病病人产生的生活垃圾，按照医疗废物进行管理和处置。

医疗卫生机构废弃的麻醉、精神、放射性、毒性等药品及其相关的废物的管理，依照有关法律、行政法规和国家有关规定、标准执行。

第四条 国家推行医疗废物集中无害化处置，鼓励有关医疗废物安全处置技术的研究与开发。

县级以上地方人民政府负责组织建设医疗废物集中处置设施。

国家对边远贫困地区建设医疗废物集中处置设施给予适当的支持。

第五条 县级以上各级人民政府卫生行政主管部门，对医疗废物收集、运送、贮存、处置活动中的疾病防治工作实施统一监督管理；环境保护行政主管部门，对医疗废物收集、运送、贮存、处置活动中的环境污染防治工作实施统一监督管理。

县级以上各级人民政府其他有关部门在各自的职责范围内负责与医疗废物处置有关的监督管理工作。

第六条 任何单位和个人有权对医疗卫生机构、医疗废物集中处置单位和监督管理部门及其工作人员的违法行为进行举报、投诉、检举和控告。

第二章 医疗废物管理的一般规定

第七条 医疗卫生机构和医疗废物集中处置单位，应当建立、健全医疗废物管理责任制，其法定代表人为第一责任人，切实履行职责，防止因医疗废物导致传染病传播和环境污染事故。

第八条 医疗卫生机构和医疗废物集中处置单位，应当制定与医疗废物安全处置有关的规章制度和在发生意外事故时的应急方案；设置监控部门或者专(兼)职人员，负责检查、督促、落实本单位医疗废物的管理工作，防止违反本条例的行为发生。

第九条 医疗卫生机构和医疗废物集中处置单位，应当对本单位从事医疗废物收集、运送、贮存、处置等工作的人员和管理人员，进行相关法律和专业技术、安全防护以及紧急处理等知识的培训。

第十条 医疗卫生机构和医疗废物集中处置单位，应当采取有效的职业卫生防护措施，为从事医疗废物收集、运送、贮存、处置等工作的人员和管理人员，配备必要的防护用品，定期进行健康检查；必要时，对有关人员进行免疫接种，防止其受到健康损害。

第十一条 医疗卫生机构和医疗废物集中处置单位，应当依照《中华人民共和国固体废物污染环境防治法》的规定,执行危险废物转移联单管理制度。

第十二条　医疗卫生机构和医疗废物集中处置单位,应当对医疗废物进行登记,登记内容应当包括医疗废物的来源、种类、重量或者数量、交接时间、处置方法、最终去向以及经办人签名等项目。登记资料至少保存3年。

第十三条　医疗卫生机构和医疗废物集中处置单位,应当采取有效措施,防止医疗废物流失、泄漏、扩散。发生医疗废物流失、泄漏、扩散时,医疗卫生机构和医疗废物集中处置单位应当采取减少危害的紧急处理措施,对致病人员提供医疗救护和现场救援;同时向所在地的县级人民政府卫生行政主管部门、环境保护行政主管部门报告,并向可能受到危害的单位和居民通报。

第十四条　禁止任何单位和个人转让、买卖医疗废物。

禁止在运送过程中丢弃医疗废物;禁止在非贮存地点倾倒、堆放医疗废物或者将医疗废物混入其他废物和生活垃圾。

第十五条　禁止邮寄医疗废物。

禁止通过铁路、航空运输医疗废物。

有陆路通道的,禁止通过水路运输医疗废物;没有陆路通道必需须经水路运输医疗废物的,应当经设区的市级以上人民政府环境保护行政主管部门批准,并采取严格的环境保护措施后,方可通过水路运输。

禁止将医疗废物与旅客在同一运输工具上载运。

禁止在饮用水源保护区的水体上运输医疗废物。

第三章　医疗卫生机构对医疗废物的管理

第十六条　医疗卫生机构应当及时收集本单位产生的医疗废物,并按照类别分置于防渗漏、防锐器穿透的专用包装物或者密闭的容器内。

医疗废物专用包装物、容器,应当有明显的警示标识和警示说明。

医疗废物专用包装物、容器的标准和警示标识的规定,由国务院卫生行政主管部门和环境保护行政主管部门共同制定。

第十七条　医疗卫生机构应当建立医疗废物的暂时贮存设施、设备,不得露天存放医疗废物;医疗废物暂时贮存的时间不得超过2天。

医疗废物的暂时贮存设施、设备,应当远离医疗区、食品加工区和人员活动区以及生活垃圾存放场所,并设置明显的警示标识和防渗漏、防鼠、防蚊蝇、防蟑螂、防盗以及预防儿童接触等安全措施。

医疗废物的暂时贮存设施、设备应当定期消毒和清洁。

第十八条　医疗卫生机构应当使用防渗漏、防遗撒的专用运送工具,按照本单位确定的内部医疗废物运送时间、路线,将医疗废物收集、运送至暂时贮存地点。

运送工具使用后应当在医疗卫生机构内指定的地点及时消毒和清洁。

第十九条　医疗卫生机构应当根据就近集中处置的原则,及时将医疗废物交由医疗废物集中处置单位处置。

医疗废物中病原体的培养基、标本和菌种、毒种保存液等高危险废物,在交医疗废物集中处置单位处置前应当就地消毒。

第二十条　医疗卫生机构产生的污水、传染病病人或者疑似传染病病人的排泄物,应当按照国家规定严格消毒;达到国家规定的排放标准后,方可排入污水处理系统。

第二十一条 不具备集中处置医疗废物条件的农村,医疗卫生机构应当按照县级人民政府卫生行政主管部门、环境保护行政主管部门的要求,自行就地处置其产生的医疗废物。自行处置医疗废物的,应当符合下列基本要求:

(一)使用后的一次性医疗器具和容易致人损伤的医疗废物,应当消毒并作毁形处理。

(二)能够焚烧的,应当及时焚烧。

(三)不能焚烧的,消毒后集中填埋。

第四章 医疗废物的集中处置

第二十二条 从事医疗废物集中处置活动的单位,应当向县级以上人民政府环境保护行政主管部门申请领取经营许可证;未取得经营许可证的单位,不得从事有关医疗废物集中处置的活动。

第二十三条 医疗废物集中处置单位,应当符合下列条件:

(一)具有符合环境保护和卫生要求的医疗废物贮存、处置设施或者设备。

(二)具有经过培训的技术人员以及相应的技术工人。

(三)具有负责医疗废物处置效果检测、评价工作的机构和人员。

(四)具有保证医疗废物安全处置的规章制度。

第二十四条 医疗废物集中处置单位的贮存、处置设施,应当远离居(村)民居住区、水源保护区和交通干道,与工厂、企业等工作场所有适当的安全防护距离,并符合国务院环境保护行政主管部门的规定。

第二十五条 医疗废物集中处置单位应当至少每2天到医疗卫生机构收集、运送一次医疗废物,并负责医疗废物的贮存、处置。

第二十六条 医疗废物集中处置单位运送医疗废物,应当遵守国家有关危险货物运输管理的规定,使用有明显医疗废物标识的专用车辆。医疗废物专用车辆应当达到防渗漏、防遗撒以及其他环境保护和卫生要求。

运送医疗废物的专用车辆使用后,应当在医疗废物集中处置场所内及时进行消毒和清洁。

运送医疗废物的专用车辆不得运送其他物品。

第二十七条 医疗废物集中处置单位在运送医疗废物过程中应当确保安全,不得丢弃、遗撒医疗废物。

第二十八条 医疗废物集中处置单位应当安装污染物排放在线监控装置,并确保监控装置经常处于正常运行状态。

第二十九条 医疗废物集中处置单位处置医疗废物,应当符合国家规定的环境保护、卫生标准、规范。

第三十条 医疗废物集中处置单位应当按照环境保护行政主管部门和卫生行政主管部门的规定,定期对医疗废物处置设施的环境污染防治和卫生学效果进行检测、评价。检测、评价结果存入医疗废物集中处置单位档案,每半年向所在地环境保护行政主管部门和卫生行政主管部门报告一次。

第三十一条 医疗废物集中处置单位处置医疗废物,按照国家有关规定向医疗卫生机构收取医疗废物处置费用。

医疗卫生机构按照规定支付的医疗废物处置费用,可以纳入医疗成本。

第三十二条 各地区应当利用和改造现有固体废物处置设施和其他设施,对医疗废物集中处置,并达到基本的环境保护和卫生要求。

第三十三条　尚无集中处置设施或者处置能力不足的城市,自本条例施行之日起,设区的市级以上城市应当在1年内建成医疗废物集中处置设施;县级市应当在2年内建成医疗废物集中处置设施。县(旗)医疗废物集中处置设施的建设,由省、自治区、直辖市人民政府规定。

在尚未建成医疗废物集中处置设施期间,有关地方人民政府应当组织制定符合环境保护和卫生要求的医疗废物过渡性处置方案,确定医疗废物收集、运送、处置方式和处置单位。

第五章　监督管理

第三十四条　县级以上地方人民政府卫生行政主管部门、环境保护行政主管部门,应当依照本条例的规定,按照职责分工,对医疗卫生机构和医疗废物集中处置单位进行监督检查。

第三十五条　县级以上地方人民政府卫生行政主管部门,应当对医疗卫生机构和医疗废物集中处置单位从事医疗废物的收集、运送、贮存、处置中的疾病防治工作,以及工作人员的卫生防护等情况进行定期监督检查或者不定期的抽查。

第三十六条　县级以上地方人民政府环境保护行政主管部门,应当对医疗卫生机构和医疗废物集中处置单位从事医疗废物收集、运送、贮存、处置中的环境污染防治工作进行定期监督检查或者不定期的抽查。

第三十七条　卫生行政主管部门、环境保护行政主管部门应当定期交换监督检查和抽查结果。在监督检查或者抽查中发现医疗卫生机构和医疗废物集中处置单位存在隐患时,应当责令立即消除隐患。

第三十八条　卫生行政主管部门、环境保护行政主管部门接到对医疗卫生机构、医疗废物集中处置单位和监督管理部门及其工作人员违反本条例行为的举报、投诉、检举和控告后,应当及时核实,依法作出处理,并将处理结果予以公布。

第三十九条　卫生行政主管部门、环境保护行政主管部门履行监督检查职责时,有权采取下列措施:

(一)对有关单位进行实地检查,了解情况,现场监测,调查取证。

(二)查阅或者复制医疗废物管理的有关资料,采集样品。

(三)责令违反本条例规定的单位和个人停止违法行为。

(四)查封或者暂扣涉嫌违反本条例规定的场所、设备、运输工具和物品。

(五)对违反本条例规定的行为进行查处。

第四十条　发生因医疗废物管理不当导致传染病传播或者环境污染事故,或者有证据证明传染病传播或者环境污染的事故有可能发生时,卫生行政主管部门、环境保护行政主管部门应当采取临时控制措施,疏散人员,控制现场,并根据需要责令暂停导致或者可能导致传染病传播或者环境污染事故的作业。

第四十一条　医疗卫生机构和医疗废物集中处置单位,对有关部门的检查、监测、调查取证,应当予以配合,不得拒绝和阻碍,不得提供虚假材料。

第六章　法律责任

第四十二条　县级以上地方人民政府未依照本条例的规定,组织建设医疗废物集中处置设施或者组织制定医疗废物过渡性处置方案的,由上级人民政府通报批评,责令限期建成医疗废物集中处置设施或者组织制定医疗废物过渡性处置方案;并可以对政府主要领导人、负有责任的主管人员,依法给予行政处分。

第四十三条　县级以上各级人民政府卫生行政主管部门、环境保护行政主管部门或者其他有关部门,未按照本条例的规定履行监督检查职责,发现医疗卫生机构和医疗废物集中处置单位的违法行为不及时处理,发生或者可能发生传染病传播或者环境污染事故时未及时采取减少危害措施,以及有其他玩忽职守、失职、渎职行为的,由本级人民政府或者上级人民政府有关部门责令改正,通报批评;造成传染病传播或者环境污染事故的,对主要负责人、负有责任的主管人员和其他直接责任人员依法给予降级、撤职、开除的行政处分;构成犯罪的,依法追究刑事责任。

第四十四条 县级以上人民政府环境保护行政主管部门,违反本条例的规定发给医疗废物集中处置单位经营许可证的,由本级人民政府或者上级人民政府环境保护行政主管部门通报批评,责令收回违法发给的证书;并可以对主要负责人、负有责任的主管人员和其他直接责任人员依法给予行政处分。

第四十五条 医疗卫生机构、医疗废物集中处置单位违反本条例规定,有下列情形之一的,由县级以上地方人民政府卫生行政主管部门或者环境保护行政主管部门按照各自的职责责令限期改正,给予警告;逾期不改正的,处 2000 元以上 5000 元以下的罚款:

(一)未建立、健全医疗废物管理制度,或者未设置监控部门或者专(兼)职人员的。

(二)未对有关人员进行相关法律和专业技术、安全防护以及紧急处理等知识的培训的。

(三)未对从事医疗废物收集、运送、贮存、处置等工作的人员和管理人员采取职业卫生防护措施的。

(四)未对医疗废物进行登记或者未保存登记资料的。

(五)对使用后的医疗废物运送工具或者运送车辆未在指定地点及时进行消毒和清洁的。

(六)未及时收集、运送医疗废物的。

(七)未定期对医疗废物处置设施的环境污染防治和卫生学效果进行检测、评价,或者未将检测、评价效果存档、报告的。

第四十六条 医疗卫生机构、医疗废物集中处置单位违反本条例规定,有下列情形之一的,由县级以上地方人民政府卫生行政主管部门或者环境保护行政主管部门按照各自的职责责令限期改正,给予警告,可以并处 5000 元以下的罚款;逾期不改正的,处 5000 元以上 3 万元以下的罚款:

(一)贮存设施或者设备不符合环境保护、卫生要求的。

(二)未将医疗废物按照类别分置于专用包装物或者容器的。

(三)未使用符合标准的专用车辆运送医疗废物或者使用运送医疗废物的车辆运送其他物品的。

(四)未安装污染物排放在线监控装置或者监控装置未经常处于正常运行状态的。

第四十七条 医疗卫生机构、医疗废物集中处置单位有下列情形之一的,由县级以上地方人民政府卫生行政主管部门或者环境保护行政主管部门按照各自的职责责令限期改正,给予警告,并处 5000 元以上 1 万元以下的罚款;逾期不改正的,处 1 万元以上 3 万元以下的罚款;造成传染病传播或者环境污染事故的,由原发证部门暂扣或者吊销执业许可证件或者经营许可证件;构成犯罪的,依法追究刑事责任:

(一)在运送过程中丢弃医疗废物,在非贮存地点倾倒、堆放医疗废物或者将医疗废物混入其他废物和生活垃圾的。

(二)未执行危险废物转移联单管理制度的。

(三)将医疗废物交给未取得经营许可证的单位或个人收集、运送、贮存、处置的。

(四)对医疗废物的处置不符合国家规定的环境保护、卫生标准、规范的。

（五）未按照本条例的规定对污水、传染病病人或者疑似传染病病人的排泄物，进行严格消毒，或者未达到国家规定的排放标准，排入污水处理系统的。

（六）对收治的传染病病人或者疑似传染病病人产生的生活垃圾，未按照医疗废物进行管理和处置的。

第四十八条　医疗卫生机构违反本条例规定，将未达到国家规定标准的污水、传染病病人或者疑似传染病病人的排泄物排入城市排水管网的，由县级以上地方人民政府建设行政主管部门责令限期改正，给予警告，并处 5000 元以上 1 万元以下的罚款；逾期不改正的，处 1 万元以上 3 万元以下的罚款；造成传染病传播或者环境污染事故的，由原发证部门暂扣或者吊销执业许可证件；构成犯罪的，依法追究刑事责任。

第四十九条　医疗卫生机构、医疗废物集中处置单位发生医疗废物流失、泄漏、扩散时，未采取紧急处理措施，或者未及时向卫生行政主管部门和环境保护行政主管部门报告的，由县级以上地方人民政府卫生行政主管部门或者环境保护行政主管部门按照各自的职责责令改正，给予警告，并处 1 万元以上 3 万元以下的罚款；造成传染病传播或者环境污染事故的，由原发证部门暂扣或者吊销执业许可证件或者经营许可证件；构成犯罪的，依法追究刑事责任。

第五十条　医疗卫生机构、医疗废物集中处置单位，无正当理由，阻碍卫生行政主管部门或者环境保护行政主管部门执法人员执行职务，拒绝执法人员进入现场，或者不配合执法部门的检查、监测、调查取证的，由县级以上地方人民政府卫生行政主管部门或者环境保护行政主管部门按照各自的职责责令改正，给予警告；拒不改正的，由原发证部门暂扣或者吊销执业许可证件或者经营许可证件；触犯《中华人民共和国治安管理处罚条例》，构成违反治安管理行为的，由公安机关依法予以处罚；构成犯罪的，依法追究刑事责任。

第五十一条　不具备集中处置医疗废物条件的农村，医疗卫生机构未按照本条例的要求处置医疗废物的，由县级人民政府卫生行政主管部门或者环境保护行政主管部门按照各自的职责责令限期改正，给予警告；逾期不改正的，处 1000 元以上 5000 元以下的罚款；造成传染病传播或者环境污染事故的，由原发证部门暂扣或者吊销执业许可证件；构成犯罪的，依法追究刑事责任。

第五十二条　未取得经营许可证从事医疗废物的收集、运送、贮存、处置等活动的，由县级以上地方人民政府环境保护行政主管部门责令立即停止违法行为，没收违法所得，可以并处违法所得 1 倍以下的罚款。

第五十三条　转让、买卖医疗废物，邮寄或者通过铁路、航空运输医疗废物，或者违反本条例规定通过水路运输医疗废物的，由县级以上地方人民政府环境保护行政主管部门责令转让、买卖双方，邮寄人、托运人立即停止违法行为，给予警告，没收违法所得；违法所得 5000 元以上的，并处违法所得 2 倍以上 5 倍以下的罚款；没有违法所得或者违法所得不足 5000 元的，并处 5000 元以上 2 万元以下的罚款。

承运人明知托运人违反本条例的规定运输医疗废物，仍予以运输的，或者承运人将医疗废物与旅客在同一工具上载运的，按照前款的规定予以处罚。

第五十四条　医疗卫生机构、医疗废物集中处置单位违反本条例规定，导致传染病传播或者发生环境污染事故，给他人造成损害的，依法承担民事赔偿责任。

第七章　附则

第五十五条　计划生育技术服务、医学科研、教学、尸体检查和其他相关活动中产生的具有直接或者间接感染性、毒性以及其他危害性废物的管理,依照本条例执行。

第五十六条 军队医疗卫生机构医疗废物的管理由中国人民解放军卫生主管部门参照本条例制定管理办法。

第五十七条 本条例自公布之日起施行。

【附录2】 医疗卫生机构医疗废物管理办法

[来源:卫生部2004年9月21日公布]

第一章 总则

第一条 为规范医疗卫生机构对医疗废物的管理,有效预防和控制医疗废物对人体健康和环境产生危害,根据《医疗废物管理条例》,制定本办法。

第二条 各级各类医疗卫生机构应当按照《医疗废物管理条例》和本办法的规定对医疗废物进行管理。

第三条 卫生部对全国医疗卫生机构的医疗废物管理工作实施监督。

县级以上地方人民政府卫生行政主管部门对本行政区域医疗卫生机构的医疗废物管理工作实施监督。

第二章 医疗卫生机构对医疗废物的管理职责

第四条 医疗卫生机构应当建立、健全医疗废物管理责任制,其法定代表人或者主要负责人为第一责任人,切实履行职责,确保医疗废物的安全管理。

第五条 医疗卫生机构应当依据国家有关法律、行政法规、部门规章和规范性文件的规定,制定并落实医疗废物管理的规章制度、工作流程和要求、有关人员的工作职责及发生医疗卫生机构内医疗废物流失、泄漏、扩散和意外事故的应急方案。内容包括:

(一)医疗卫生机构内医疗废物各产生地点对医疗废物分类收集方法和工作要求。

(二)医疗卫生机构内医疗废物的产生地点、暂时贮存地点的工作制度及从产生地点运送至暂时贮存地点的工作要求。

(三)医疗废物在医疗卫生机构内部运送及将医疗废物交由医疗废物处置单位的有关交接、登记的规定。

(四)医疗废物管理过程中的特殊操作程序及发生医疗废物流失、泄漏、扩散和意外事故的紧急处理措施。

(五)医疗废物分类收集、运送、暂时贮存过程中有关工作人员的职业卫生安全防护。

第六条 医疗卫生机构应当设置负责医疗废物管理的监控部门或者专(兼)职人员,履行以下职责:

(一)负责指导、检查医疗废物分类收集、运送、暂时贮存及机构内处置过程中各项工作的落实情况。

(二)负责指导、检查医疗废物分类收集、运送、暂时贮存及机构内处置过程中的职业卫生安全防护工作。

(三)负责组织医疗废物流失、泄漏、扩散和意外事故发生时的紧急处理工作。

(四)负责组织有关医疗废物管理的培训工作。

(五)负责有关医疗废物登记和档案资料的管理。

(六)负责及时分析和处理医疗废物管理中的其他问题。

第七条　医疗卫生机构发生医疗废物流失、泄漏、扩散和意外事故时,应当按照《医疗废物管理条例》和本办法的规定采取相应紧急处理措施,并在 48 小时内向所在地的县级人民政府卫生行政主管部门、环境保护行政主管部门报告。调查处理工作结束后,医疗卫生机构应当将调查处理结果向所在地的县级人民政府卫生行政主管部门、环境保护行政主管部门报告。

县级人民政府卫生行政主管部门每月汇总逐级上报至当地省级人民政府卫生行政主管部门。

省级人民政府卫生行政主管部门每半年汇总后报卫生部。

第八条　医疗卫生机构发生因医疗废物管理不当导致 1 人以上死亡或者 3 人以上健康损害,需要对致病人员提供医疗救护和现场救援的重大事故时,应当在 12 小时内向所在地的县级人民政府卫生行政主管部门报告,并按照《医疗废物管理条例》和本办法的规定,采取相应紧急处理措施。

县级人民政府卫生行政主管部门接到报告后,应当在 12 小时内逐级向省级人民政府卫生行政主管部门报告。

医疗卫生机构发生因医疗废物管理不当导致 3 人以上死亡或者 10 人以上健康损害,需要对致病人员提供医疗救护和现场救援的重大事故时,应当在 2 小时内向所在地的县级人民政府卫生行政主管部门报告,并按照《医疗废物管理条例》和本办法的规定,采取相应紧急处理措施。

县级人民政府卫生行政主管部门接到报告后,应当在 6 小时内逐级向省级人民政府卫生行政主管部门报告。

省级人民政府卫生行政主管部门接到报告后,应当在 6 小时内向卫生部报告。

发生因医疗废物管理不当导致传染病传播事故,或者有证据证明传染病传播的事故有可能发生时,应当按照《传染病防治法》及有关规定报告,并采取相应措施。

第九条　医疗卫生机构应当根据医疗废物分类收集、运送、暂时贮存及机构内处置过程中所需要的专业技术、职业卫生安全防护和紧急处理知识等,制定相关工作人员的培训计划并组织实施。

第三章　分类收集、运送与暂时贮存

第十条　医疗卫生机构应当根据《医疗废物分类目录》,对医疗废物实施分类管理。

第十一条　医疗卫生机构应当按照以下要求,及时分类收集医疗废物:

(一)根据医疗废物的类别,将医疗废物分置于符合《医疗废物专用包装物、容器的标准和警示标识的规定》的包装物或者容器内。

(二)在盛装医疗废物前,应当对医疗废物包装物或者容器进行认真检查,确保无破损、渗漏和其他缺陷。

(三)感染性废物、病理性废物、损伤性废物、药物性废物及化学性废物不能混合收集。少量的药物性废物可以混入感染性废物,但应当在标签上注明。

(四)废弃的麻醉、精神、放射性、毒性等药品及其相关的废物的管理,依照有关法律、行政法规和国家有关规定、标准执行。

(五)化学性废物中批量的废化学试剂、废消毒剂应当交由专门机构处置。

(六)批量的含有汞的体温计、血压计等医疗器具报废时,应当交由专门机构处置。

(七)医疗废物中病原体的培养基、标本和菌种、毒种保存液等高危险废物,应当首先在产生地点进行压力蒸气灭菌或者化学消毒处理,然后按感染性废物收集处理。

（八）隔离的传染病病人或者疑似传染病病人产生的具有传染性的排泄物，应当按照国家规定严格消毒，达到国家规定的排放标准后方可排入污水处理系统。

（九）隔离的传染病病人或者疑似传染病病人产生的医疗废物应当使用双层包装物，并及时密封。

（十）放入包装物或者容器内的感染性废物、病理性废物、损伤性废物不得取出。

第十二条　医疗卫生机构内医疗废物产生地点应当有医疗废物分类收集方法的示意图或者文字说明。

第十三条　盛装的医疗废物达到包装物或者容器的3/4时，应当使用有效的封口方式，使包装物或者容器的封口紧实、严密。

第十四条　包装物或者容器的外表面被感染性废物污染时，应当对被污染处进行消毒处理或者增加一层包装。

第十五条　盛装医疗废物的每个包装物、容器外表面应当有警示标志，在每个包装物、容器上应当系中文标签，中文标签的内容应当包括：医疗废物产生单位、产生日期、类别及需要的特别说明等。

第十六条　运送人员每天从医疗废物产生地点将分类包装的医疗废物按照规定的时间和路线运送至内部指定的暂时贮存地点。

第十七条　运送人员在运送医疗废物前，应当检查包装物或者容器的标志、标签及封口是否符合要求，不得将不符合要求的医疗废物运送至暂时贮存地点。

第十八条　运送人员在运送医疗废物时，应当防止造成包装物或容器破损和医疗废物的流失、泄漏和扩散，并防止医疗废物直接接触身体。

第十九条　运送医疗废物应当使用防渗漏、防遗撒、无锐利边角、易于装卸和清洁的专用运送工具。每天运送工作结束后，应当对运送工具及时进行清洁和消毒。

第二十条　医疗卫生机构应当建立医疗废物暂时贮存设施、设备，不得露天存放医疗废物；医疗废物暂时贮存的时间不得超过2天。

第二十一条　医疗卫生机构建立的医疗废物暂时贮存设施、设备应当达到以下要求：

（一）远离医疗区、食品加工区、人员活动区和生活垃圾存放场所，方便医疗废物运送人员及运送工具、车辆的出入。

（二）有严密的封闭措施，设专（兼）职人员管理，防止非工作人员接触医疗废物。

（三）有防鼠、防蚊蝇、防蟑螂的安全措施。

（四）防止渗漏和雨水冲刷。

（五）易于清洁和消毒。

（六）避免阳光直射。

（七）设有明显的医疗废物警示标识和"禁止吸烟、饮食"的警示标识。

第二十二条　暂时贮存病理性废物，应当具备低温贮存或者防腐条件。

第二十三条　医疗卫生机构应当将医疗废物交由取得县级以上人民政府环境保护行政主管部门许可的医疗废物集中处置单位处置，依照危险废物转移联单制度填写和保存转移联单。

第二十四条　医疗卫生机构应当对医疗废物进行登记，登记内容应当包括医疗废物的来源、种类、重量或者数量、交接时间、最终去向以及经办人签名等项目。登记资料至少保存3年。

第二十五条　医疗废物转交出去后，应当对暂时贮存地点、设施及时进行清洁和消毒处理。

第二十六条　禁止医疗卫生机构及其工作人员转让、买卖医疗废物。禁止在非收集、非暂时贮存地点倾倒、堆放医疗废物，禁止将医疗废物混入其他废物和生活垃圾。

第二十七条　不具备集中处置医疗废物条件的农村地区，医疗卫生机构应当按照当地卫生行政主管部门和环境保护主管部门的要求，自行就地处置其产生的医疗废物。自行处置医疗废物的，应当符合以下基本要求：

（一）使用后的一次性医疗器具和容易致人损伤的医疗废物应当消毒并作毁形处理。

（二）能够焚烧的，应当及时焚烧。

（三）不能焚烧的，应当消毒后集中填埋。

第二十八条　医疗卫生机构发生医疗废物流失、泄漏、扩散和意外事故时，应当按照以下要求及时采取紧急处理措施：

（一）确定流失、泄漏、扩散的医疗废物的类别、数量、发生时间、影响范围及严重程度。

（二）组织有关人员尽快按照应急方案，对发生医疗废物泄漏、扩散的现场进行处理。

（三）对被医疗废物污染的区域进行处理时，应当尽可能减少对病人、医务人员、其他现场人员及环境的影响。

（四）采取适当的安全处置措施，对泄漏物及受污染的区域、物品进行消毒或者其他无害化处置，必要时封锁污染区域，以防扩大污染。

（五）对感染性废物污染区域进行消毒时，消毒工作从污染最轻区域向污染最严重区域进行，对可能被污染的所有使用过的工具也应当进行消毒。

（六）工作人员应当做好卫生安全防护后进行工作。

处理工作结束后，医疗卫生机构应当对事件的起因进行调查，并采取有效的防范措施预防类似事件的发生。

第四章　人员培训和职业安全防护

第二十九条　医疗卫生机构应当对本机构工作人员进行培训，提高全体工作人员对医疗废物管理工作的认识。对从事医疗废物分类收集、运送、暂时贮存、处置等工作的人员和管理人员，进行相关法律和专业技术、安全防护以及紧急处理等知识的培训。

第三十条　医疗废物相关工作人员和管理人员应当达到以下要求：

（一）掌握国家相关法律、法规、规章和有关规范性文件的规定，熟悉本机构制定的医疗废物管理的规章制度、工作流程和各项工作要求。

（二）掌握医疗废物分类收集、运送、暂时贮存的正确方法和操作程序。

（三）掌握医疗废物分类中的安全知识、专业技术、职业卫生安全防护等知识。

（四）掌握在医疗废物分类收集、运送、暂时贮存及处置过程中预防被医疗废物刺伤、擦伤等伤害的措施及发生后的处理措施。

（五）掌握发生医疗废物流失、泄漏、扩散和意外事故情况时的紧急处理措施。

第三十一条　医疗卫生机构应当根据接触医疗废物种类及风险大小的不同，采取适宜、有效的职业卫生防护措施，为机构内从事医疗废物分类收集、运送、暂时贮存和处置等工作的人员和管理人员配备必要的防护用品，定期进行健康检查，必要时，对有关人员进行免疫接种，防止其受到健康损害。

第三十二条　医疗卫生机构的工作人员在工作中发生被医疗废物刺伤、擦伤等伤害时，应当采取相应的处理措施，并及时报告机构内的相关部门。

第五章　监督管理

第三十三条　县级以上地方人民政府卫生行政主管部门应当依照《医疗废物管理条例》和本办法的规定,对所辖区域的医疗卫生机构进行定期监督检查和不定期抽查。

第三十四条　对医疗卫生机构监督检查和抽查的主要内容是:

(一)医疗废物管理的规章制度及落实情况。

(二)医疗废物分类收集、运送、暂时贮存及机构内处置的工作状况。

(三)有关医疗废物管理的登记资料和记录。

(四)医疗废物管理工作中,相关人员的安全防护工作。

(五)发生医疗废物流失、泄漏、扩散和意外事故的上报及调查处理情况。

(六)进行现场卫生学监测。

第三十五条　卫生行政主管部门在监督检查或者抽查中发现医疗卫生机构存在隐患时,应当责令立即消除隐患。

第三十六条　县级以上卫生行政主管部门应当对医疗卫生机构发生违反《医疗废物管理条例》和本办法规定的行为依法进行查处。

第三十七条　发生因医疗废物管理不当导致传染病传播事故,或者有证据证明传染病传播的事故有可能发生时,卫生行政主管部门应当按照《医疗废物管理条例》第四十条的规定及时采取相应措施。

第三十八条　医疗卫生机构对卫生行政主管部门的检查、监测、调查取证等工作,应当予以配合,不得拒绝和阻碍,不得提供虚假材料。

第六章　罚则

第三十九条　医疗卫生机构违反《医疗废物管理条例》及本办法规定,有下列情形之一的,由县级以上地方人民政府卫生行政主管部门责令限期改正、给予警告;逾期不改正的,处以 2000 元以上 5000 以下的罚款:

(一)未建立、健全医疗废物管理制度,或者未设置监控部门或者专(兼)职人员的。

(二)未对有关人员进行相关法律和专业技术、安全防护以及紧急处理等知识的培训的。

(三)未对医疗废物进行登记或者未保存登记资料的。

(四)未对机构内从事医疗废物分类收集、运送、暂时贮存、处置等工作的人员和管理人员采取职业卫生防护措施的。

(五)未对使用后的医疗废物运送工具及时进行清洁和消毒的。

(六)自行建有医疗废物处置设施的医疗卫生机构,未定期对医疗废物处置设施的卫生学效果进行检测、评价,或者未将检测、评价效果存档、报告的。

第四十条　医疗卫生机构违反《医疗废物管理条例》及本办法规定,有下列情形之一的,由县级以上地方人民政府卫生行政主管部门责令限期改正、给予警告,可以并处 5000 元以下的罚款;逾期不改正的,处 5000 元以上 3 万元以下的罚款:

(一)医疗废物暂时贮存地点、设施或者设备不符合卫生要求的。

(二)未将医疗废物按类别分置于专用包装物或者容器的。

(三)使用的医疗废物运送工具不符合要求的。

第四十一条　医疗卫生机构违反《医疗废物管理条例》及本办法规定,有下列情形之一的,由县级以上地方人民政府卫生行政主管部门责令限期改正,给予警告,并处 5000 元以上

1万以下的罚款;逾期不改正的,处1万元以上3万元以下的罚款;造成传染病传播的,由原发证部门暂扣或者吊销医疗卫生机构执业许可证件;构成犯罪的,依法追究刑事责任:

（一）在医疗卫生机构内丢弃医疗废物和在非贮存地点倾倒、堆放医疗废物或者将医疗废物混入其他废物和生活垃圾的。

（二）将医疗废物交给未取得经营许可证的单位或者个人的。

（三）未按照条例及本办法的规定对污水、传染病病人和疑似传染病病人的排泄物进行严格消毒,或者未达到国家规定的排放标准,排入污水处理系统的。

（四）对收治的传染病病人或者疑似传染病病人产生的生活垃圾,未按照医疗废物进行管理和处置的。

第四十二条　医疗卫生机构转让、买卖医疗废物的,依照《医疗废物管理条例》第五十三条处罚。

第四十三条　医疗卫生机构发生医疗废物流失、泄漏、扩散时,未采取紧急处理措施,或者未及时向卫生行政主管部门报告的,由县级以上地方人民政府卫生行政主管部门责令改正,给予警告,并处1万元以上3万元以下的罚款;造成传染病传播的,由原发证部门暂扣或者吊销医疗卫生机构执业许可证件;构成犯罪的,依法追究刑事责任。

第四十四条　医疗卫生机构无正当理由,阻碍卫生行政主管部门执法人员执行职务,拒绝执法人员进入现场,或者不配合执法部门的检查、监测、调查取证的,由县级以上地方人民政府卫生行政主管部门责令改正,给予警告;拒不改正的,由原发证部门暂扣或者吊销医疗卫生机构执业许可证件;触犯《中华人民共和国治安管理处罚条例》,构成违反治安管理行为的,由公安机关依法予以处罚;构成犯罪的,依法追究刑事责任。

第四十五条　不具备集中处置医疗废物条件的农村,医疗卫生机构未按照《医疗废物管理条例》和本办法的要求处置医疗废物的,由县级以上地方人民政府卫生行政主管部门责令限期改正,给予警告;逾期不改的,处1000元以上5000元以下的罚款;造成传染病传播的,由原发证部门暂扣或者吊销医疗卫生机构执业许可证件;构成犯罪的,依法追究刑事责任。

第四十六条　医疗卫生机构违反《医疗废物管理条例》及本办法规定,导致传染病传播,给他人造成损害的,依法承担民事赔偿责任。

第七章　附则

第四十七条　本办法所称医疗卫生机构指依照《医疗机构管理条例》的规定取得《医疗机构执业许可证》的机构及疾病预防控制机构、采供血机构。

第四十八条　本办法自公布之日起施行。

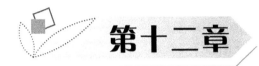

第十二章

消毒室的设计要求

　　口腔诊所消毒室或口腔门诊部消毒供应中心是口腔医疗机构消毒灭菌系统中的物品处理系统,是口腔医疗机构消毒灭菌系统中具备清洗、消毒、灭菌功能的核心部门,是无菌物品供应周转的物流中心,是口腔医疗机构提供高水平口腔医疗服务的保证。其负责口腔医疗机构所有诊室器械和手术器械的清洗消毒灭菌和供应工作,同时也担负了口腔诊所控制感染,消毒隔离指导,护理教学的工作。

　　消毒室或消毒供应中心供应的品种多、数量大、周转快;小器械、含腔器械多,如牙科手机、碧兰麻注射器、洁牙机、工作尖、车针、扩挫器械等;器械精密程度高、价格昂贵,处置方法不同于一般器械;单个纸塑封装器械多,如牙科手机、再生口腔检查器械等;器械接触唾液、血液多;锐利器械多,如拔牙器械、双头探针、牙用镊等。

　　卫生行政监督机关在对口腔诊所的审批中也同样对消毒室的设计特别重视,每年都会定期进行检查,因此设计一个符合国家有关要求的消毒室,是口腔诊所的设置能否通过审批的关键之一。同时,一个合理的和符合要求的消毒室,既可以通过平时卫生监督机关的监督检查,又能赢得病人的信任,让更多的病人放心地来就诊。

第一节　消毒室的布局和装潢

　　口腔诊所消毒室设计布局及流程的合理化是减少院内感染的重要措施,同时也是口腔医疗质量的一个重要保证。特别是目前我国口腔医疗事业的高速发展,消毒供应系统的建设也应与口腔医疗水平发展相适应;近年一次性无菌物品的广泛使用,口腔医疗物品管理多样化,如何更有效地使消毒室设计走向标准化、规范化、系统化和合理化已成为当前的热门话题。

为了达到使消毒室的布局更合理;使操作者在工作过程中不但有良好的劳动环境,还能节省劳动力;同时具备快速有效的清洗、消毒和灭菌功能,确保已灭菌物品的无菌、无热原和不再受污染;保证口腔诊所供应的需要和工作人员的防范需要等目的。大中型口腔诊所的消毒室一般应设置在治疗区的中央,便于各个治疗区域的人员就近取物。

消毒室的大小应根据牙科诊所的面积和椅位的数量来决定,应便于操作人员在消毒室内工作。消毒室布局应合理,符合功能流程和洁、污分开的要求。牙科诊所消毒室必须分污染区、清洁区、无菌区,区域间标志明确,应有实际屏障,路线及人流、物流由污到洁,不得逆行。装修时墙壁、地面等应使用光滑、耐清洗的材料,光线明亮,安装有紫外线灯或臭氧发生器等空气消毒装置。

1. 设计理念 口腔诊室布局合理,标志清晰,按治疗区与非治疗区设置诊室,物流从污到洁单向流程设计,设有处置室(有菌区)、清洗室、消毒灭菌室、储物室(无菌物品存放室),各手术椅间用高约 1.6m 的隔栏分隔或设置单个诊间,诊室内通风良好,配备空气消毒、洗手或手消毒设备。

(1) 建立安全屏障,实施隔离是贯穿始终的设计原则。

(2) 布局为由"污"到"净"的单向流程布置,不交叉、不逆行。

(3) 去污区、检查打包区,灭菌物品存放区、生活区——严格划分。

(4) 气压:由去污区(–5~0Pa)→检查打包区(5~10Pa)→灭菌物品存放区(10~15Pa)。

(5) 可靠的 3 道屏障:①去污区与检查打包区之间:双扉全自动清洗消毒器和传递窗;②检查打包区与灭菌物品存放区之间:双扉脉动真空无菌器;③无菌物品存放区与发放缓冲间:双门互锁传递窗。

(6) 四分开:①工作间与生活间分开;②污染物品与清洁物品分开;③敷料检查打包与器械检查打包分开;④未灭菌物品与灭菌后物品分开。

(7) 四个入口:①污染物品的入口;②清洁物品入口;③无菌物品发放入口;④工作人员入口。

(8) 消毒室位置合理:①接近诊疗部和手术室;②周围环境清洁无污染源;③避开办公区和交通要道等处;④形成相对独立的区域。

2. 设计特点

(1) 直线式流程设计,避免了污染物品回收和无菌物品发放之间的交叉。

(2) 采用下送、下收的运行模式。

(3) 敷料的打包操作与器械的打包操作分开,最大限度地避免了敷料对器械的污染。

(4) 不影响使用面积的情况下,设置参观走廊和参观窗,就诊病人的参观、外来人员的学习不会影响正常的工作。

(5) 尽可能地采用自然光,减少光污染及能源消耗。

(6) 空调机房分开设置,就近原则,分别支持清洁区和无菌区的净化。

3. 工作分区 消毒供应室的工作应分为 4 个部分:即灭菌前清洗、干燥、分类、检查及包装,灭菌,储存,发送(图 12-1)。

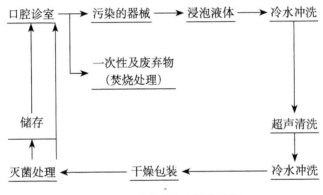

图 12-1 消毒供应室操作流程

消毒供应室储柜最好为光滑无缝的材料,如不锈钢、树脂、特质树脂等制成。表面需备有光滑、透明的门。上面的架子及抽屉应能卸下消毒。储水池应有相应的溢水排水孔,并有足够的深度,以利浸泡器械及擦洗盘子。全自动水龙头与给皂器可预防病人之间的交叉污染。圆弧形墙角则可让手术区地板更易于清理。墙壁与底边的连接处采用弧线设计,这是为了减少消毒死角。

消毒供应室的储柜最好是分为两个均等的独立的储层,以便储放消毒及污染的物品。

(1) 污染区:污染区应设在靠近进口区,安装有洗涤用的自来水和下水道,并有足够大的位置放置清洗前的浸泡桶、污物箱和超声波清洗机等,使用一次性医疗器械的单位还应设有存放使用后器械的部位。浸泡桶和污物箱必须使用耐腐蚀和具有一定强度的材料如塑料制成,浸泡液为 1∶1000 的高效复方氯制剂,时间为 30 分钟。

(2) 清洁区:清洁区域的台面上应有足够的地方放置一些主要的消毒设备,如封口机、高温高压消毒炉、干烤箱等,设备按操作次序依次安放。

(3) 无菌区:无菌区必须与前两个区域完全隔开,区域内放置经清洁区消毒完成后的物品,与治疗区之间设有一个传递窗,医务人员取物时必须通过这个窗口进行传递,防止消毒后物品逆向进入污染区。此区域内的储物低柜底层离开地面应不少于 30cm。

消毒供应室(图 12-2~12-4)负责口腔诊所各种器材的清洗、打包、消毒,送到各诊疗室使用。空间的设计,要为消毒隔离、防止交叉感染(cross infection)创造良好的条件。口腔诊所是病人活动的场所,医疗废弃物、污水、污物、手术切除组织、器官需有良好及标准的处置方式。其建筑及室内布局按卫生部有关规定要求。灭菌和再供给区是临床工作终端的中心,将这块地区放置在中心地带,充分地装备这两个区域使之可以消毒和再存储所有的器械。

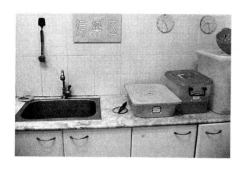

图 12-2　上海恺宏口腔门诊部消毒供应室污染区

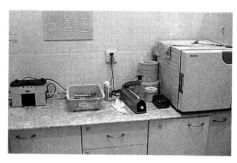

图 12-3　上海恺宏口腔门诊部消毒供应室清洁区

假如准备创造一个大于 10 个牙科椅位的口腔门诊部,不要考虑将消毒的位置分散在多个位置,应该将消毒区放在中心。另一种是小型口腔诊所设在诊疗室的套间里。消毒室的使用面积一般为 8~10m²,其消毒物品可供 2~6 台牙科综合治疗台使用。消毒室内应安装换气、排尘装置,以保持室内清洁。室内要有水源和下水道,电源功率要在 30kW 以上。同时应注意消毒室的采光,因为有些小敷料的制作和配制药液要在此完成(图12-5~ 图 12-7)。

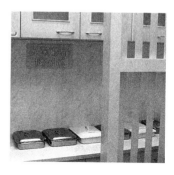

图 12-4　上海恺宏口腔门诊部消毒供应室无菌区

在消毒中节省费用的方法就是一个员工多久开动消毒循环一次。而不是每个单独的设备功能有多快。因此,效率最高的设备在达到最快速度时使器械返回到治疗区的时间,很少快过一个组织良好的、高效的消毒中心。一个正确的布局,使用起来顺手、持久,才是消毒中心购买的关键部分。

在最佳的口腔诊所设计中,消毒区的细节是非常关键的,推荐使用的消毒设备一般是最快的和认为是较有效率的。消毒灭菌有高压蒸气消毒、煮沸消毒、气熏消毒、干热消毒和化学药液浸泡消毒等方法。牙科最常用来消毒器械及手

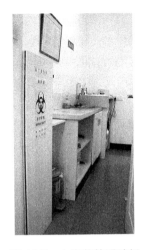

图12-5 上海艾林口腔门诊部消毒供应室污染区

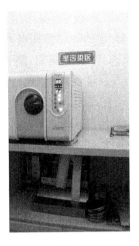

图12-6 上海艾林口腔门诊部消毒供应室半污染区

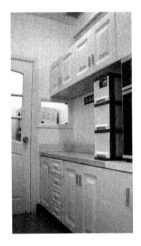

图12-7 上海艾林口腔门诊部消毒供应室无菌区

机方法,首推高压消毒器法及化学药物浸泡法。高压消毒器所排出的蒸气宜适当排放,以免破坏周围设备。放置化学消毒水的消毒盒,亦应排列整齐,分门别类,并应填写消毒剂更新日期或有效日期,以确保消毒效果。小型口腔诊所不要浪费钱去预设一个消毒中心(图12-8),这些中心过于紧凑,通常也不会请全职消毒助手,也提供不了一个好的成本利润比率。

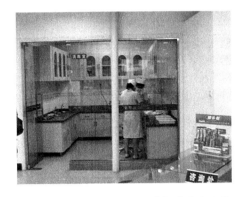

图12-8 成都金琴口腔门诊部消毒室设计

第二节 污水处理

在考虑设计治疗设备的安放如何更好、更完美,内部布局和装饰如何更高雅、更舒适的同时,千万不能忽略了对口腔诊所污水处理的设计。污水处理是否达标是关系到诊所能否开办的一项重要依据。由于口腔诊所污水中含有大量的病原微生物和有毒物质,所以国家制定了《医院污水排放标准》,要求诊所和医院的污水必须经一级消毒处理后才能排至市政管网。污水的消毒处理一般可分为消毒前的预处理和污水的消毒,口腔诊所的污水消毒处理中的预处理和消毒往往同时进行(图12-9)。

1. 口腔诊所污水排放的标准　按照
2005 年我国国家环境保护总局和国家质量
监督检验检疫总局联合发布的《医疗机构水
污染物排放标准》(GBJ48-83),口腔诊所的污
水经处理和消毒后应达到下列标准:

（1）连续 3 次各取样 500ml 进行检验,不
得检出肠道致病菌和结核分枝杆菌。

（2）总大肠菌群数每升不得大于 500 个。

（3）接触池出口总余氯量为 2~8mg/L。

（4）污水与氯接触时间不少于 1 小时。

（5）口腔科含汞废水应进行除汞处理。

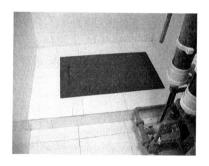

图 12-9　天津上谷爱齿口腔门诊部
污水处理设计

2. 污水处理和消毒设计要求　口腔诊所的规模往往都不是很大,污水量也
有限,因而在设计污水处理时一般只需制造一个污水处理池就可以了。诊所内
所有的医用污水必须通过专用管道输入处理池中进行消毒处理后才能排放。污
水处理池的设计必须符合以下要求:

（1）应远离治疗区和接待区,设计在较为隐蔽的地方。

（2）有防腐蚀、防渗漏设施。一般采用 1cm 厚的高强度密胺板制成。

（3）确保处理效果,安全耐用。

（4）操作方便,便于消毒和清理,并有利于操作人员的劳动保护。

3. 口腔诊所污水的消毒处理方法　污水处理池的式样设计注意事项:

（1）近进水孔的第一块挡板上必须有一不锈钢过滤网,防止杂物进入电磁
阀门内,影响阀门的使用。

（2）定时电磁阀门每小时自动打开 1 次排水,保证污水能与氯有足够的接
触时间。

（3）为防止水流量突然增大而造成污水溢出污染处理池,可在池的顶端制
作一个溢水口。

（4）投药池必须定期清除沉淀物。

口腔诊所的小型污水处理池一般采用定容定量的漂白粉投放消毒法,目
前使用最多的为每天两次投放漂白粉精片,根据处理池容量的大小每次投放
10~20 片,或投放缓释型漂白粉片,根据其溶解情况及时添加。

第三节　银汞合金处理

在口腔医学领域,一般最常作为补牙材料的是银汞合金(俗称银粉)。采用

银粉作补牙材料已有一百多年的历史,它的成分是银、铜、锡、锌及水银。银汞合金具有耐用、操作简单等优点,但它对口腔环境的潜在污染也日益受到重视。银汞合金是修补牙体缺损的重要材料,在调和过程中,有一定的汞蒸气散发,汞经常出现在口腔诊所中,与牙齿充填密切相关。

银合金粉是补牙用的材料,产品有两种用法:一种是将银合金粉卖给口腔诊所,由口腔诊所加汞,手工调和后给病人使用,这种方法易产生汞污染,也不容易掌握汞的比例;另一种是厂家先加汞制成胶囊,由口腔诊所用银汞调和器调和后给病人使用,但由于银合金粉的使用中有汞的使用,对环境和病人有不利的影响。苏格兰的研究人员对 180 名牙医进行调查研究后发现,在这些牙科医师的尿液和指甲中,汞的含量是正常人的 4 倍。

我们对汞产品的使用或处理不当则很容易造成汞污染。故调和银汞合金应在专设的场所进行,室内应有排气装备,以尽量减少室内的汞蒸气。如无条件设专室,应在密封罩内进行调和操作(图 12-10~ 图 12-11)。选用银汞胶囊,汞气泄漏较小,或将多余的银汞合金收集在盛有饱和盐水或甘油的器皿内。医护人员应加强诊疗室通风换气,储汞瓶要严密封闭。

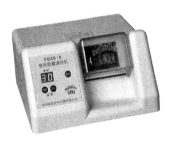
图 12-10　银汞合金调拌机

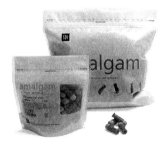
图 12-11　银汞合金胶囊

世界卫生组织(WHO)在 2009 年出版物《牙科修复材料的未来应用》中对不同充填材料使用导致的环境和健康问题的关注,提出牙科汞合金材料的使用应该仔细权衡,以短期、中期、长期要素多重分级,逐步降低其使用率。瑞典已经开始禁止在牙科保健领域使用汞合金。由于对银汞合金污染的担心,当今越来越多的牙科医师喜欢用其替代品充填后牙。对美国牙齿美容学会会员所做的一项调查显示,在修复后牙牙冠缺损时,27% 的医师选用银汞合金,18% 选择金嵌体,38% 应用复合树脂,17% 采用其他材料。虽然复合树脂可以作为银汞合金的替代品,但镓合金有取而代之之势。

目前在美国市面上有两种镓合金出售,其调制方法类似于银汞合金,但非常黏稠,难以调拌。在研磨期间或使用前添加少量乙醇,可解决这一问题。镓合金合成分包括镓、铟、锡,室温下呈液状,并具易熔特性。我们认为,镓合金易腐蚀,不适于永久充填,但可作为乳牙的充填材料。现今,口腔医师已不再大量使用由汞、银和其他微量金属组成的汞合金填充物。但是由于旧填充材料的破损或人们选择用白色充填材料来代替原来的银白色充填材料,许多口腔医师至今仍然每天都要处理大量汞。

加拿大环境部希望口腔医师不要再通过排水道丢弃汞废料。据估计,每年有超过 1t 的牙科汞废料进入加拿大污水处理系统,并最终进入自然环境。根据加拿大环境部的调查,许多口腔医师都没有使用汞合金分离器对牙科废物进行妥善处理。加拿大环境部废物降低管理部门的负责人 Tim Gardiner 说:"事实上,这些汞全部流到了河里。根据 2007 年的数据,加拿大 30% 的口腔医师都随意排放汞合金废料,最后通过自然循环流至自然环境。"

汞在常温下即可挥发,易造成污染,其途径有:①操作不慎致汞溅出,渗入地板、桌缝等,不易消除,成为长期的污染源;②打开完成调制的预制囊时,由于温度高,汞蒸气易溢出;③拆除充填物和研制、充填过程中有汞蒸气的溢出。我们应当知道,尽量减少汞合金的使用对于保护环境和我们的健康来说是十分必要的。

必须做到:①保持诊室通风良好;②定期检测空气中的汞含量,应不超过 50m³;③定期对工作人员进行尿检;④余汞可储存在密闭的定影液或水中;⑤避免与银汞合金,特别是汞直接接触,接触后,接触部位要用肥皂和水洗净;⑥对溅落汞滴处理的办法:可用吸引器瓶,也可用橡皮布或调研的新鲜银汞令金消除细汞滴,在无法到达的地点可洒入硫黄粉,使之表面形成覆盖膜,防止汞蒸发。

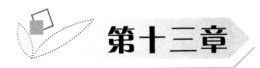

第十三章

感染控制管理机构

为了加强消毒管理,预防和控制感染性疾病的传播,保障人体健康,卫生部 2002 年第 27 号令公布了《消毒管理办法》,2005 年印发了《医疗机构口腔诊疗器械消毒技术操作规范》。为了加强医疗废物的安全管理,防止疾病传播,保护环境,保障人体健康,卫生部 2004 年还公布了《医疗废物管理条例》和《医疗卫生机构医疗废物管理办法》。国家药品监督管理局 2000 年公布了《一次性使用无菌医疗器械监督管理办法(暂行)》。为维护医务人员的职业安全,有效预防医务人员在工作中发生职业暴露感染艾滋病病毒,卫生部 2004 年公布了《医务人员艾滋病病毒职业暴露防护工作指导原则(试行)》,国家食品药品监督管理局制定和公布了 2003 年国食药监械 365 号《定制式义齿注册暂行规定》,要求根据《医疗器械监督管理条例》,定制式义齿应进行注册。规定使用已注册的义齿材料生产的定制式义齿产品为 Ⅱ 类医疗器械,使用未注册的材料生产的定制式义齿产品为 Ⅲ 类医疗器械,产品类名称为"定制式义齿"。

第一节　市／区／县卫生局

市、区、县卫生局是市、区、县人民政府主管市、区、县卫生行政工作的职能部门,一般设有党委办公室、行政办公室、人事科、计划财务科、医政科、疾病预防(卫生监督)科、法制科、医疗保险办公室、初保办公室等职能部门,并直接领导市、区、县卫生监督所、区疾病预防控制中心、区麻风病防治所、区卫生学校、区血站、区卫生工作者协会、区医疗保险事务中心、区卫生实业有限公司、区合作医疗基金管理中心、市、区、县医院和乡镇医院等职能机构。

市、区、县卫生局的职能是在市、区、县委、市、区、县府的领导下,坚持以农村卫生工作为重点,预防为主,中西医并重,加强社区卫生服务工作,以满足市、区、县卫生服务需求,提高区域内居民健康水平,实现市、区、县卫生事业的全面有序发展,为市、区、县经济和社会发展提供良好服务。

市、区、县卫生局医政科的职能是实施区域卫生规划、实施医疗服务信息公示、组织实施医政监督执法、实施医疗机构、人员、设备、新技术准入管理、组织实施医疗质量管理、组织实施重大活动的医疗保障工作、组织实施医学教育、妇幼卫生、科研管理、临床药事管理、组织落实中医政策方针、做好医疗纠纷的接待处理工作等,直接进行牙科诊所准入管理。

【附录】 卫生部关于加强口腔诊疗器械消毒工作的通知

[来源:卫医发〔2004〕308 号,时间:2004 年 9 月 14 日]

各省、自治区、直辖市卫生厅局,新疆生产建设兵团卫生局:

随着口腔医学的不断发展,新的诊疗技术、设备、材料广泛应用于临床。在口腔诊疗工作过程中,被病人的血液、牙体切割组织污染的口腔诊疗器械是造成血源性疾病感染的主要危险因素之一,因此,加强口腔诊疗器械的消毒工作,是有效预防和控制医源性感染、保证医疗安全的重要环节。针对口腔诊疗器械的消毒工作,我部 2000 年颁布的《医院感染管理规范(试行)》(卫医发〔2000〕431 号)和《消毒技术规范》(2002 年版)中提出了明确规定。近期,媒体相继报道了部分医疗机构口腔诊疗器械消毒工作令人堪忧的问题。特别是有的医疗机构为了降低成本,简化口腔诊疗器械的消毒或者根本不消毒,严重威胁着医疗安全。为加强口腔诊疗器械消毒工作,提出以下要求:

1. 开展口腔诊疗工作的医疗机构必须高度重视和加强口腔诊疗器械的消毒工作,严格按照《医院感染管理规范》《消毒技术规范》的要求,落实有关口腔诊疗器械消毒工作的规定,确保消毒效果。

2. 各级卫生行政部门必须履行对医疗机构的监督管理职责。在近期内,对开展口腔诊疗工作的综合医院、口腔医院、口腔诊所等医疗机构以及开展美容牙科的美容医疗机构进行全面检查,依照相关规范和标准,重点检查其口腔诊疗器械的消毒工作。

3. 口腔诊疗器械的消毒工作必须严格遵照口腔诊疗器械消毒的基本要求,凡接触病人伤口、血液、破损黏膜或进入人体无菌组织的各类口腔诊疗器械(包括:手机、车针、扩大针、拔牙针、拔牙钳、手术刀、根管器械、牙周刮治器、洁牙器等)必须达到灭菌合格,灭菌方法首选物理灭菌法;接触病人完整黏膜、皮肤的口腔诊疗器械(包括:口镜、吸唾器、印模等)必须达到消毒合格;选用消毒剂和消毒器械时应当选择经卫生部批准获得卫生许可批件的产品。器械的消毒灭菌按照"去污染 - 清洗 - 消毒灭菌"的程序进行。

4. 请各省、自治区、直辖市卫生厅局将检查结果于 2004 年 11 月 30 日前上报我部医政司。我部将在各地开展检查工作的基础上进行复核性抽查,并通报抽查结果。

抄送:国家中医药管理局。

第二节 市/区/县疾病控制预防中心

市、区、县疾病控制预防中心是承担市、区、县政府职能的卫生事业单位,是预防医学领域内一个多学科综合性专业机构,是市、区、县疾病预防控制工作的业务技术指导中心。一般设有传染病防治科、环境卫生科、综合业务信息管理科、免疫预防科、慢性病防治科、艾性结麻科、学校与营养卫生科、职业与安全卫生科、体检科、财务科、行政科、办公室和卫生检验检测所、健康教育馆两个分支机构,承担着全市、区、县人口的急、慢性疾病的预防、控制、健康教育工作和为社会提供准确、有效、公证的检验检测数据的检验检测工作。

疾病预防控制机构是政府举办的实施疾病预防控制与公共卫生管理和服务的公益事业单位。按照卫生改革总目标要求,有效利用卫生资源,组建职能分工明确、规范适度、精干高效、集疾病预防与控制、监测检验与评价、健康教育与促进、技术管理与服务为一体的疾病预防控制体系,其服务宗旨是提高疾病预防控制综合能力、提高卫生服务质量与效率,适应社会经济发展要求和医学模式转变,为人民健康服务,为社会主义现代化建设服务。

疾病预防控制机构是公共卫生事业的重要组成部分,承担政府赋予的疾病预防控制、突发公共卫生事件的预警和应急处置,保护公众身体健康和生命安全,还承担着疫情收集与报告,监测检验与评价,健康教育与促进,技术管理与服务等职能,具体工作职责为:

(1) 实施疾病预防控制规划、方案,组织开展本地疾病暴发的调查处理和报告,实施计划免疫工作。

(2) 调查突发公共卫生事件的危险因素,实施控制措施。

(3) 开展常见病原微生物和毒物、污染物的检测,并受卫生行政部门认定,承担卫生监督、监测、检验,预防性健康体检,健康相关产品的技术审核和卫生质量检验。

(4) 开展并指导基层卫生院、所和社区卫生服务中心开展健康教育与健康促进。

(5) 负责对各医院、社区卫生服务中心的业务指导、人员培训和业务考核,指导社区开展防病工作。

(6) 组织实施公共卫生健康危险因素和疾病的监测。

(7) 管理和承担辖区内疾病预防控制及相关公共卫生信息的报告、预警,为疾病预防控制决策提供科学依据。

(8) 对新建、改建、扩建、技术引进、技术改造等工业企业建设项目进行职业卫生预评价,以及竣工验收前的控制效果评价。

(9) 向社会提供相关的预防保健信息、健康咨询和预防医学等专业技术服务。

配合调查处理牙科诊所水污染事件。开展牙科诊所职业性突发事故的应急处理、危险因素的调查与控制、职业病报告和管理。开展牙科诊所从业人员健康体检和培训。向牙科诊所提供乙肝疫苗等有效疫苗接种的服务。

【案例】　上海市虹口区口腔诊所消毒质量现况调查

［来源:上海市虹口区疾病预防控制中心陆珏磊,宋长飞,胡智平.上海预防医学, 2010,(2):85-86］

随着社会的进步,人民群众对于医疗卫生服务的需求与日俱增,与此同时,越来越多的民营口腔医疗机构落户于我区。为了解我辖区内民营口腔医疗机构的消毒质量状况,为相关卫生政策法规的制定、技术标准的设立提供第一手数据资料,进一步加强口腔医疗机构的消毒管理工作,我区疾控中心于2008年5月至2009年4月,对辖区内已注册的17所民营口腔诊所进行了现场调查和器械消毒质量的抽查,并将调查结果与同期23所公立医疗机构的监测结果进行比较。

调查发现,民营口腔诊所都没有设立专门的院内感染管理小组,对于器械消毒的流程清楚,但没有制定成消毒规章制度及流程图。与公立医疗机构相比由于诊疗面积小,存在三区划分不清楚,存在交叉污染的现象。64.71%民营口腔诊所诊室内没有安装空气消毒设施。民营口腔诊所的工作人员都没有做每年1次的健康体检,只有17.65%民营口腔诊所的工作人员有乙肝疫苗接种史,作为自身的保护措施。而在公立医疗机构中均建立了医院感染管理小组,制定了各类消毒规章制度,设立专职的消毒人员,消毒设备齐全。

从各单位拥有的消毒灭菌设施情况来看,民营口腔诊所和公立医疗机构口腔科中建立污水设施分别只有17.65%和69.57%。超声清洗机设施由于价格比较贵,所以在民营口腔诊所中拥有的家数只有11.76%。压力蒸气灭菌器、封口机和消毒液在民营口腔诊所中的拥有率较高。

调查发现,私营口腔诊所中的紫外线灯强度的合格率仅为18.18%,诊疗椅上的管道液、漱口液的合格率和工作人员手的合格率也只有58.82%、64.71%和45.45%,明显低于公立医疗机构口腔科的管道液、漱口液和工作人员手的合格率。私营口腔诊所医疗器械消毒灭菌总的合格率与公立医疗机构口腔科的合格率无明显差别。

从本次调查结果看,私营口腔诊所在消毒质量上存在较多问题,缺少相应的管理机制。私营口腔诊所由于存在资金少、人员少、诊室面积小的情况,所以在诊所的布局上未能做到有明显的三区划分,也没有独立的消毒室。卫生部颁发《医疗机构口腔诊所器械消毒规范》后,我区的私营口腔诊所基本都购置了高压灭菌消毒设备,都能做到持证上岗操作,但未能做到每年1次复训工作。有2所私营口腔诊所的高压灭菌设备操作人员的上岗证已过期。私营口腔诊所由于面积较小,诊疗椅较少,有4张诊疗椅的单位只有3所,其余的都只有2把诊疗椅。虽然都有护士,但均不是专职的医疗器械消毒人员。民营口腔诊所的医务工作人员自我保护意识比较差,接种乙肝疫苗的工作人员只有5名。

调查还发现私营口腔诊所医师在实际操作中不注重自身手的消毒,所以在监测结果中合格率明显低于公立医疗机构口腔科的医务工作人员。有资料显示,医师比护士的手带菌数要高出 3 倍以上,而且以表皮葡萄球菌为主。虽然有 11 所诊所在诊室内安装紫外线灯作为诊室内空气消毒,但均未作登记,也无维护措施,对紫外线灯管作辐照强度测试,均未合格。私营口腔诊所在选址开业时,均未考虑建立污水设施,所以我区私营口腔诊所有污水设施的只有 3 所单位,低于公立医疗机构污水设施的拥有率。管道液、漱口液的合格率明显低于公立医疗机构口腔科,这主要与私营口腔诊所规模小,经济效益直接与就诊人数挂钩,诊疗仪器管道维护不到位有关。

我区私营口腔诊所的业务活动中,应进一步加强消毒工作的管理,建立健全各类消毒规章制度,增加诊室环境空气的消毒设施,完善诊疗设施,严格消毒灭菌,减少污染。监督部门应加大监督监测力度,认真贯彻执行《医疗机构口腔诊所器械消毒规范》及卫生部 2002 年颁发的《消毒技术规范》要求。强化私营口腔诊所工作人员感染意识,加强诊所医务工作人员相关感染知识的培训,合理运用,正确规范使用消毒药械。使我区私营口腔诊所口腔医疗规范化,预防和控制各类医源性感染事故的发生。

【案例】 西安市口腔科医院感染管理质量标准

［来源:西安市疾病控制预防中心］

项目	质 量 标 准
感染管理	1. 口腔科医院感染预防及器械清洗消毒工作纳入医院感染管理重点 2. 建立科室医院感染管理小组,职责明确 3. 医院感染管理制度健全,有医院感染管理及清洗消毒等操作规程 4. 口腔诊疗服务的医务人员应当掌握医院感染预防与控制方面的知识。从事清洗消毒人员掌握器械清洗消毒或灭菌方法 5. 工作人员定期查体,建立主动免疫
环境布局管理	1. 诊室与清洗室、包装灭菌室分开。清洗消毒间布局合理,符合功能流程 2. 各诊室整洁,空气新鲜或定时消毒,手卫生设施齐全 3. 牙科综合治疗台及其配套设施有清洁和预防污染措施,落实到位 4. 拍片中有防止交叉感染的措施
感染预防	1. 实行标准预防,医务人员做好职业防护 2. 严格执行手卫生 3. 诊疗中防止交叉感染 4. 药品、一次性及消毒灭菌物品使用管理规范 5. 清洗人员做好个人防护
清洗消毒灭菌	1. 进入病人口腔内的所有诊疗器械必须达到"一人一用一消毒或灭菌"的原则。凡接触病人伤口、血液、破损黏膜或者进入人体无菌组织的各类口腔诊疗器械,使用前必须达到灭菌;接触病人完整黏膜、皮肤的口腔诊疗器械,使用前必须达到消毒;凡接触病人体液、血液的修复和正畸印模、模型等物品必须消毒 2. 手机、车针等诊疗器械数量能满足清洗消毒周转 3. 一般诊疗用品与特殊病原体污染器械的清洗,分别符合各自清洗流程及要求 4. 口腔诊疗器械清洗流程符合要求,清洗质量合格,包装正确,消毒或灭菌选择恰当,过程符合要求,不合格物品不得使用 5. 无菌物品存放合理。有效期内使用

续表

项 目	质 量 标 准
清洗 消毒 灭菌	6. 手机有使用登记,项目内容齐全 7. 修复和正畸印模、模型等物品送技工室前必须消毒 8. 凡由供应室回收清洗的物品,参照供应室标准要求 9. 化学消毒剂使用规范 10. 使用的消毒剂、消毒器械、一次性诊疗用品必须有相关证件
监测	1. 压力蒸气灭菌器每锅工艺、化学监测,每周生物监测 2. 浓度监测:含氯消毒剂每日、戊二醛每周浓度监测 1 次 3. 生物监测:使用中的消毒剂每季、灭菌剂每月进行生物监测 1 次 4. 紫外线灯管辐照强度每半年监测 1 次
医疗 废物	1. 医疗废物分类放置,标志清楚,包装正确,处理及时。交接记录保存 3 年 2. 显影、定影液按化学性废物交专门处置机构处理

【案例】 西安市口腔科医院感染管理质量考核标准

[来源:西安市疾病控制预防中心]

项目	检查内容	分值	检查方法及扣分标准
感染 管理 (12)	1. 控感办对口腔科医院感染管理及器械清洗消毒工作进行考核每季度不少于 1 次	2	查考核记录,少 1 次或不实扣 0.5 分
	2. 科室医院感染监控小组人员组成合理,开展工作	2	查小组名单、活动记录、提问职责,每项 0.5 分
	3. 医院感染相关制度健全,适合本院实际	3	查制度及看清洗消毒 SOP 内容,缺项或不符合实际每处扣 1 分
	4. 对医务人员进行医院感染相关知识培训。清洗消毒人员应掌握器械清洗消毒及灭菌方法	3	看培训记录,考核医、护各 1 名,提问清洗人员洗消基本知识。回答不全扣 0.5 分
	5. 工作人员每年查体 1 次;3~5 年加强乙肝疫苗 1 次	2	无查体记录扣 1 分
环境 布局 管理 (15)	1. 清洗消毒间独立,室内布局合理,符合功能流程	5	看现场,未独立不得分,其他 1 处不合格扣 0.5 分
	2. 口腔诊疗区清洁、整齐,物品摆放合理,通风良好或定时消毒	2	1 处不洁扣 0.5 分
	3. 手卫生设施齐全,符合要求	2	1 处不合格扣 0.5 分
	4. 牙科综合治疗台及其配套设施应在治疗每个病人后常规消毒或更换一次性护套及保护膜。痰盂无污渍	4	看现场,1 处未落实扣 0.5 分
	5. 定期清洗吸唾过滤和沉渣过滤装置	1	

项目	检查内容	分值	检查方法及扣分标准
感染预防 (12)	1. 诊疗操作时须戴口罩、帽子,可能出现血液、体液喷溅时,应戴护目镜	2	看防护措施,缺1项/人扣0.5分
	2. 每次操作前后必须洗手或手消毒,每治疗一个病人应更换手套	3	看现场,一次未做到扣1分
	3. 诊疗中防止交叉感染	3	一项未做到扣1分
	4. 诊室的药品、消毒灭菌物品储存、使用规范	3	一项未做到扣0.5分
	5. 清洗人员做好个人防护。防护用品齐全,保持清洁	1	不全或不洁扣0.5分
	6. 拍片中落实防止交叉感染的措施	2	未做到扣2分
清洗消毒灭菌 (48)	1. 进入病人口腔内的所有诊疗器械必须做到"一人一用一消毒或灭菌"。接触病人伤口、血液、破损黏膜或进入无菌组织的器械必须达到灭菌	4	看手机、车针、三枪头、光固化、模型等消毒方法,1项不合格扣1分
	2. 手机、车针等诊疗器械数量能满足周转的需求	3	查日门诊量与手机数量匹配
	3. 清洗消毒灭菌设施:专用流动水清洗池、清洗用具,超声清洗机、压力蒸气灭菌器,如纸塑包装配热封机。有条件医院可配高压水枪、高压气枪、干燥设备、带光源放大镜、注油机、低温消毒柜(箱)等	8	必备设备缺一种扣1分;可配设备每一种加0.5分
	4. 多酶洗液、水溶性润滑剂、手机润滑油、消毒剂、化学监测用品齐全	2	查看清洗消毒用品,少一项扣0.5分
	5. 器械清洗流程符合要求: 冲洗→酶浸泡→超声清洗→流水清洗→干燥→保养 保养使用水溶性润滑剂,牙科手机使用专用润滑油	8	现场查看清洗、消毒、灭菌操作流程,少一项扣1分,1处不正确扣0.5分
	6. 清洗质量合格:无血迹、污渍、锈迹	3	1处/件不合格扣0.5分
	7. 包装规范:高危器械包内应放置化学指示卡。纸塑包装密封条宽度、封口距离符合要求	3	1项不合格扣1分
	8. 压力蒸气灭菌,装载合理,灭菌后无油包、湿包等。器械裸露灭菌后超过4小时不得使用	3	
	9. 使用戊二醛浸泡灭菌的器械使用前无菌水冲洗;定期更换消毒液,并对容器进行清洁和灭菌	2	
	10. 无菌物品在无菌柜保存,有标志。棉布包装有效期7天,纸塑包装有效期半年。棉球、纱布等无菌敷料尽可能采用小包装	3	

续表

项目	检查内容	分值	检查方法及扣分标准
清洗 消毒 灭菌 (48)	11. 手机使用登记翔实	2	
	12. 凡由供应室回收清洗的器械、物品,参照供应室标准要求	3	看供应室器械洗消,1处不合格扣0.5分
	13. 修复和正畸印模、模型等物品送技工室前必须消毒	2	看现场,一次未做扣2分
	14. 消毒药械资质齐全。科室保留压力蒸气灭菌器的使用说明,熟悉产品的使用范围和注意事项	5	提问压力蒸气灭菌器使用的相关知识。回答不全扣1分
监测 (10)	1. 压力蒸气灭菌器按规定要求监测,监测方法正确	3	查记录,监测项目及次数不合格每次扣1分
	2. 化学消毒剂浓度监测:含氯消毒剂每日,戊二醛每周监测,有记录	2	一次未做扣0.5分
	3. 使用中的消毒剂每季、灭菌剂每月进行生物监测1次	3	每少1次扣0.5分
医疗 废物 (5)	1. 分类收集,标志清楚,锐器放置正确,有交接记录,资料保存3年	2	看现场,查记录1处不合格扣1分
	2. 拍片室内产生的显影、定影液按化学性废物交专门处置机构处理,有记录	2	查处置合同及交接登记

注:总分100分;80分为及格;80分以下不合格,不达标

第三节 市/区/县卫生监督所

　　卫生监督所是市、区、县卫生局直属的副局级全民事业单位,对外同时增挂卫生监督执法大队,作为事业法人独立承担民事责任。主要受市卫生局委托,依法在公共卫生、医疗保健领域,包括健康相关产品、医疗卫生保健,开展综合性卫生监督执法工作。

　　主要职责包括:承担卫生行政许可,资格认证的申请受理、预防性卫生审查、现场卫生学审查,提出审核意见;承办卫生行政许可、资格认证有关证书的发放、注册、检验等事务;依据法律、法规对管理相对人进

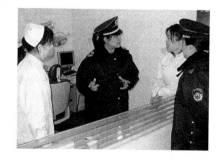

图13-1　济南市卫生监督所监督员对口腔诊所工作人员进行相关指导(2010)

行经常性卫生监督,承担现场卫生监测、抽样等工作;开展卫生法制、公共卫生知识的宣传、教育、咨询和培训;对违反卫生法律、法规的行为提出立案报告,进行调查取证,提出处理意见,送达并执行处罚决定;受理有关投诉、举报并进行调查,提出处理意见;负责卫生监督信息、资料的收集整理、汇总分析、评价报告等。

市、区、县卫生监督所定期召开个体诊所监督管理暨现场交流会,组织学习《传染病防治法》、《突发公共卫生事件应急条例》、《传染性非典型肺炎防治管理办法》、《医疗机构管理条例》、《医疗废物管理条例》、《消毒管理办法》等法律、法规。

【案例】 济南市卫生监督所开展口腔诊所传染病防控专项检查

［来源:济南市卫生监督所,日期:2010-1-18］

为进一步做好口腔诊所的传染病防控监督,济南市卫生监督所于近日对全市口腔医疗机构开展了卫生监督专项检查。

本次检查从被检查单位的消毒管理及医疗废物处置等方面情况着手,依照《医疗废物管理条例》、《消毒管理办法》和《医疗机构口腔诊疗器械消毒技术操作规范》等法律法规,采取现场检查和规范指导相结合的方法,下达监督意见书。截至目前共检查了口腔诊所20家。

检查发现,多数口腔诊所能按规范要求进行执业,消毒设施齐全,配备了紫外线消毒灯和口腔科专用高温高压灭菌器等消毒设施,消毒管理方面能做到一人一用一消毒或灭菌。但存在的一些问题也不容忽视:如医疗废物未能分类存放,无交接记录;高温高压灭菌器未定期进行各项监测,使用2%戊二醛消毒的灭菌时间达不到要求,浸泡器械的消毒液未标名称、浓度、有效期,甚至有几家诊所使用消毒液浸泡器械却不知消毒液的浓度配比。

针对检查中存在问题,卫生执法人员均当场下达了卫生监督意见书,要求限期整改。今后,卫生监督部门还要进一步加强对口腔类医疗机构卫生法律法规及消毒管理知识的培训指导,加大监督检查频率,发现问题及时纠正,对违反卫生法律法规行为的将依法严惩,切实为人民群众营造良好的口腔就医环境。

【案例】 南通市卫生监督所完成2010年口腔诊所专项整治工作

［来源:南通市卫生监督所,日期:2010-06-30］

根据《南通市卫生监督所2010年口腔诊疗专项整治工作方案》要求,为了改善目前南通市口腔诊所泛滥,不按审批的诊疗科目开展诊疗活动,人员资质不够、消毒不规范等情况,确保口腔科诊疗活动的规范开展,保护人民群众的身体健康,按照方案的工作部署,于2010年4月至6月完成了市区口腔诊所专项整治工作。

1. 专项整治开展情况 根据《南通市卫生监督所2010年口腔诊疗专项整治工作方案》的各项部署,我所有计划、有目标、有步骤地深入开展了专项整治工作,把口腔诊所专项整治工作作为全年打非工作的重点,有力地打击了口腔诊所的违法行为,通过专项行动查处了一批违法违规案件,口腔诊所专项整治工作取得显著成效。本次专项整治共出动卫生监督人员150余人次,出动监督车辆30余台次,监督检查口腔诊所40多家,对其中存在违法违规行为的提出整改意见,发放监督意见书38份,处罚5家,罚款1.2万元。

2. 存在的问题　通过此次专项整治工作发现，虽然经过几年来各级卫生监督机构的共同努力，关掉了一批违法机构，惩治了一批违法犯罪分子，查处曝光了一批典型案件，有效打击了非法行医行为，但是，受利益驱使，非法开展口腔诊疗活动仍然存在。一是有些口腔诊所擅自聘用无口腔行医资质的人员从事口腔诊疗活动坑害病人；二是仍有无《医疗机构执业许可证》擅自执业行为；三是个别口腔诊疗机构存在助理医师独立执业、口腔技师(工)独立完成临床工作行为；四是个别机构利用镶牙所的名义进行口腔诊治活动；五是消毒管理不规范，部分口腔医疗机构中，进入病人口腔内的诊疗器械不能达到"一人一用一消毒或者灭菌"；一次性医疗用品不毁形，医疗废物不按规定进行处理。

3. 下一步工作建议　为了深入开展口腔诊所专项整治工作，积极探索和建立规范口腔医疗市场的长效机制，确保广大人民群众的生命安全，针对当前存在的问题提出如下建议：

(1) 卫生行政部门严把审批准入关，决不允许不具有口腔行医资质的人员、机构进入口腔医疗服务市场；严把校验关，决不允许医疗机构超范围或出租、承包科室进行口腔诊疗活动。

(2) 健全综合执法组织机构，充实执法监督力量，形成覆盖城乡的综合执法网络体系，完成对各类口腔机构的经常性监管。

(3) 各级卫生监督机构加强日常监督执法频次和加大执法力度，与公安、工商等多部门联动，形成整治合力，通过专项行动，结合日常监管，重点打击，保持高压严打态势，严肃查处各类违法案件，进一步规范口腔医疗服务市场。

(4) 积极与新闻媒体沟通，加大宣传力度，对重点违法案例进行曝光。通过宣传，教育群众，明晓非法口腔诊所的危害，引导群众，自觉抵制。

第四节　市／区／县药监局

依据《中华人民共和国药品管理法》，加强对全市、区、县药品市场监管工作。我国绝大部分市、区、县成立了药监局。药监局设有稽查科(稽查大队)和综合监管科等机构。稽查科(稽查大队)按照事权划分原则，监督抽查辖区内生产、经营、使用单位的药品、医疗器械和药品包装材料的质量，受理药品和医疗器械质量案件的举报和投诉，依法查处制售假冒伪劣药品、医疗器械、药品包装材料和容器的行为和责任人。综合监管科按照事权划分原则，综合行使药品和医疗器械安全监管及市场监督的相关职能，指导和稽查牙科诊所购买、储存、使用、销毁一次性医疗器械。

【案例】　定海食药监局开展口腔诊所药械使用安全专项检查
［来源：药监定海分局，日期：2011-10-10］

为了进一步加强对口腔诊所药械的使用监督管理，规范口腔诊所药械使用秩序，我局对辖区内口腔诊所开展了为期半个月的专项检查。本次专项检查重点检查口腔诊所内药品和医疗器械的进货验收、索证、储存及养护情况，质量管理制度的执行落实情况及上次检查发现问题的整改情况等。检查结果总体情况良好，大部分口腔诊所药械管理规范，药械购进渠道正规,未发现有重复使用一次性医疗器械或未按规定销毁的行为。但个别诊所也存在一定的问题:未按规定对购进的药品和医疗器械建立完整的购进验收记录;未按规定对诊所内储存、陈列的药械建立每月养护记录;留存的供应商资质材料未及时更新等。对于检查中发现的问题,执法人员提出了具体整改意见。同时加强对药品医疗器械相关法律法规、索证索票注意事项等知识的宣传,有效提高了管理相对人的法律意识和质量意识,帮助其逐步实现规范化管理。

【案例】 义乌市药监局开展口腔诊所医疗器械质量专项检查

[来源:义乌市食品药品监管局,日期:2010-11-08]

为加强和规范口腔科医疗器械的监督管理,保障公众使用医疗器械的质量安全,从9月下旬开始,义乌局对辖区50余家口腔诊所开展了为期一个多月的检查,内容涉及口腔科设备及器具、口腔义齿以及口腔科材料等。

检查内容主要有三个方面:①口腔科设备及器具(械):一查口腔科医疗器械是否从合法渠道购进,供货企业是否具有生产或经营资格;二查注册资料与器械名称是否相符;三查规格型号是否相符;四查注册证是否在有效期限内。②口腔义齿:查看现场是否存在非法加工生产的现象。对委托定制的义齿,一是核对使用记录与委托加工记录,是否存在实际使用数超出委托加工数的现象;二是审查销售代理资质,使用的义齿是否从经营企业购入;三是甄别委托加工协议真伪,检查所提供的义齿加工企业的生产许可证、义齿产品注册证及委托加工协议书的真伪。③口腔科材料:一是审查包装文字,查看说明书、标签和包装标志是否符合要求;二是审查包装与实物是否相符;三是审查包装是否标示注册证及其真伪。

检查发现部分口腔诊所从业人员法律法规意识淡薄,药品和医疗器械安全使用知识缺乏。主要存在以下问题,一是购进医疗器械渠道不规范,使用的部分医疗器械无产品注册证;二是购进医疗器械缺乏审核验收,对销售医疗器械的企业索证不全;三是使用过期医疗器械。

为建立长效监管机制,使口腔诊所负责人树立守法经营理念,义乌局还将对口腔诊负责人进行集体约谈,并不定期对口腔诊所从业人员进行法律法规知识的培训。

第五节　口腔医疗质量控制委员会

南京市口腔专业医疗质量控制委员会于2004年10月正式挂牌,全面启动南京市口腔医疗质量的控制。南京市卫生局副局长、南京市口腔专业医疗质量控制委员会主任王铀生介绍说,该专业委员会出台一系列文件,并对南京市所有合法注册的口腔医疗机构进行检查、评估和规范化建设培训,打击非法行医和不规范行医行为及杜绝坑蒙拐骗的现象。希望公众自觉到合法注册的口腔医疗机构就诊,发现违法口腔诊所及其他违规现象可进行举报。

北京市口腔医疗质量控制和改进中心根据北京市卫生局《关于招标成立北京市医疗质量控制和改进中心的通知》于2005年11月召开成立大会,并与市卫生局签订了目标管理责任书。责任书中规定"制定质量控制、改进标准及考核方案,对本专业人员进行专业知识培训。定期组织专家对各级各类医疗机构进行业务指导和质量监督、考核和评估,提出改进方案"是质控中心的主要工作任务。质控中心由本市各级医疗口腔机构管理人员、卫生监督人员及业务专家 62 人组成,办公地点设在首都医科大学附属北京口腔医院(图 13-2)。

为进一步加强专科医疗质量管理,规范相关医务人员的诊疗行为,确保疗安全,提高专科医疗服务质量,杭州

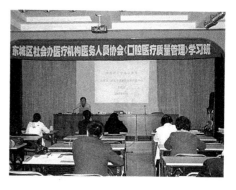

图 13-2　北京市口腔医疗质量控制和改进中心 2008 年举办全市口腔医疗质量培训班

市余杭区于 2005 年 7 月成立了口腔医疗质量控制中心,进一步提高口腔医疗质量、加强口腔科院内感染等工作,加强对全区口腔科及口腔诊所的检查与指导。

【案例】　南京市口腔专业质量控制管理委员会职责

[来源:南京市口腔医院]

1. 本质量控制管理委员会在市卫生局的领导下,在省口腔医疗质量控制中心业务指导下,具体承办口腔医疗质量标准的制度、检查、评估、培训等工作及传达、组织实施上级部门的有关政策、法规。

2. 协助南京市卫生局组建、管理南京地区口腔医疗机构质量管理组织网络。

3. 负责制定南京市口腔医疗质量控制标准,制定口腔医疗质量管理目标与工作计划。

4. 制定口腔医疗质量及医院内感染管理制度及规范,指导南京地区口腔医疗机构认真执行管理制度,提高口腔医疗质量,严格控制院内感染。

5. 负责南京地区口腔医疗机构医疗质量管理资料的汇总分析,针对存在问题,开展调查研究,提出对策与建议。

6. 组织口腔医疗机构的质量管理培训工作,提供业务技术咨询,推广使用新技术、新项目、新方法。

7. 开展口腔医疗的业务交流学术活动,为广大口腔专业医务工作者提供良好的交流平台。

8. 对南京地区发生的口腔医疗质量重大事件,组织专家调查,提出处理意见。

9. 定期向南京市卫生局、省卫生医疗质量中心上报口腔质量管理信息,提出整改措施与意见。

10. 定期对南京地区各级各类口腔医疗机构进行检查、评估、反馈质量考核情况,通报考核结果,对医疗质量不达标的医疗机构限期整改,情况严重的建议卫生行政部门采取行政手段。

11. 协助卫生主管部门把好口腔医疗机构、医务人员、医疗技术的准入关。

12. 定期向市卫生局"医疗质量控制信息"投稿。

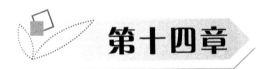

第十四章

感染控制监测方法

为落实医疗机构口腔诊疗器械消毒技术操作规范,提高口腔诊疗器械消毒质量和口腔诊所感染控制监测水平,对口腔诊所消毒灭菌方法合理选择与使用进行效果评价和指导,对口腔诊所重点部位的消毒措施进行效果评价和指导,需要定期对感染控制进行检测。

第一节 监 测 标 准

根据 GB15982-1995 医院消毒卫生标准方法。

(1) 消毒液检测:取使用中消毒液 1ml 加入 9ml 相应中和剂溶液中,检测细菌总数≤100CFU/ml,并检不出致病菌为合格。

(2) 物体表面和医护人员手,用无菌盐水棉涂抹采样,物体表面用5cm×5cm 的标准灭菌规格板,涂抹采样 $100cm^2$ 的表面积,若不足 $100cm^2$ 则取全部表面;医务人员手采用被检人五指并拢,在双手指曲面从根到指端来回涂擦 2 次大约 $30cm^2$;检测细菌总数≤10CFU/cm² 为合格。

(3) 残留血检测阴性的为合格。

(4) 空气检测:取营养琼脂平板,用沉降法对空气细菌总数≤500CFU/cm³ 为合格。

评价标准按《医院消毒卫生标准(GB15982-1995)》和《一次性使用医疗用品卫生标准(GB15980-1995)》进行。消毒台面、工作人员手表面的细菌总数≤10CFU/cm² 为合格;使用中消毒剂染菌量≤100CFU/ml、牙钳表面不得检出残留血、一次性使用注射器无菌生长为合格。

监测方法按《消毒与灭菌效果的评价方法与标准(GB15981-1995)》和卫生部消毒技术规范要求进行。

第二节　物体表面消毒效果的监测

一、采样方法

口腔诊所物体表面的采样点应选择在人群使用该物品时接触频率较高的部位。如牙科治疗台采样应在手把内壁 1/3~1/2 高度处涂抹一圈采样,坐垫采样应在垫圈前 1/3 部位采样。

1. **涂抹法**　用浸有无菌生理盐水棉拭子 1 支,在规格板(5cm×5cm)空心处,横竖涂沫各 5 次,并随之转动棉拭子,以同样方法在该物体上,选择有代表性的 1~4 个点,进行连续采集,剪去棉拭子与手接触部分,将棉拭子放入 10ml 无菌生理盐水采样瓶中待检。

2. **斑贴法**　将 5cm×5cm 无菌滤纸放入灭菌平皿中,注入灭菌生理盐水 1ml/ 片(吸满为止),以无菌操作将滤纸片贴到采样部位,1 分钟后按序取下,将贴采样点的 5 片滤纸一并放入 125ml 生理盐水瓶中,贴采样点的 2 片滤纸一并放入 50ml 生理盐水瓶中。

二、试验方法

1. **细菌总数检测**　将放有棉拭子或滤纸的采样管充分振摇,用无菌吸管吸取 1.0ml 待检样品接种于灭菌平皿中,每个样本接种 2 个平皿,如污染严重,可十倍递增稀释。将已融化的 45℃左右的营养琼脂倾入平皿,每皿约 15ml,并立即旋摇平皿,冷凝后置 36℃ ±1℃培养箱培养 48 小时,计数菌落数。

$$细菌总数(CFU/25cm^2) = \frac{平板上平均菌落数 \times 稀释倍数}{25}$$

2. **大肠菌群检测**　发酵法:用测定细菌总数剩余的检样,检测大肠菌群。加入双料乳糖胆盐发酵培养液中,置 36℃ ±1℃培养箱培养 24 小时,观察产酸产气情况。如不产酸、不产气则为大肠菌群阴性,若有变黄和气体产生应转种伊红亚甲蓝琼脂平板培养后观察菌落形态,并做革兰染色和证实性试验。

结果报告:凡乳糖发酵管产酸产气,革兰染色为阴性的无芽胞杆菌,即可报告检出大肠菌群。

第三节 空气消毒效果的监测

一、采样要求

口腔诊所空气的监测点应考虑现场的平面布局和立体布局。监测点应避开人流通风道和通风口,并距离墙壁 0.5~1.0m,高度 0.8~1.2m,确定监测点时可用交叉布点,斜线布点或梅花布点的方法。并按照口腔诊所不同性质、规模大小、人群经常停留场所分别设置数量不等的监测点。每次采样应采平行样品。

二、试验方法

1. **撞击法** 选择有代表性的位置设置采样点,将采样器消毒,按仪器使用说明书进行采样。样品采完后,将已采样品的营养琼脂平板置 36℃ ±1℃恒温箱中培养 48 小时,计数菌落数,并根据采样器的流量和采样时间,换算成菌落数每立方米空气中的(CFU/m³)报告结果。

2. **自然沉降法** 设置采样点时,应根据现场的大小,选择有代表性的位置作为空气细菌检测的采样点。通常设置 5 个采样点,即室内墙脚对角线交叉点为一采样点,该交点与四墙脚连线的中央为另外 4 个采样点,采样高度为 1.2~1.5m。采样点应远离墙壁 1m 以上,并避开空调、门窗等空气流通处。将营养琼脂平板置于采样点处,打开皿盖,暴露 5 分钟,盖上皿盖,置 36℃ ±1℃恒温箱中培养 48 小时,计数每块平板上的菌落数,求出全部采样点的平均菌落数。以菌落数每平皿(CFU/皿)报告结果。也可换算为 CFU/m³。计算公式如下:

$$细菌总数(CFU/m^3) = \frac{5000\,平均菌落数(CFU)}{平板面积(cm^2) \times 暴露时间(min)}$$

第四节 手和皮肤消毒效果的监测

一、采样要求

1. **手的采样** 被检人五指并拢,用一浸湿灭菌生理盐水的棉拭子在右手五指曲面,从指尖到指端来回涂擦 10 次,然后剪去手接触部分棉棒,将棉拭子放入含 10 ml 灭菌生理盐水的采样管内,在 4 小时内送实验室待检。

2. **皮肤的采样** 用 5cm×5cm 的标准灭菌规格板,放在被检皮肤处,用浸有灭菌生理盐水的棉拭子 1 支,在规格板内横竖往返均匀涂擦各 5 次,并随之转动棉拭子,剪去手接触部位后,将棉拭子投入含 10ml 灭菌生理盐水的采样管内,在 4 小时内送实验室待测。

二、试验方法

细菌总数检测:将采样管充分混匀后,用灭菌吸管吸取 1.0ml 待检样品接种于灭菌平皿,每一样本平行接种两块平皿,加入以溶化的 45℃左右的营养琼脂约 15ml,边倾注边摇匀,待琼脂凝固,置 36℃±1℃培养箱培养 48 小时,计数平板上细菌菌落数。

$$手表面细菌总数(CFU/1 只手) = 平板上平均菌落数 \times 稀释倍数$$

$$皮肤表面细菌总数(CFU/cm^2) = \frac{平板上平均菌落数 \times 稀释倍数}{采样面积 cm^2}$$

第五节　口腔器械灭菌效果的监测

一、采样要求

口腔器械的采样部位如拔牙钳应在钳子前部上下均匀各涂抹三次,一个钳子为一份样品。拔牙钳也可浸泡在 50ml 灭菌生理盐水中充分漂洗(或用棉拭子在拔牙钳内外面均匀的各涂抹 2 次)。

二、试验方法

1. 大肠菌群测定　以无菌操作将蘸有无菌生理盐水的无菌棉拭子在拔牙钳前部上下均匀各涂抹 3 次,或在使用的拔牙钳的两侧各涂抹一次采样。采样后的棉拭子剪去手接触部分,放入 10ml 灭菌生理盐水中,充分振摇,取 5ml 放入双料乳糖胆盐发酵管中,置 36℃±1℃温箱培养 24 小时,如乳糖胆盐发酵管不产气,则可报告大肠菌群阴性,如有产酸、产气者,则进行分离培养。将产酸、产气的发酵管划线接种在伊红亚甲蓝琼脂平板上,置 37℃温箱培养 18~24 小时,观察菌落形态,做革兰染色和证实试验。典型的大肠菌落为黑紫色或红紫色,具有金属光泽。挑取可疑大肠埃希菌菌落 1~2 个进行革兰染色镜检,同时接种乳糖发酵管于 36℃±1℃培养 24 小时,观察产气情况。如乳糖发酵管最终产酸、产气、革兰染色阴性的无芽胞杆菌,即可报告大肠埃希菌阳性。

2. 金黄色葡萄球菌测定　将大肠菌群检测后剩余的 5ml 待检样品,放入 45ml 7.5% 的氯化钠肉汤或胰酪胨大豆肉汤培养基中,36℃±1℃培养 24 小时。

从培养液中取 1~2 接种环,划线接种在 Baird Pairker 培养基(或用血平皿),于 36℃±1℃培养 24 小时。在 BP 培养基上菌落为圆形、光滑、凸起湿润、颜色呈黑灰色、边缘整齐、周围混浊,外层透明带,在血平板上菌落呈圆形、金黄色、凸起、表面光滑、周围有溶血圈。挑取典型菌落做涂片染色镜检,为革兰阳性,成葡萄状排列。再进行下述试验:

甘露醇发酵试验:上述分纯菌落接种到甘露醇培养基中,置 36℃ ±1℃培养 24 小时,金黄色葡萄球菌应能发酵甘露醇产酸。

血浆凝固酶试验,用下述方法:

玻片法:取清洁干燥玻片,一端滴加一滴生理盐水,另一端滴加一滴血浆,用接种环挑取待检菌落,分别在生理盐水及血浆中充分研磨混合。血浆与菌苔混悬液在 5 分钟内出现团块或颗粒状凝块时,而盐水滴仍呈均匀混浊无凝固现象者为阳性,如两者均无凝固现象则为阴性。凡玻片试验呈阴性反应或盐水滴与血浆均有凝固现象,再进行试管凝固试验。

试管法:吸取 1:4 新鲜血浆 0.5ml 放入灭菌小试管中,再加入待检菌 24 小时肉汤培养物 0.5ml,混匀,放 36℃ ±1℃温箱或水浴中,每 30 分钟观察 1 次,24 小时之内如呈现凝块即为阳性。同时以已知血浆凝固酶阳性和阴性菌株肉汤培养物及肉汤培养基各 0.5ml,分别加入灭菌小试管内与 0.5ml 1:4 血浆混匀,作为对照。

凡在上述选择平板上有可疑菌落生长,经染色镜检,证明为革兰阳性葡萄球菌,并能发酵甘露醇产酸,血浆凝固酶试验阳性,可报告检出金黄色葡萄球菌。

3. 潜血试验 牙钳表面做潜血试验。早期的潜血试验为化学呈色方法,常用试剂为联苯胺或愈创木脂等,近年来逐渐被特异性更强的免疫潜血试剂所取代。

第六节 纺织品消毒效果的监测

一、采样方法

口腔诊所卫生用品的采样部位如毛巾、胸巾(套)、工作衣、手术衣应在对折后两面的中央 5cm×5cm 面积上用力均匀涂抹 5 次,桌单、牙科治疗台罩应在两端的中间 5cm×5cm 面积上用力均匀涂抹 5 次。随机抽取清洗消毒后准备使用的毛巾、胸巾(套)、工作衣、手术衣。

1. 涂抹法 用灭菌生理盐水湿润棉拭子,在毛巾、胸巾(套)、工作衣、手术衣对折后两面的中央各 $25cm^2$($5cm×5cm$)面积范围,毛巾、胸巾(套)、工作衣在上下两端各 $25cm^2$ 面积范围内有顺序的来回涂抹,用灭菌剪刀剪去棉签手接触的部分,将棉拭子放入 10ml 生理盐水内,4 小时内送检。

2. 戳印法 将溶化并冷却至 50~55℃的营养琼脂培养基,倾注于已灭菌的特制戳印平皿内(使皿内部培养基平面比皿边缘高 2~3mm)。每皿约 10ml,待凝固后,盖上皿盖(皿盖与培养基隔一定空间),翻转平皿,在 4℃下保存备用。将被检物品放平,再将皿盖打开,放在被检物品表面上,用手轻轻按压 3~4 秒,取下,盖上皿盖,置 37℃恒温箱内培养 24 小时后观察结果,计数细菌菌落数。

3. 纸片法 用灭菌生理盐水湿润 5cm×5cm 大肠菌群快速测定纸片两张,分别粘贴在毛巾、床上用品规定部位和面积范围内,约 30 秒后取下,置于无菌塑料袋内。

二、试验方法

1. 细菌总数测定 将放有棉拭子的试管充分振摇,以无菌操作吸取 2ml 检样,分别放入两块灭菌平皿内,每皿 1ml。如污染严重,可 10 倍递增稀释,每个稀释度做两块平皿。将已融化冷至 45℃左右的营养琼脂培养基倾入平皿,每皿约 15ml,并立即旋摇平皿。冷凝后放 36℃±1℃培养箱培养 48 小时,计数菌落数。

$$细菌总数(CFU/25cm^2)=\frac{平板上平均菌落数 \times 稀释倍数}{2}$$

戳印法采样的样品用肉眼观察点数培养基表面菌落数为细菌总数。

2. 大肠菌群测定

(1) 发酵法:用测定细菌总数剩余的检样,检测大肠菌群。加入双料乳糖胆盐发酵培养液中,置 36℃±1℃培养箱培养 24 小时,观察产酸产气情况。如不产酸、不产气则为大肠菌群阴性,若有变黄和气体产生应转种伊红亚甲蓝琼脂平板培养后观察菌落形态,并做革兰染色和证实性试验。结果报告:凡乳糖发酵管产酸产气,革兰染色为阴性的无芽胞杆菌,即可报告检出大肠菌群。

(2) 纸片法:将已采样的纸片置 36℃±1℃培养箱培养 16~18 小时,观察结果。

第七节 消毒剂的监测

一、常用消毒剂有效成分测定

测定消毒剂有效成分实际含量,检查消毒剂原药是否合格,或所配消毒剂中有效成分含量是否准确。

(1) 采取规定数量消毒剂送实验室测定消毒剂有效含量。

(2) 消毒剂浓度简易测定法。

浓度试纸适用于含氯消毒剂、过氧乙酸、二氧化氯等消毒剂的现场测定。取试纸浸于消毒液中,片刻取出,0.5 分钟内在自然光下与标准色块比较,读出溶液所含有效成分含量。消毒剂溶液有效成分浓度高于浓度试纸测定范围时,可稀释后,使其有效成分浓度在试纸测定范围内,再按上述方法进行测定。对固体消毒剂测定时,先将消毒剂配制成溶液,按上法进行测定,所得值乘以稀释倍数即为该消毒剂有效成分浓度。

二、使用中消毒液染菌量测定

1. 采样要求　使用中消毒液染菌量测定时用灭菌吸管吸取消毒液 1.0ml,加入 9.0ml 含有相应中和剂的采样管内送实验室检验。

2. 试验方法

(1) 涂抹法:用无菌吸管吸取上述采样管中溶液 0.2ml,滴于干燥普通琼脂平板,每份样品同时做 2 个平行样,一平板置 20℃培养 7 天,观察真菌生长情况,另一个平板置 35℃温箱培养 72 小时计数菌落数。

消毒液染菌量(CFU/ml) = 每个平板上的菌落数 ×50

(2) 倾注法:用无菌吸管分别吸取上述采样管中溶液 0.5ml 放入 2 只平皿内,加入已熔化的 45℃左右的营养琼脂 15ml,边倾注边摇匀,待琼脂凝固,一平板置 20℃培养 7 天,观察霉菌生长情况,另一个平板置 36℃ ±1℃温箱培养 72 小时计数菌落数。

消毒液染菌量(CFU/ml) = 每个平板上的菌落数 ×20

【附录】　***消毒与灭菌效果的评价方法与标准*（GB15981-1995）**
［来源:国家技术监督局　批准时间:1995-12-15］
第一篇　压力蒸气灭菌效果评价方法与标准
1. 主题内容与适用范围
本方法规定了压力蒸气灭菌技术标准及其评价灭菌效果的检测方法。
本方法适用于对压力蒸气灭菌设备灭菌效果的评价。
2. 试剂
本标准所用试剂,凡未说明规格者,均为分析纯(AR),水为蒸馏水。
2.1 蛋白胨。
2.2 葡萄糖。
2.3 溴甲酚紫乙醇溶液:取溴甲酚紫 2.0g,溶于 100ml 95% 乙醇中。
2.4 溴甲酚紫蛋白胨水培养基配制:蛋白胨 10.0g,葡萄糖 5.0g,溶于 1000ml 蒸馏水中,调 pH 值至 7.0~7.2,然后再加 2% 溴甲酚紫乙醇溶液 0.6ml,摇匀后,按 5ml/ 管,分装包口,置压力蒸气灭菌器中,于 115℃灭菌 40 分钟后备用。
3. 指示菌
嗜热脂肪杆菌芽胞(ATCC 7953 或 SSI K31)菌片,含菌量为 $5×10^5~5×10^6$CFU/ 片,121℃下,杀灭 90% 微生物所需时间 D121 值为 1.3~1.9 分钟,杀灭时间(KT 值)为 ≤19 分钟,存活时间(ST 值)为 ≥3.9 分钟。

4. 化学指示剂

需用卫生部批准的化学指示剂。

5. 技术要求。

6. 检测方法

6.1 生物学指标(用作压力蒸气灭菌设备灭菌效果的依据):

6.1.1 将嗜热脂肪杆菌芽胞菌片两个分别放入灭菌小纸袋内,置于标准试验包中心部位。

6.1.2 灭菌柜室内,上、中层中央和排气口处各放置一个标准试验包(由3件平纹长袖手术衣,4块小手术巾,2块中手术巾,1块大手术巾,30块10cm×10cm、8层纱布敷料包裹成25cm×30cm×30cm大小)。手提压力蒸气灭菌器用通气贮物盒(22cm×13cm×6cm)代替标准试验包,盒内盛满中试管,指示菌片放于中心部位两只灭菌试管内(试管口用灭菌牛皮纸包封),将盒平放于手提压力蒸气灭菌器底部。

6.1.3 经一个灭菌周期后,在无菌条件下,取出标准试验包或通气贮物盒中的指示菌片,投入溴甲酚紫葡萄糖蛋白胨水培养基中,56℃培养48小时,观察培养基颜色变化。

6.2 化学指标

在物品包外用化学指示胶带,可作为物品是否经过灭菌的处理标志。在物品包内中心部位用化学指示剂,可作为物品是否灭菌的参考标志。

7. 结果判定及评价

7.1 同次检测中,标准试验包或通气贮物盒内,每个指示菌片接种的溴甲酚紫蛋白胨水培养基全部不变色,判定为灭菌合格。指示菌片之一接种的溴甲酚紫蛋白胨水培养基由紫色变为黄色时,判定为灭菌不合格。

7.2 化学指示剂的颜色变为与灭菌合格标准色相同时,或熔化时作为灭菌合格的参考标准。

第二篇 紫外线表面消毒效果评价方法与标准

8. 主题内容与适用范围

本方法规定了物体表面消毒用紫外线的波长、强度及评价其消毒效果的物理学指标和生物学检测方法。

本方法适用于紫外线直接照射到的物体表面消毒效果评价。

9. 指示菌

9.1 大肠杆菌(8099 或 ATCC 25922)。

9.2 枯草杆菌黑色变种芽胞(ATCC 9372)。

10. 物理学指标

10.1 在电压 220V 时,普通 30W 直管型紫外线灯,在室温为 20~25℃的使用情况下,253.7nm 紫外线辐射强度(垂直1m处)应≥70μW/cm²。

10.2 在电压 220V 时,高强度紫外线灯,在室温为 20~25℃的使用情况下,253.7nm 紫外线辐射强度(垂直 1m 处)应≥200μW/cm²。

10.3 照射剂量按式(1)计算:

$$剂量(μW·s/cm^2) = 强度(μW/cm^2) × 时间(s)$$

11. 检测方法

11.1 物理学检测方法:

11.1.1 灯管的紫外线强度(μW/cm²)用中心波长为 253.7nm 的紫外线强度测定仪(标定有效期内),在灯管垂直位置1m处测定。

11.1.2 在实际应用中消毒表面的照射强度应以灯管与消毒对象的实际距离测定。

11.1.3 表面消毒接受的照射剂量,应达杀灭目标微生物所需。对大肠杆菌,照射剂量应达到 20 000μW·s/cm²,对枯草杆菌黑色变种芽胞应达到 100 000μW·s/cm²。

11.2 生物学检测方法

11.2.1 采用载体定量消毒试验。载体制备按本标准附录C进行。

11.2.2 开启紫外线灯 5 分钟后,将 8 个染菌玻片平放于灭菌器皿中,水平放于适当距离照射,于 4 个不同间隔时间各取出 2 个染菌玻片,分别投入 2 个盛有 5ml 洗脱液(1% 吐温 80,1% 蛋白胨生理盐水)试管中,振打 80 次。

11.2.3 经适当稀释后,取 0.5ml 洗脱液,作平板倾注,每个染菌玻片接种两个,放 37℃培养 48 小时作活菌计数。

11.2.4 阳性对照,除不作照射处理外,取 2 个染菌玻片分别投入 2 个盛有 5mL 洗脱液中振打 80 次,余按 4.2.3 进行。

11.2.5 计算杀灭率。

12. 判定标准

12.1 对指示菌杀灭率≥99.9% 判为消毒合格。

12.2 达物理学检测标准时,作为消毒合格的参考标准。

第三篇　液体消毒剂消毒效果评价方法与标准

13. 主题内容与适用范围

本方法具体规定了消毒剂消毒效果生物学检测方法及其评价标准。

本方法适用于消毒剂对各种物体的消毒效果评价。

14. 理化指标

将消毒剂置 20℃±2℃水浴中,测定在使用浓度下杀灭指示微生物达到消毒或灭菌所需的最短时间(min)。

15. 指示微生物

15.1 细菌

15.1.1 细菌繁殖体:金黄色葡萄球菌(ATCC 6538)、大肠杆菌(8099 或 ATCC 25922)。

15.1.2 细菌芽胞:枯草杆菌黑色变种芽胞(ATCC 9732)。

15.2 真菌:白色念珠菌(ATCC 10231)。

15.3 乙型肝炎表面抗原:纯化抗原(1.0mg/ml)。

16. 检测方法

16.1 中和试验(省略)。

16.2 消毒剂定性消毒试验(省略)。

16.3 消毒剂定量消毒试验(省略)。

16.4 消毒剂杀菌能量试验(省略)。

16.5 乙型肝炎表面抗原(HBsAg)抗原性破坏试验(省略)。

17. 消毒效果评价标准

17.1 对细菌和真菌的杀灭率≥99.9%,对 HBsAg,将检测方法灵敏度 104 倍或 5×104 倍(载体试验)的 HBsAg 抗原性破坏,可判为消毒合格。

17.2 对枯草杆菌黑色变种芽胞全部杀灭,可判为灭菌合格。

17.3 在实际应用中消毒效果评价以有机物保护试验的最低浓度和最短时间为该消毒剂达到实用消毒所需的浓度和时间。

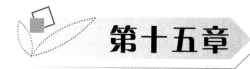

第十五章

感染管理质量标准

为落实医疗机构口腔诊疗器械消毒技术操作规范,加强对口腔诊所感染控制工作的指导,了解口腔诊所感染控制面临的主要问题,促进口腔诊所消毒质量的提高,需要定期按感染控制管理质量标准进行检查。

1. 基本要求(14分)

(1) 必须将口腔诊疗器械的消毒工作纳入医疗质量管理。

(2) 对所有病人实行标准预防的隔离措施。

(3) 严格执行无菌技术操作。

(4) 手机、车针等诊疗器械应配备足够数量以保证消毒周转。

(5) 口腔手术室、器械消毒室、诊疗室、镶复室、拍片室等应分别制订医院感染管理制度、控制小组名单及职责,消毒隔离制度,器械维护与保养制度,医疗废物处理制度。

(6) 做好门诊日志登记;做好手机使用登记工作,内容包括:①专科医院做好供应室与使用科室、使用科室与医师的手机数量交换登记;②综合医院做好就诊病人姓名、使用手机的编号、灭菌时间等登记。

(7) 从事口腔诊疗服务和消毒工作的医务人员应当掌握医院感染预防与控制方面的知识。

(8) 医务人员应每两年检查1次身体,3~5年加强1次乙肝疫苗。

[检查方法] 查看:规章制度、日门诊人数、手机数量、登记情况、相关培训记录、体检记录。现场考核5~10名医师、护士。

[扣分标准] 第1项未达要求扣3分,第4项未达到要求扣4分第7项未达到要求扣2分,其余各项未达到要求扣1分。

2. 基本设施（20分）

（1）口腔诊疗区域和口腔诊疗器械清洗、消毒区域应当分开，布局合理。

（2）设器械清洗室和消毒室，配备清洗池、清洗用具，超声波清洗机（推荐高频机）、酶清洗剂，防护设备（防护镜、口罩、帽子、橡胶手套、防渗围裙、袖套）。

（3）灭菌器、空气消毒设施性能良好，满足需要。化学消毒剂符合规定，浓度达标。

（4）无菌物品在无菌柜保存，其他器械放在固定位置，有明显标志。

［检查方法］现场查看，对化学消毒剂进行检测。

［扣分标准］第1项未达到要求扣5分，第2项共10分，每缺一项扣1分。第3项未达要求扣3分，第4项未达要求扣2分。

3. 消毒、灭菌原则（15分）

（★1）进入病人口腔内的所有诊疗器械，必须达到"一人一用一消毒或者灭菌"的要求。

（2）诊疗器械尽量采用物理灭菌法灭菌，有条件的医院可配备快速压力蒸气灭菌器；如使用2%戊二醛灭菌剂，必须每周进行有效浓度的测定，两周必须更换，使用前必须用无菌水充分冲洗。

（★3）凡接触病人伤口、血液、破损黏膜或者进入人体无菌组织的各类口腔诊疗器械，包括牙科手机、车针、根管治疗器械、拔牙器械、手术治疗器械、牙周治疗器械（包括洁牙器）、探针、镊子、敷料等，使用前必须达到灭菌。

（4）接触病人完整黏膜、皮肤的口腔诊疗器械，包括口镜等口腔检查器械、各类用于辅助治疗的物理测量仪器、印模托盘、漱口杯等，使用前必须达到消毒；各种修复体、矫治器等进入病人口腔前要消毒；对三用枪头、光固化机等要有消毒或隔离措施。

（5）凡接触病人体液、血液的修复和正畸印模、模型等物品必须消毒，可用物理或化学方法消毒。

（6）牙科综合治疗台及其配套设施应每日清洁、消毒，遇污染应及时清洁、消毒。

（7）从事口腔诊疗服务和口腔诊疗器械清洗、消毒工作的人员，在操作过程中应当做好个人防护工作。

（8）使用的消毒剂必须有卫生部颁发的"卫生许可批件"，且在有效期内使用，并严格监测浓度，做好记录。

（9）使用的消毒器械必须有卫生部颁发的"卫生许可批件"和省食品药品监督管理局颁发的"医疗器械注册证"。

（10）科室必须保留"卫生许可批件"和"医疗器械注册证"的附件复印件，熟悉产品的使用范围和注意事项。

（11）消毒灭菌后的医疗用品必须保持干燥,封闭保存,在保存过程中一旦再污染应再次进行消毒或灭菌。

［检查方法］查看各器械清洗、消毒、灭菌操作流程,现场查看 1~2 例。

［扣分标准］第 1、3 项为否决项,第 2、4、5 项未达到要求扣 3 分,第 6~11 项未达到要求扣 1 分。

4. 无菌操作（10 分）

（★1）对每位病人操作前后必须洗手或手消毒。

（2）戴手套操作时,每治疗一个病人应更换一副手套并进行洗手或手消毒。

（3）诊疗操作时必须戴口罩、帽子,可能出现病人血液、体液喷溅时,应戴护目镜。

（4）麻药应注明启用日期与时间,启封后使用时间不得超过 24 小时,现用现抽,尽量使用小包装。抽出的局麻药超过 2 小时后不得使用。

（5）口腔门诊病人,在治疗前可先用漱口液漱口,减少口腔内微生物数量。

［检查方法］现场查看诊疗操作。随机抽查医师、护士各 1 名洗手。

［扣分标准］第 1 项为否决项,第 2、3、4 项未达到要求扣 3 分,第 5 项未达到要求扣 1 分。

5. 口腔器材的清洗、消毒、灭菌（15 分）

（1）一般诊疗用品使用后应先清洗再消毒或灭菌。

（2）破伤风、炭疽、朊毒体、气性坏疽等特殊病原体污染的器械应先消毒—再清洗—再灭菌。

（3）口腔诊疗器械使用后清洗要点:自来水清洗→加酶浸泡→超声清洗→流水清洗(手工刷洗或机械清洗均可)→漂洗→擦干或烘干。

（4）每次清洗后应对口腔器械进行维护和保养,对牙科手机和特殊的口腔器械注入适量专用润滑剂,并检查器械的使用性能。

（5）牙科手机和耐湿热、需要灭菌的器械首选压力蒸气灭菌,或采用环氧乙烷等其他方法。

（6）采用快速卡式压力蒸气灭菌器的灭菌器械,可不封袋包装,裸露灭菌后存放于无菌容器中备用;一经打开使用,有效期不得超过 4 小时。

（7）对不耐湿热、能够充分暴露在消毒液中的器械可以选用化学方法进行浸泡消毒或者灭菌。在器械使用前,应当用无菌水将残留的消毒液冲洗干净。

（8）根据消毒与灭菌的方法不同采用不同方式对口腔诊疗器械进行包装,包外有灭菌标志,注明灭菌日期、失效日期、操作人代码。

（9）每次治疗开始前和结束后及时踩脚闸冲洗管腔 30 秒,减少回吸污染;新购置的综合治疗台必须配备管腔防回吸装置,使用防回吸牙科手机。

［检查方法］现场查看 1~2 例清洗、消毒灭菌过程。

［扣分标准］第 3、8 项未达到要求扣 3 分,其他项未达到要求扣 1 分。

6. 诊疗环境的消毒(6 分)

(1) 口腔诊疗区域内应当保持环境整洁,每日对口腔诊疗、清洗、消毒区域进行清洁、消毒;对可能造成污染的诊疗环境表面及时进行清洁、消毒处理。①治疗区的操作台:牙科综合治疗台及其配套设施应每日清洁、消毒,遇污染时随时消毒处理。(如手机及三用枪座、照明灯手柄及开关、牙椅操作台拉手及牙椅升降开关处等容易被污染处应在治疗每个病人后常规消毒或用一次性保护膜覆盖)。②诊疗室地面:保持清洁卫生,每日工作完毕,通常采用湿拭清扫,用清水或清洁剂拖地每日 1~2 次,遇污染时随时清洁、消毒处理。③空气消毒:每日定时通风或者进行空气净化;有消毒记录。

(2) 每周对诊疗环境进行一次彻底清洁消毒,用消毒液擦拭或喷洒桌面、椅子、门窗、地面等,然后进行空气消毒。

［检查方法］现场查看。

［扣分标准］第 1 项中①项未达要求扣 3 分,②、③项未达要求扣 1 分。第 2 项未达到要求扣 1 分。

7. 监测(10 分) 按相关规范要求进行各项消毒灭菌效果监测。

(1) 对口腔诊疗器械消毒与灭菌的效果进行监测。灭菌效果监测包括工艺监测、化学监测和生物监测。工艺监测、化学监测每锅进行;生物学监测每月 1 次;新设备和维修后的设备在投入使用前,应进行生物监测,合格后方可投入使用。

(2) 使用中的化学消毒剂应当定期进行浓度和微生物污染监测。①浓度监测:对于含氯消毒剂等易挥发的消毒剂应当每日监测浓度,对较稳定的消毒剂如 2% 戊二醛应当每周监测浓度。有记录。②微生物污染监测:使用中的消毒剂每季度监测 1 次,使用中的灭菌剂每月监测 1 次,有记录。

［检查方法］现场查看操作及监测记录。

［扣分标准］第 1、2 项各 5 分,每缺一项扣 2 分。

8. 其他(10 分)

(1) 手术室符合规范要求。

(2) 供应室符合规范要求。

(3) X 线照相室应严格控制拍片中的交叉感染,避免 X 线机头、X 线标准管受到污染,有控制交叉感染的措施。使用后的显影液、定影液等化学性污染物交由专门处置机构处理。

(4) 使用后的注射器、利器、手套、敷料等医疗废物按规定处理,分类收集,标志清楚。

(5) 医疗废物交接登记制度健全,记录完整,保存 3 年。

［检查方法］现场查看手术室、供应室。查看回收记录。

［扣分标准］第1、2项未达到要求扣3分,第3、5项未达到要求扣1分,第4项未达到要求扣2分。

（注:1.合格标准:检查结果得分为80分,且必达项目达标。2.带★项目为必达项目）

【附录】《医院感染控制质量管理评价标准(征求意见稿)》

［来源:卫生部与世界卫生组织合作项目　中国医院协会第十四届全国医院感染管理学术年会资料汇编］

一、组织、管理

医院认真执行国家相关法律、法规、部门规章,建立完善的预防与控制医院感染(NI)的三级网络(医院、感染管理部门、临床),有效预防、及时控制医院感染的发生,不断提高医疗质量,保障病人和医务人员的安全。

【评价标准】

1. 建立NI管理委员会,并能有效地开展工作。

2. 按照国家法规的要求,设立NI管理部门,并有成效地开展工作。

3. NI管理相关部门,能按照要求履行其相应职责。

4. 各临床NI管理小组根据本科室的需要共同促进医院感染监测、控制与管理工作。

5. 在医院三级领域建立切实可行的NI管理方案与制度。

6. 行政部门给予具体的NI管理保障措施。

【评价内容】

1. NI管理委员会主任委员由院长(主管院长)担任;委员会成员组成合理。

2. NI管理委员会有会议制度,主任委员能参加会议,研究解决具体问题。

3. 医院设立了独立的医院感染管理部门,由院长或医务人员拥护的并经过一定感染控制培训的感染管理学科带头人直接领导。

4. 按国家法规规定的要求配备了合理的NI专职人员,职责到位。

5. 有临床微生物学专家或有抗菌药物使用经验的临床医师参与医院感染管理工作。

6. NI管理部门的职责明确,并能有效地开展医院感染监测、控制与管理工作。

7. 临床NI管理小组职责明确,并能开展相应的NI监测、控制与管理工作。

8. 有全院的NI方案与各部门的NI制度落实、检查与改进措施。

9. 医务、护理部门能配合NI管理部门开展医护人员的培训、流行暴发的调查及采取必要的控制措施。

10. 药剂部门能定期指导临床合理使用抗菌药物。

11. 检验部门能定期总结并发布医院感染病原体及其耐药性的信息,为临床合理使用抗菌药物提供科学依据;能配合NI管理部门开展必要的环境卫生学监测、流行暴发的病原学调查等。

12. 总务后勤部门能落实医疗废物的管理等医院感染管理的相关职责。

二、教育与培训

【评价标准】

1. 医院制定了全院医务人员与NI专职人员的分类培训计划,并具体落实。

2. 有针对全院医务人员医院感染管理知识教育与培训的书面计划。

【评价内容】

1. 培训计划内容完整。包括培训的目的、对象、内容、形式及时间安排如年度时间安排表和各类人员的培训时间要求、师资、教材(讲义、课件)和考核测评记录等。

2. 有详细的专职与兼职 NI 管理人员的教育与培训实施方案。

3. NI 管理专职人员取得了省级或国家级 NI 管理岗位资格证书;每年应有不少于 16 学时的专业培训,且至少有一次接受省级或省级以上的专业培训。

4. 有全院医务人员的分类教育与培训方案。岗前教育与培训时间不少于 3 学时;在职医务人员的 NI 管理知识培训,每人每年不少于 4 学时。

5. 有针对特殊部门医务人员如 NI 发病率比较高的临床科室的医务人员、进行侵入性操作较多的医务人员、频繁接触 NI 高危因素的医务人员,在常规 NI 管理知识培训内容的基础上,开展与技术岗位相适应的 NI 监测、控制与管理知识的继续教育与培训,并进行考核。

6. 有针对进修与实习医务人员 NI 监测、控制与管理知识的教育与培训。

7. 对培训课程进行评价。

三、监测、报告与反馈

NI 监测是控制 NI 的重要环节之一,通过监测了解 NI 发病率、危险因素及其相对重要性、评价控制措施的效果等。报告和反馈是将监测信息发布到有关人员,为其决策和采取措施提供科学依据。各医院应当切实做好 NI 监测,充分利用监测资料,采取有效措施控制 NI 的发生。

【评价标准】

1. 医院应制订切实可行的 NI 监测计划。每年至少开展 1 次现患率调查,根据发现的问题进行目标性监测。

2. 运用标准的医院感染定义。

3. 根据每年的现患率调查和暴发情况开展环境卫生学监测。可包括高度怀疑与环境卫生学和手卫生相关的医院感染,如 MRSA、VRE、MROs。

4. 按照国家法规要求,开展消毒灭菌效果监测、透析用水和透析液等的监测。监测资料的收集应包括影响消毒和灭菌的因素,如操作人员的知识和技能。

【评价内容】

1. NI 监测

1.1 医院应有切实可行的 NI 监测计划:医院应有 NI 监测计划包括年度计划、季度计划,并按照计划进行监测。监测计划内容包括实施监测人员、监测方法(包括监测表格)、监测对象、监测时间、监测资料的原始记录、总结和运用等。

1.2 医院从以下监测方法中选择不少于一种监测方法进行监测,开展目标性监测的医院每年至少开展了 1 次现患率调查。

(1) 新建医院或未开展过 NI 监测的医院以及无可靠基线资料的医院,开展了全院性 NI 监测。全院性 NI 监测的时间应不少于 2 年。

(2) 已经开展了一定时间(至少连续 2 年)全院性 NI 监测的医院,可开展 NI 目标性监测。目标性监测方法根据全院性 NI 综合性监测中发现的问题从 1.3 中选择。一旦选定监测目标,对选定目标的监测时间不短于连续 12 个月。同时根据目标性监测中发现的问题,采取了干预措施并进行评价。

(3) 现患率调查:主要用于发现潜在性的 NI 问题。现患率调查间隔的时间应相对固定。

1.3 常见的目标监测有:ICU 监测、VAP 监测、外科手术部位感染监测、细菌耐药性监测、抗菌药物使用监测等。

1.4 NI 的定义:采用卫生部 2001 年颁布的《医院感染诊断标准(试行)》执行。

1.5 收集资料方法:应当采用前瞻性调查方法收集 NI 病例资料。各医院应当建立良好的 NI 病例的报告机制,如实验室为基础的 MRSA、VRE、MROs 等的资料搜集和其他适当的机制如临床感染控制联络护士向感染管理报告外科感染病人。NI 报告卡应简单明了。

1.6 医院内 NI 病例报告资料至少保存 3 年。

1.7 全国 NI 监测系统医院按监测系统要求进行 NI 监测并报告。

2. 抗菌药物临床应用监测:医院开展了住院病人抗菌药物使用率、门诊百张处方中抗菌药物处方率、围术期抗菌药物使用及特殊抗菌药物不合理情况等的监测。

3. 病原体耐药性监测:三级医院和有条件的二级医院开展了细菌耐药性监测,重点监测耐甲氧西林金黄色葡萄球菌(MRSA)、耐甲氧西林凝固酶阴性葡萄球菌(MRSCoN)、耐万古霉素的肠球菌(VRE)、多重耐药 G- 杆菌等,三级医院能够开展真菌耐药的监测。

4. 环境卫生学监测:当怀疑 NI 的流行或暴发与环境卫生相关才进行。检查结果符合要求。

5. 透析用水和透析液监测:NI 管理科每月对血液透析液、透析用水进行微生物监测。问题时增加采样点,必要时监测内毒素。

6. 消毒灭菌效果监测

6.1 医院必须进行灭菌效果监测:压力蒸气灭菌监测包括工艺监测、化学监测、生物监测。预真空压力锅每锅每日进行 B-D 测试。环氧乙烷、低温等离子体灭菌锅除了工艺监测、化学监测外,每锅进行生物监测。还要对操作人员的知识和技能进行监测。

6.2 医院必须定期对使用中消毒剂和灭菌剂进行有效浓度的监测,怀疑流行或暴发与消毒剂或灭菌剂有关时进行生物检测。监测结果符合要求。

6.3 如果 NI 病例监测发现 NI 流行或暴发与医疗用品的消毒、灭菌有关或消毒灭菌方法不正确时,应当增加医疗器械消毒、灭菌方法和效果的监测频率与内容。

7. 监测资料的报告　监测资料定期(3~6 个月)分析,向临床及有关部门反馈和向 NI 管理委员会报告。

四、NI 流行和暴发的报告与控制

NI 流行或暴发对医院医疗安全的影响较大,应对此给予足够的重视,医院应当建立发现 NI 流行或暴发的有效机制,制订 NI 流行或暴发的调查与控制预案。

【评价标准】

1. 医院具有及时发现、确认和报告 NI 流行和暴发的机制与措施。

2. 建立控制 NI 流行或暴发的程序。

3. NI 流行或暴发控制工作完成后,有分析与总结,有书面材料可查。

【评价内容】

1. 医院具有及时发现、确认和报告 NI 流行和暴发的机制与措施。

1.1 对具有潜在"暴发"可能的医院感染进行以病房和实验室为基础的常规监测,在某些 NI 达到流行水平时起到预警作用。

1.2 发现 NI 暴发时及时进行调查与控制。NI 暴发调查控制记录完善并保存不少于 3 年。

2. 建立控制 NI 流行或暴发的预案。医院有控制 NI 流行或暴发的预案,有 NI 流行或暴发报告的要求。报告采用书面形式,有记录可查。

3. NI 流行或暴发控制。

3.1 NI 流行或暴发的控制和预防。做到边调查边控制,同时采取有效措施,预防新的 NI 病例的发生。调查与控制工作完成后,必须进行分析与总结,并有书面材料可查。

3.2 流行暴发停止后有追踪调查。采取常规监测方法进行追踪,确认流行或暴发已经得到有效控制。

五、报告和控制传染病性质的紧急事件

虽然传染病性质的紧急事件多见于社区,但近年来不断有传染病先在社区流行,再通过社区病人到医院就诊引起医院病人、医务人员、探视陪护人员感染并流行的报道。医院建立医院内传染病性质紧急事件的早期预警机制与处理预案,做好感染控制人员、ICU 等关键部门人员的培训,具备应用预先准备的隔离病房和检疫设备处置医院内传染病性质紧急事件的能力。

【评价标准】

1. 医院应建立早期预警机制,包括向卫生部报告突发事件。

2. 医院应建立完善的感染控制体系,包括告知和培训 ICU 等关键部门对紧急事件的控制,其中包括个人防护设备的使用。

3. 医院应有确保紧急情况下的个人防护物品和提供适当的感染控制信息的方案。

4. 医院控制传染病突发紧急事件应符合《中华人民共和国传染病防治法》及其实施细则和《突发公共卫生事件应急条例》的要求。

【评价内容】

1. 医院应建立早期预警机制。

1.1 ICU 等关键部门具有及时了解国家发布的有关传染病性质紧急事件信息的设备与能力。

1.2 医院有监测非常见传染病病人的入院、医务人员病休"暴发"和死亡的机制。对诊断不明的有传染性的疾病,尤其是群发性传染性疾病,有及时报告卫生行政部门和疾病控制部门的要求;有对医院 ICU 入住病人、隔离病人突然增加的报告机制。

1.3 医院有传染性疾病紧急事件应对预案,并有保证预案能及时启动的措施。

1.4 医院有应对传染性疾病紧急事件时不同人员的职责与指挥体系。

1.5 医院有传染性疾病紧急事件的人力资源计划,满足紧急事件的需要。

2. 医院有完善的感染控制体系,应对传染性疾病紧急事件。

2.1 对所有医院工作人员进行医院内感染预防控制的应急培训。

2.2 建立感染控制护士或感染控制联络护士在紧急情况下,监督其他工作人员手部卫生、个人防护设施供应和正确使用的制度。

3. 医院有确保紧急情况下物质供应的方案。

3.1 有确保药品供应(如抗菌药物,免疫球蛋白,相关疫苗)和设备供应的措施。

3.2 有确保个人防护设施供应的措施:如防护服、口鼻罩、面罩、护目镜、防水围裙、隔离衣裤、手套等的供应措施。

4. 医院控制传染病突发紧急事件符合《中华人民共和国传染病防治法》及其实施细则和《突发公共卫生事件应急条例》的要求。

六、手卫生

手卫生是控制 NI 最基本和最重要的措施,因此医务人员必须做好手卫生工作。

【评价标准】

符合《手卫生规范》的要求。

【评价内容】

1. 有医院的手卫生制度,并有具体的落实措施。

2. 有对医务人员手卫生的宣传与培训。

3. 医院各部门的手卫生设施符合要求,包括配备流动水,肥皂和(或)速干手消毒剂。

4. 现场考核医务人员洗手与手消毒达到《手卫生规范》要求。

七、医院的清洁、消毒与隔离

医院的消毒与隔离是预防和控制医院感染的重要措施,医院所有使用的医疗器具在使用前后,均应达到消毒灭菌的要求,已保证病人的医疗安全;同时对于传染病病人、耐药菌感染病人和特殊感染病人应采取适宜的隔离措施,预防疾病的传播。

(一) 医院的消毒

【评价标准】

病房应定期审核清洁情况,符合清洁的要求。医疗器具的消毒灭菌达到国家规定的要求。

【评价内容】

1. 根据国家法规制定了本院的医院清洁、消毒和隔离制度,并有具体的落实措施。

有效的清洁可从坚硬的完整表面上清除大部分微生物。病房可用机械设备、清洁剂和温水清洁,然后冲洗、干燥,已达到清除表面微生物和可见污物的目的。清洁应包括用湿式打扫的方法最大限度清除小直径的灰尘,但真空吸尘器和湿拖把是首选的方式。要经常打扫水平表面和频繁接触的设备。定期打扫比较高的区域和天花板上的出风口以及不经常接触的设备也很必要。

清洁设备应定期清洁,干燥保存,正确保养,能够最大限度清除小直径的灰尘。

良好的清洁设施应包括头部可分开的拖把、可洗涤或一次性使用的织物和具有良好过滤器的真空吸尘器(非便携式的或便携式的)。

2. 有清洁、消毒灭菌知识与技能的培训。

3. 有合格的消毒药械的管理制度,并真正开展卓有成效的管理评价。

4. 有合格的消毒灭菌的基本设备、设施,有合格的消毒程序。

5. 有清洁、消毒、灭菌效果和方法正确的监测与审核,发现问题有改进措施并有记录,灭菌效果合格水平达到国家规定的要求;消毒、灭菌效果有记录。

6. 有手卫生制度,合格的手卫生设施(流动水、重点部门水龙头开关为非手触式、干手装置、速干手消毒剂),张贴手卫生海报,告知临床医务人员正确的洗手方法和洗手频率。开展手卫生监测并向临床反馈。

7. 有合适的空气净化措施,有条件的医院应有一间负压病房来隔离高传染性疾病病人。

8. 对手卫生实践进行定期的监督、检查与反馈,记录完整,手卫生能体现持续质量改进,包括有规律的知晓运动。

(二) 接触预防与隔离

【评价标准】

医院的接触预防和隔离工作应符合国家要求。

【评价内容】

1. 医院有隔离和接触预防的制度,有隔离各类感染性病人的具体落实措施。

2. 开展了隔离和接触预防知识与技能的培训,有培训记录,现场考核医务人员隔离的知识。

3. 医院有符合"医疗机构隔离技术指南"的基本隔离设施,包括对传染病原体、多重耐药性病原体等的隔离设施与措施。

4. 隔离标志清楚。

5. 有隔离必备的用品,包括手套、外科口罩和 N95 口罩、帽子、隔离衣、防水围裙,必要时配备眼罩、防护面罩等;对 N95 口罩进行试戴以便选择合适的型号,针对可疑病原体 / 传染性疾病正确使用。

按厂家说明使用个人防护用品,使用后正确丢弃和处理。

6. 有定期的监督、检查与反馈,记录完整,能体现持续质量改进。

7. 针对非标准预防的感染性疾病感染或定植的病人,给予合适的专用设备。

8. 对护理隔离中特殊感染的病人如水痘,麻疹,结核感染病人的医务人员进行免疫接种登记。

八、一次性使用无菌医疗用品的管理

【评价标准】

1. 一次性使用无菌医疗用品的管理制度及审核程序。

2. 使用的一次性使用无菌医疗用品具有国家资质。

3. 一次性使用无菌医疗用品的存放及用后处理符合《医疗废物管理条例》及其相关法律法规。

【评价内容】

1. 一次性使用无菌医疗用品的制度落实及流程的运行情况。

2. 抽查一次性使用无菌医疗用品的国家资质。

3. 现场检查一次性使用无菌医疗用品的存放与用后处置。

九、抗菌药物合理应用的管理

医院应认真贯彻执行 2004 年卫生部颁发的《抗菌药物临床应用指导原则》,推动合理使用抗菌药物、规范用药行为,促进对感染性疾病的抗菌药物治疗水平,保障病人用药安全,减缓细菌耐药性的发展,降低医药费用。

【评价标准】

1. 制定并实施特殊抗菌药物限制使用的管理制度,只有本医院合格的高级医师才有特殊抗菌药物的处方权。

2.《抗菌药物临床应用指导原则》执行情况。

3. 围术期抗菌药物预防性应用制度与实施。

4. 医院抗菌药物应用情况调查、分析与数据反馈。

5. 感染性疾病的病原学检测、药敏试验的工作制度和质量控制。

6. 常见感染部位病原谱与耐药性监测数据的总结、分析与反馈。

【评价内容】

1. 建立、健全促进、指导、监督抗菌药物临床合理应用的管理制度。

2. 对限制性使用的抗菌药物进行分级管理。要有具体的限制性使用的药物目录,并定期更新。只有特别的医师如高级职称感染性疾病医师或高级职称微生物学家可医嘱或处方

"限制使用"类抗菌药物,其他医师必须向这些医师咨询获得批准可医嘱或处方"限制使用"类抗菌药物。

3. 按照医院制定的抗菌药物应用指南合理用药。抗菌药物品种选用应根据感染部位、严重程度、致病菌种类以及细菌耐药情况、病人病理生理特点、药物价格等因素。

4. 避免不必要的抗菌药物预防性应用。

5. 各临床科室均按照本院的抗菌药物应用指南制定本科室各类外科操作的抗菌药物治疗和预防性应用的制度,包括抗菌药物选用品种。抗菌药物应在皮肤切开前30分钟或麻醉诱导期开始静脉点滴,手术时间较长可在术中追加,术后原则上不用,少数需要延长用药时间者,不应超过术后72小时。

6. 药剂科应向临床提供本院抗菌药物供货品种信息,定期对医院抗菌药物应用情况进行调查、分析,并定期向医院管理部门和临床医师公布数据。

7. 药剂科、NI管理科或医务科,要定期抽查、分析抗菌药物围术期预防性应用和临床各科治疗性应用,了解相关制度的实施情况,对存在问题要及时反馈给临床医师,并提出整改意见。

8. 制定并实施感染性疾病抗菌药物应用的会诊制度。二、三级医院应设置对感染性疾病诊治和抗菌药物临床应用有经验的临床医师或药学专家,参与医院抗菌药物的应用管理和"限制性使用"抗菌药物的会诊。

9. 二、三级医院要积极开展感染性疾病的病原学检测,治疗性应用"限制使用"与"特殊使用"类抗菌药物前,应先采集微生物标本进行细菌或真菌培养和药敏试验,待检验结果再调整抗菌治疗方案。

10. 临床微生物实验室对常见感染部位病原谱与耐药性监测资料,应定期总结、分析,并向医院管理部门和医护人员公布数据。

11. 以NI管理委员会为主体,根据本院的用药和细菌耐药情况,定期调整抗菌药物用药目录。

十、特殊部门、重点部位NI的控制与预防

（一）重症监护病房（ICU）（省略）

（二）器官移植病房（省略）

（三）血液病病房（省略）

（四）血液净化病房（省略）

（五）新生儿病房（省略）

（六）感染疾病科（省略）

（七）手术室

【评价标准】

1. 建筑布局、人流、物流符合要求。

2. 有NI管理制度及具体的落实措施。

【评价内容】

1. 布局合理,符合功能流程和洁污分开的要求;分区清楚,标志明确。

2. 有针对手术室特点的消毒隔离制度及落实的具体措施;有特殊感染病人如开放性肺结核、炭疽等病人的隔离措施及术后手术间的消毒措施。

3. 手卫生设施及医务人员的手卫生达到"手卫生指南"中外科手卫生设施与外科手消毒的要求。

4. 手术用品的消毒与灭菌符合要求,并有监测、监督、检查及整改措施与记录。

5. 麻醉用品符合消毒或灭菌要求。

6. 一次性使用物品的使用与管理规范。

7. 医疗废物的处置规范。

8. 医务人员必须严格遵守消毒灭菌制度和无菌技术操作规程。

9. 有手术室人员管理规定,并具体落实。

(八) 产房(省略)

(九) 导管室(省略)

(十) 急诊室(省略)

(十一) 消毒供应室(中心)

【评价标准】

1. 建筑布局、流程符合要求。

2. 有消毒制度及落实措施。

3. 有消毒、灭菌设施及消毒、灭菌效果的监测。

【评价内容】

1. 有针对消毒供应中心特点的消毒隔离制度,并有具体的落实措施。

2. 布局合理,分区明确;路线及人流、物流正确,并有明确的洁净区。

3. 有符合医院诊疗需要所必备的消毒灭菌设备。

4. 有清洗、消毒所有设备的能力。

5. 有合格的消毒灭菌监测及记录,发现问题有记录,有整改措施。

6. 一次性使用物品的使用与管理规范。

7. 有明确的质量管理和监测措施,能体现持续质量改进。

8. 有医务人员防护制度及合适、合格的防护用品;有锐器伤登记、报告与处理流程。

(十二) 口腔科

【评价标准】

符合卫生部《医疗机构口腔诊疗器械消毒技术操作规范》(以下简称"规范")的要求。

【评价内容】

1. 有针对口腔科特点的医院感染预防与控制制度,包括手卫生及消毒隔离制度和采取标准预防的原则;手卫生设施符合要求。

2. 布局合理,分区明确,有专用清洗、消毒室(区)。

3. 医务人员有医院感染预防与控制知识,能按照要求落实手卫生和相应的自身防护措施,防护用品的种类和数量符合要求。

4. 口腔诊疗器械消毒符合清洗、器械维护与保养、消毒或者灭菌、贮存等工作程序;诊疗器械清洗及时,消毒或者灭菌达到"规范"规定的要求。

5. 消毒或者灭菌及其效果的监测符合要求并有记录;有存在问题的改进措施。

6. 有控制口腔拍片过程中交叉感染的措施。

7. 医疗废物的处置符合规范。

(十三) 内镜室(省略)

(十四) 临床实验室(省略)

(十五) 重点部位(省略)

十一、医务人员 NI 的预防与控制

【评价标准】

1. 医院制定有针对医务人员 NI 预防与控制的相关制度。

2. 有医务人员 NI 预防与控制领导小组或工作小组,由医院主要负责人或主管医疗工作的副院长担任组长。

3. 制定有医务人员可接种预防的职业暴露防护的控制措施。

4. 有感染暴发或医务人员 NI 流行与暴发时的应急处理预案。

【评价内容】

1. 制定有医务人员 NI 预防与控制的制度,包括医务人员利器伤报告及处理制度、医务人员 HIV 职业暴露报告及处理制度、HBV/HCV 职业暴露报告及处理制度、医务人员发生不明原因肺炎的监测与报告制度、医务人员出现群体性发热的监测与报告制度、突发事件的报告与处理制度等。

2. 对重点部门、重点人群有预防接种的制度,如乙型肝炎、甲型流感等。医院有对高危医务人员提供预防接种的措施。预防接种情况,记录存档。

3. 对医务人员暴露后免疫预防效果和医务人员发病情况有追踪记录;乙型肝炎暴露后能及时提供乙肝高效免疫球蛋白(HBIG)。

4. 有医务人员发生 NI 的监测、报告制度;有预防与控制医务人员 NI 的流程。

5. 对容易造成医务人员发生 NI 的传染病,根据相应的传播途径,能提供相应的诊疗场地(病房、诊室等)、防护与消毒措施、病人转运设施及医务人员和病人的个人防护设备等条件。

6. 对经血液传播的传染病,制订并落实相应的标准预防措施,制订病人安全诊疗和医务人员安全的方案,并有记录。

7. 对经呼吸道传播的传染病,制订并落实相应的标准预防措施,制订病人安全诊疗和医务人员安全的方案,并有记录。

8. 有充足的医务人员 NI 预防与控制的物资储备和畅通的供应渠道,包括个人防护用品、消毒灭菌用品等并有记录。

9. 有用于暴露后预防的药物(包括 HIV 暴露后基本方案用药、HBV 暴露后所需的 HBIG)。

10. 有针对医务人员医院感染预防与控制的定期总结、分析与反馈记录。

十二、医疗废物的管理

【评价标准】

1. 按照国务院《医疗废物管理条例》和卫生部《医疗卫生机构医疗废物管理办法》等法规及相关配套文件要求,开展医疗废物的管理工作。

2. 结合医院的实际情况,制定符合自身特点的医疗废物管理规定和要求。

3. 管理措施涵盖医疗废物的产生、分类收集、暂存和医疗废物的交接等相关环节。

4. 有医疗废物管理领导小组。并有明确的分工与职责。

【评价内容】

1. 有医疗废物的管理制度。针对医疗废物管理的评价标准和相关具体环节,分别制定相应的管理或工作制度,人员岗位职责。

2. 根据医疗废物管理过程各环节相关人员的工作特点,开展了有岗位针对性的法规学习、医疗废物处理方法、安全防护、紧急事件处理等知识的培训。

3. 医疗废物处理流程的设计应符合对人员安全、对医疗环境安全和方便处置的原则。

4. 有医疗废物管理的具体措施。

5. 医疗废物分类正确。

6. 医疗废物在院内运送的时间和路径合理,全过程应单向处理。

7. 损伤性废物的处理使用符合要求的利器盒。

8. 医疗废物暂存管理合格。

9. 有针对医疗废物流失、泄漏、扩散和意外事故的应急处理方案。

十三、医院建筑布局、流程与 NI 管理

【评价标准】

1. 医院的改建、扩建与新建方案能通过 NI 管理委员会议审核。

2. 建筑布局、人流、物流应符合 NI 的控制原则。

【评价内容】

1. 评价改建、扩建与新建设施的情况,查看 NI 委员会议记录及审核内容。

2. 现场查看建筑的布局与流程。

3. 对不符合 NI 的流程与设施能进行必要的整改。

十四、NI 管理工作的自我评价与持续质量改进

【评价标准】

1. 医院有 NI 管理工作的自我评价制度。

2. NI 委员会能定期对 NI 部门的工作进行客观评估。

3. NI 部门能定期对履职情况进行自我评估(对照 NI 管理评价标准进行评估)。

4. 能针对存在的问题进行持续的质量改进。

【评价内容】

1. NI 自我评价制度的落实。

2. NI 委员会对 NI 的评估记录与持续改进情况。

3. NI 部门的自我评价与持续改进记录(查看 NI 管理委员会提交的报告)。

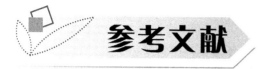

参考文献

1. M.R. Holland. A review of sterilization and disinfection in dentistry. Oral Surgery, Oral Medicine, Oral Pathology, 1955, 8(8):788-795.

2. Miller RL. Generation of airborne infection by high speed dental equipment. J Am Soc Prev Dent, 1976, 6(3):14.

3. Larato DC, Ruskin PF, Martin A, et al. Effect of a dental air turbine drill on the bacterial counts in air. J Prosthet Dent, 1966, 16:758.

4. Miller RL. Characteristics of blood containing aerosols generated by common powered instruments. Am Ind Hyg Assoc J, 1995, 56:670.

5. Shaw BA. Tuberculosis in medical and d ental students. Lancet, 1952, 2:400.

6. Reingold AL, Kane MA, Hightower AW. Failure of gloves and other protective devices to prevent transmission of hepatitis B virus to oral surgeons. JAMA, 1988, 259:2558-2560.

7. Mori M. Status of viral hepatitis in the world community: its incidence among dentists and other dental personnel. Int Dent J, 1984, 34:115-121.

8. McCarthy GM, Mamandras AH, MacDonald JK. Infection control in the orthodontic office in Canada. Am J Orthod Dentofacial Orthop, 1997, 112:275-281.

9. Thomas DL, Gruninger SE, Siew C, et al. Occupational risk of hepatitis C infections among general dentists and oral surgeons in North America. Am J Med, 1996, 100:41-45.

10. 刘伟红, 丁丽, 刘伟. 口腔科器械乙型肝炎病毒表面抗原和 E 抗原污染情况调查. 中华医院感染学杂志, 1998, 8:36.

11. 张兵. ELISA 法对口腔诊疗器械乙肝病毒污染情况的调查. 中华医院感染学杂志, 1995, 5:36.

12. 庄辉. 病毒性肝炎的病原学和流行病学. 高寿征. 病毒性肝炎防治研究. 北京:北京出版社, 1993:15-73.

13. Bington HDD. Infrequency of isolation of HTLV-Ⅲ virus from saliva in AIDS. N Engl J Med, 1985, 313:1606.

14. 胡敬喜, 张伟华, 庄端华. 医院口腔科医疗器械乙型肝炎表面抗原污染情况调查. 消毒与灭菌, 1988, 4:243.

15. 彭健, 李湘伟, 唐继满. 个体口腔科医疗器械乙型肝炎表面抗原污染情况调查. 中国消毒学杂志,1990,7:97.

16. 冷泰俊.乙型病毒性肝炎的医源性传播问题.中华医院感染学杂志,1991,1:50.

17. Klein RS. Low occupational risk of human immunodeficiency virus infection among dental professionals. N Engl J Med,1988,318:86.

18. 王枢群.医院消毒是预防医院感染的重要措施.中国消毒学杂志,1995,12:180.

19. 陈宁庆.当前消毒工作面临的挑战.中国消毒学杂志,1991,8:38.

20. Gurevich I,Dubin R,Cunha B. Dental instrument and device sterilization and disinfection practices. J Hosp Infect,1996,32:295.

21. Angelille IF,Bianco A,Nobile CGA,et al. Evaluation of glutaraldehyde and peroxygen for disinfection of dental instruments. Letter in Appl Microbiol,1998,27:292.

22. 薛广波.物理灭菌法和化学灭菌法.薛广波主编.灭菌、消毒、防腐、保藏.北京:人民卫生出版社,1993:88-125.

23. Rohrer MD,Balard RA. Microwave sterilization. JADA,1985,110:194.

24. 杨华明,丁兰英,姚红双.微波与氯己定协同杀菌效果的实验观察.中国消毒学杂志,1997,14:142.

25. 朱天岭,董晶,周耀皓.口腔科高速手机三种消毒方法的比较.中华医院感染学杂志,1995,5:102.

26. 马世章,王长德,邬伯安.速灭安加热消毒高速涡轮牙钻手机的研究.中国消毒学杂志,1992,9:96.

27. 王长德,马世章,蔡庆华.高速涡轮牙钻手机消毒药械的临床试用.中国消毒学杂志.1993,10:202.

28. 丁兰英,蒋莉,杨华明.WBY-1型微波牙科手机消毒器的研究.中国消毒学杂志,1995,12:65.

29. 牙科诊所里的卫生条件.世界牙科技术,1999.

30. 黄绪镇,刘竹青,余小敏,等.医院污染状况及消毒效果的调查.消毒与灭菌,1988,5(1):32.

31. 唐宝璋,陆可望,李珊.牙钻车头乙型肝炎表面抗原污染调查.消毒与灭菌,1989,6(4):214.

32. 蒋其文.浏阳县医院口腔科器械污染乙型肝炎表面抗原情况调查.中国消毒学杂志,1990;7(2):78.

33. 邹帅洲,黄宏渝,郭继耀,等.珠海市各级医院口腔科医疗器械乙型肝炎病毒污染检测.中国消毒学杂志,1997,14(4):233.

34. 刘伟红,丁丽,刘伟,等.口腔科器械乙型肝炎病毒表面抗原和E抗原污染情况调查.中华医院感染学杂志,1998,8(1):36.

35. 张亚南,葛红.辽化医院医疗器材乙型肝炎表面抗原污染调查.中国消毒学杂志,1991,8(1):52.

36. Baggs BS,Murphy RA,Anderson AW,et al. Contamination of dental unit cooling water with oral microorganisms and its prevention. J Am Dent Assoc,1984,109(5):712.

37. Epstein JB,Rea G,Sibau L,et al. Rotary dental instrument and the potential risk of transmission of infection:Herpes Simplex Virus. JADA,1993,124(12):55.

38. Ojajarvi J. Prevention of microbial contamination of dental unit caused by suction into the turbine drive air lines. Oral Surg Oral Med Oral Pathol,1996,81(1):50.

39. Lewis DL, Boe RK. Cross-infection risks associated with current procedures for using high-speed dental handpieces. J Clin Mocribiol, 1992, 30(2):401.

40. Lewis L, Arens M, Appleton SS, et al. Cross-contamination potential with dental equipment. Lancet, 1992, 340(21):1252.

41. Stout FW, Lado EA, Browne V. Identification of pathogens in the condensates from air pressure systems in dental offices. Dent Today, 1991, 10(6):26.

42. Checchi L, Montebubnoli L, Samaritani S. Contamination of the turbine air chamber: a risk of cross infection. J Clin Periodontol, 1998, 25(8):607.

43. Patterson C, Mclundie AC. The effect of ultrasonic cleaning and autoclaving on tungsten carbide burs. Br Dent J, 1988, 164(2):113.

44. Gerevich I, Dubin R, Cunha B. Dental instrument and device sterilization and disinfection practices. J Hosp Infect, 1996, 32:295.

45. Lloyd L, Burke FJ, Cheung SW. Handpieces asepsis: a survey of the attitudes of dental practitioners. Br Dent J, 1995, 178(1):23.

46. Edwardsson S, Svensater G, Birkhed D. Steam sterilization of air turbine dental handpieces. Acta Odontol Scand, 1983, 41(6):321.

47. Worthington L, Martin MW. An investigation of the effect of repeated autoclaving on the speed of some dental turbines in general dental practice. J Dent, 1998, 26(1):75.

48. 谭成柱, 管志江, 杨联元, 等. 常用口腔科器械不同消毒方法效果比较. 临床口腔医学杂志, 1996, 12(3):113.

49. 刘建玉, 张敏芳, 张军. 高速涡轮牙钻手机消毒的实验研究. 中华护理杂志, 1986, 21(9): 390.

50. Rabenau HF, Nentwig GH, Doerr HW. Application of automated disinfection instead of sterilization procedures for treatment of rotating dental instruments: efficacy against viruses. Zentralbl Hyg Umweltmed, 1997, 200(2-3):197.

51. Dayonb MB, Rusilko DJ, Griss A. A method of decontamination of ultrasonic scalers and high-speed handpieces. J Periodontol, 1978, 49(5):261.

52. 丁兰英, 蒋莉, 杨华明, 等. WBY-1 型微波牙科手机消毒器的研究. 中国消毒学杂志, 1995, 12(2):65.

53. 吴一福. 牙科手机快速消毒器研制成功. 消毒与灭菌, 1987, 4(1):14.

54. Simonetti D, Acta AS, Petti S, et al. A new device for disinfection of handpieces and turbines. Minerva Stomatol, 1995, 44(7-8):369.

55. 王长德, 马世璋, 蔡庆华, 等. 高速涡轮牙钻手机消毒药械的临床试用. 中国消毒学杂志, 1993, 10(4):202.

56. Malchesky PS. Peracetic acid and its application to medical sterilization. Artif Organs, 1993, 17(3):147.

57. Scheid RC, Rosen S, Beck FM. Reduction of CFUs in high-speed handpieces water lines over time. Clin Prev Dent, 1990, 12(2):9.

58. Ohsuka S, Ohta M, Masuda K, et al. Microbiological evaluation of a newly designed dental air-turbine handpiece for anti-cross contaminations. Int J Presthodont, 1994, 7(3):201.

59. Matsuyama M, Usami T, Masuda K, et al. Prevention of infection in dental procedures. J Hosp Infect, 1997; 35(1): 17.

60. Deskins-knebel D, Rosen S. Comparison of handpiece asepsis among Ohio dentists: 1991 & 1992. Focus Ohio Dent, 1993, 67(2): 8.

61. 朱士俊. 现代医院感染学. 人民军医出版社, 1998.

62. 姚飞, 郭三兰. 口腔科医务人员职业性感染预防意识的调查. 护理学杂志, 2003, 18(3): 132-133.

63. 宋薇, 王海瑞, 高静, 等. 口腔实习生医院感染的自我防护知识调查研究. 当代医学, 2010, 20(15), 159-160.

64. Silverman SJ. The impact of HIV and AIDS on dentistry in the next decade. Mo Dent J, 1996, 76(3): 22-24.

65. Cardner C. 护士在从事卫生宣教、治疗和预防职业性 HIV 传播中应起的作用. 国外医学护理学分册, 1992, 11(3); 119.

66. Palenik CJ. OSAP. Meeting your infection control needs. Dent Today, 2003, 22(11): 54.

67. Bell DM, Shapiro CN, Gooch B F, et al. Hepatitis B Virus infection in dentistry. J Public Health Dent, 1993, 53(2): 170.

68. Rimland D, Paul C, Jerome A, et al. Hepatitis B outbreak traced to an oral surgeon. Nengl J Med, 1977, 296: 953-958.

69. 许援朝, 牛洁. 口腔医院门诊病人乙肝病毒标志物的检查. 实用口腔医学杂志, 1998, 14(2): 111.

70. 陈水易, 陈智, 陈民栋, 等. 聚合酶链反应检测口腔血中 HCVRNA. 中国公共卫生学报, 1996, 15(4): 256.

71. 唐晓敏, 李新军, 罗培林. 北京地区部分医务人员 HCV 感染状况调查. 解放军预防医学杂志, 1997, 15(4): 297.

72. WHO. Guidelines for the Diagnosis and Management of the Oral Manifestations of HIV Infection and AIDS, Last Updated, 2001.

73. Glick M, John. Human immunodeficiency virus infection of fibroblasts ofthe dental pulp in seropositive patients. Oral Surg, 1991, 71: 733-736.

74. 胡德渝. 口腔预防医学. 第 6 版. 北京: 人民卫生出版社, 2012: 224-238.

75. Pollack R. Infection control update: guarding against TB. Dent Teamwork, 1995, 8(5): 20-25.

76. Aldous JA. Dental management of HIV-infected individuals. Compendium, 1990, 11(11): 640, 642, 644, 648.

77. Rydman RJ, Yale SH, Mullner RM, et al. Preventive control of AIDS by the dental profession: a survey of practices in a large urban area. J Public Health Dent, 1990, 50(1): 7-12.

78. 吴承芳. 口腔科治疗中感染控制的方法和措施. 北京口腔医学, 1997, 5(4): 175-177.

79. 范风英, 易滨, 李维, 等. 93 洁手灵消毒液实用消毒效果观察. 中华护理杂志, 1997, 32(2): 72-73.

80. 李彩云. 口腔科医护人员的潜在职业危害及防护措施. 中华医学丛刊, 2003, 3(1): 100.

81. 徐岩英, 圣曼雅克, 郭传滨. 口腔医院感染控制的原则与措施. 北京: 北京医科大学、中国协和医科大学联合出版社, 1998: 10.

82. 莫静 . 益口含漱液的临床护理效果观察研究 . 世界卫生杂志,2004, (5):26,29.

83. L. Miakar,S. Rosen,J.J. Crawford,et al. Survey of Sterilization and Asepsis procedures in Dental Offices. American Journal of Orthodontics and Dentofacial Orthopedics,1987,92(1):85.

84. Molinari JA. Infection control:its evolution to the current standard precautions. J Am Dent Assoc, 2003,134(5):569-574.

85. Siew C,Gruninger SE,Mitchell EW,et al. Survey of hepatitis B exposure and vaccination in volunteer dentists. J Am Dent Assoc,1987,114(4):457-459.

86. Warden D. The dentist-laboratory relationship:a system for success. J Am Coll Dent,2002,69(1): 12-14.

87. 李刚 . 牙科诊室病原菌的危害及职业防护对策 . 口腔设备及材料,2005,8(1):82-83.

88. 谢红霞 . 涡轮机管道系统消毒方法的探讨 . 北京口腔医学,2000,8(2):75-77.

89. 熊志忠 . 口腔科器械消毒的复杂性及临床意义 . 中华护理杂志,1990,25(5):244.

90. 刘育京 . 病毒性肝炎的消毒 . 中国消毒学杂志,1990,7(2):117.

91. 曾年华,丁仲时 . 洗手对乙型肝炎表面抗原的清除效果 . 中国消毒学杂志,1990,7(4):244.

92. 王瑞萍,邓大军 . 加强口腔颌外病区院内感染监控与消毒质量管理 . 解放军护理杂志, 1998,15(3):12.

93. 朱天岭,董晶,周耀浩,等 . 口腔高速手机三种消毒方法的比较 . 中华医院感染学杂志, 1995,5(2):103.

94. 唐宝璋,陆可望,李珊 . 牙钻车头乙型肝炎病毒污染情况的调查 . 消毒与灭菌,1989,6(4): 214.

95. 胡敬熹,张瑞华,庄伟华 . 医院口腔科器械乙型肝炎表面抗原污染调查 . 消毒与灭菌, 1998,5(4):243.

96. 张朝隆 . 空气微生物引起的医院感染及其控制 . 中国消毒学杂志,1990,7(3):158.

97. 李芳萍 . 口腔门诊治疗中医源性感染的因素及防止 . 护士进修杂志,1997,12(11):39.

98. 杨聚才,安银东,黄萍 . 牙科高速手机污染状况及消毒效果的实验研究 . 实用护理杂志, 1998,14(10):538.

99. 柿泽卓 . 牙科诊所预防医院感染的现况 . 国外医学口腔医学分册,1995,22(2):106.

100. Schel AJ,Marsh PD,Bradshaw DJ,et al. Comparison of the efficacies of disinfectants to control microbial contamination in dental unit water systems in general dental practices across the European Union. Appl Environ Microbiol,2006,72(2):1380-1387.

101. Martin MV,Gallagher MA. An investigation of the efficacy of super-oxidised(Optident/Sterilox) water for the disinfection of dental unit water lines. Br Dent J,2005,198(6):353-354.

102. Fulford MR,Walker JT,Martin MV,et al. Total viable counts,ATP,and endotoxin levels as potential markers of microbial contamination of dental unit water systems. Br Dent J,2004,196 (3):157-159.

103. Bennett AM,Fulford MR,Walker JT,et al. Microbial aerosols in general dental practice. Br Dent J,2000,189(12):664-667.

104. Molinari JA. Dental infection control at the year 2000. JADA,1999,130:1291-1298.

105. Williams JF,Andrews N,Santiago JI. Microbial contamination of dental unit waterlines:current preventive measures and emerging options. Comepndium,1996,17:691-707.

106. Griffiths PA, Babb JR, Bradley CR. Glutraldehyde resistant Mycobacterium Chelonae from endoscope washer disinfectors. J Appl Miceobiol, 1997, 82: 519-526.

107. Merchant VA, Molinari JA. Study on the adequacy of sterilisation of air/water syringe tips. Clin Prevent Dent, 1991, 13: 20-22.

108. Bagga BSR, Murphy RA, Anderson AW. Contamination of dental unit cooling water with oral microorganism and its prevention. JADA, 1984, 109: 712-716.

109. Santiago JI, Huntington MK, Johnston MA. Microbial contamination of dental unit water lines: short and log-term effects of flushing. Gen Dent, 1994, 45: 528-535.

110. 李瑾, 胡卞城, 宋书华, 等. 医院口腔器械常用消毒方法的效果比较. 中国消毒, 1993, 10(1): 42-44.

111. 朱天玲, 董晶, 周耀皓, 等. 口腔科高速手机三种消毒方法的比较. 中华医院感染学杂志, 1995, 5(2): 13-105.

112. 张兵. ELISA 法对口腔诊疗器械乙肝病毒污染情况的调查. 中华医院感染学杂志, 1995, 5(1): 37-39.

113. 谭成柱, 管志江, 杨联元, 等. 常用口腔器械不同消毒方法效果的评价. 临床口腔医学杂志, 1996, 12(2): 113-114.

114. 冷泰俊. 乙型病毒性肝炎的医源性传播问题. 中华医院感染学杂志, 1991, 1: 50.

115. J.D. Eccles. The management of sterilization in dental teaching hospitals. Journal of Dentistry, 1980, 8(1): 3-7.

116. Editorial. Risk of HIV transmission during dental treatment. Lancet, 1992, 8830(340): 1259.

117. Hauman CH. Cross-infection risks associated with high-speed dental handpieces. J Dent Assoc S Afr, 1993, 48(7): 389-391.

118. Epstein JB, Rea G, Sibau L, et al. Assessing viral retention and elimination in rotary dental instruments. J Am Dent Assoc, 1995, 126(1): 87-92.

119. Rimland D, Parkin WE, Miller GB Jr, et al. Hepatitis B outbreak traced to an oral surgeon. N Engl J Med, 1977, 296(17): 953-958.

120. 章小缓. 牙科诊疗的感染控制. 广州: 广东世界图书出版公司, 2005.

121. Martin MV. Sterilisation and disinfection in dental practice. J Ir Dent Assoc, 2004, 50(2): 76-77.

122. I. Gurevich, R. Dubin, B.A. Cunha. Dental instrument and device sterilization and disinfection practices. Journal of Hospital Infection, 1996, 32(4): 295-304.

123. G. McDonnell .Sterilization and Disinfection. Encyclopedia of Microbiology (Third Edition), 2009: 529-548.

124. M.S. Rini, M. Gatti . Prevenzione delle infezioni in odontoiatria: disinfezione e sterilizzazione. Dental Cadmos, 2011, 79(6): 347-354.

125. L Montebugnoli, S Chersoni, C Prati, et al. A between-patient disinfection method to control water line contamination and biofilm inside dental units. Journal of Hospital Infection, 2004, 56(4): 297-304.

126. T.W. MacFarlane. Sterilization in general dental practice. Journal of Dentistry, 1980, 8(1): 13-19.

127. A. Smith, S. Creanor, D. Hurrell, et al. Management of infection control in dental practice. Journal of Hospital Infection, 2009, 71(4): 353-358.

128. S. Mehtar, O. Shisana, T. Mosala, et al. Infection control practices in public dental care services: findings from one South African Province. Journal of Hospital Infection, 2007, 66(1):65-70.

129. Gillian Margaret McCarthy, John Kenneth MacDonald. A comparison of infection control practices of different groups of oral specialists and general dental practitioners. Oral Surgery, Oral Medicine, Oral Pathology, Oral Radiology, and Endodontology, 1998, 85(1):47-54.

130. T Prasanth, VB Mandlik, S Kumar, et al. Evaluation of aerosol and water contamination and control of cross infection in dental clinics. Medical Journal Armed Forces India, 2010, 66(1): 37-40.

131. Paolo C, Giorgio L, Maria TM, et al. Italian multicenter study on infection hazards during dental practice: Control of environmental microbial contamination in public dental surgeries. BMC Public Health, 2008, 8:187-194.

132. Mark V. Thomas, Glena Jarboe, Robert Q. Frazer. Infection Control in the Dental Office. Dental Clinics of North America, 2008, 52(3):609-628.

133. B.L Gordon, F.J.T Burke, J Bagg, et al. Systematic review of adherence to infection control guidelines in dentistry. Journal of Dentistry, 2001, 29(8):509-516.

134. I.F. Angelillo, G. Nardi, C.F. Rizzo, et al. Dental hygienists and infection control: knowledge, attitudes and behaviour in Italy. Journal of Hospital Infection, Volume 47, Issue 4, 2001, 47(2): 314-320.

135. 甘和平, 何静怡, 仇伟, 等. 上海市口腔诊疗机构医院感染管理现状调查. 中国消毒学杂志, 2010, 27(2):170-171.

136. 张芳, 叶发明, 周楠, 等. 口腔门诊医院感染的控制与管理. 中华医院感染学杂志, 2008, 18(6):813.

137. 黄雁虹, 江勇, 贺佩兰. 口腔科消毒灭菌效果影响因素的分析. 现代医学, 2008, 8(1):113.

138. 林华华, 钟莲莲. 基层医院口腔科感染管理体会. 齐齐哈尔医学院学报, 2007, 28(14): 1695.

139. 卢晓恋. 门诊口腔科医院感染管理中存在的问题. 中国消毒学杂志, 2009, 26(2):209.

140. 冯晓冬, 苗青. 口腔器械的污染现状及控制. 中国现代医生, 2007, 45(23):153-154.

141. 何东平. 口腔科器械集中清洗与灭菌管理. 中国消毒学杂志, 2011, 28(1):124-125.

142. 闻智, 孟欢. 加强医院感染管理提高医疗质量. 中华医院感染管理杂志, 2007, 17(8): 974-975.

143. 刘彩云, 贺维, 徐晓明. 四手操作技术在口腔门诊医院感染控制中的作用. 齐鲁护理杂志: 中旬刊, 2012, 2:122-123.

144. 林彬, 沈红. 加强口腔医院保洁人员管理预防院内感染. 新疆医学, 2012, 42(2):131-132.

145. 钱瑛, 张淑军, 邢媛. 口腔门诊医院感染控制与预防. 中国实用医药, 2012, 7(2):265-266.

146. 吴丽娜, 谢莉莉. 口腔修复科医院感染的危险因素及其预防措施. 海南医学, 2012, 23(4): 106-107.

147. 徐正云. 浅谈门诊口腔科诊疗中的医源性感染原因及对策. 中国实用医药, 2011, 33(6): 274-275.

148. 关俊峰. 儿童医院口腔科如何预防口腔感染的初探. 中国现代药物应用, 2011, 5:128-129.

149. 张珑,李芳萍,陶洪.口腔科门诊感染管理问题与伦理思考.中国医学伦理学,2011,24(5):619-620,681.

150. 陈晓云.环节管理在口腔科医院感染控制中的应用.广西医学,2011,33(12):1652-1654.

151. 齐彦勤,齐鸣.口腔科医务人员潜在职业感染与防范.卫生职业教育,2011,29(21):137-138.

152. 宣国君,陈爱娣.口腔诊疗机构医院感染管理的质量控制现况调查.浙江预防医学,2011,23(11):52-53.

153. 王维英,任丽娟,肖菲.口腔科门诊医院感染管理现状分析及对策.中国实用口腔科杂志,2011,4(9):570-571.

154. 王晓昆.浅谈医院口腔科医院感染与预防.中华医院感染学杂志,2012,22(6):1143.

155. 郭会屏.细节管理在口腔科医院感染控制中的应用.国际护理学杂志,2011,30(12):1836-1838.

156. 李刚.牙科诊所口腔诊疗器械的灭菌与消毒.世界牙科论坛,2005,5(4):24.

157. 李刚.我国私立牙科诊所和口腔门诊部消毒管理办法(建议案).口腔设备及材料,2005,8(2):104.

158. 李刚.口腔诊室感染途径和消毒控制.医界先锋牙科专刊,2006,(11):11-12.

159. 张芳,叶发明,周楠,等.口腔门诊医院感染的控制与管理.中华医院感染学杂志,2008,18(6):813-814.

160. 卫生部卫生法制与监督司.消毒技术规范.北京:中华人民共和国卫生部,2002:194.

161. 周纯燕,高惠璇,杜晓琳.口腔科医院感染相关因素及对策.全科护理,2010,8(1):155-156.

162. 黄甲清,胡婷婷,蒋就喜,等.桂林市口腔科门诊感染管理现状分析与监控对策.广西医学,2008,30(11):1740-1741.

163. 叶凌云.不同操作技术对预防口腔科交叉感染效果比较.中国实用护理杂志,2008,24(6):43-44.

164. 李箭,叶汉深,高军.医院口腔科门诊感染与消毒隔离的管理.中国消毒杂志,2008,25(1):101-102.

165. 甘和平.口腔诊疗医院感染管理存在的问题与对策.上海预防医学杂志,2009,21(8):390-392.

166. 张特,魏银花.口腔门诊医院感染的特点分析.现代医药卫生,2008,24(16):2522-2523.

167. 李士文,马数艳,宫晓会,等.口腔科医疗器械污染与消毒灭菌体会.当代医学,2011,17(21):80.

168. 张林,林彬.口腔科医院感染危险因素及消毒规范化管理.中外健康文摘,2011,13(8):393-394.

169. 索中军,郭新彪.常见的物理消毒方法.中国临床医生,2001,29(2):9-10.

170. 李刚.口腔诊所交叉感染消毒防护.广东牙病防治杂志,2008,16(10):474-475.